Harvey Diamond

Das Diamond-Programm
für Frauen

Immunsystem kräftigen
Brustkrebs heilen und vermeiden
Gewicht reduzieren
Depressionen überwinden

Aus dem Amerikanischen von
Kirsten Nutto

W0045233

Econ & List Taschenbuch Verlag

Veröffentlicht im Econ & List Taschenbuch Verlag 1999
Der Econ & List Taschenbuch Verlag ist ein Unternehmen
der Econ & List Verlagsgesellschaft, München
© 1995 ProMotion Publishing, San Diego
© für die deutsche Ausgabe 1997 by
F. A. Herbig Verlagsbuchhandlung GmbH, München
Titel des amerikanischen Originals: You CAN Prevent Breast Cancer!
Aus dem Amerikanischen übersetzt von: Kirsten Nutto
Umschlagkonzept: Büro Meyer & Schmidt, München – Jorge Schmidt
Titelkontept und Umschlaggestaltung: Petra Soeltzer, Düsseldorf
Titelabbildung: Mauritius/ARGE
Die Ratschläge in diesem Buch sind von Autor und Verlag sorgfältig erwogen
und geprüft; dennoch kann eine Garantie nicht übernommen werden.
Eine Haftung des Autors bzw. Verlages und seiner Beauftragten für Personen-,
Sach- und Vermögensschäden ist ausgeschlossen.
Druck und Bindearbeiten: Ebner Ulm
Printed in Germany
ISBN 3-612-20612-5

»Harvey Diamond gibt den Frauen ein erstklassiges Programm an die Hand, mit dem sie ihre körperliche Gesundheit wiedererlangen können. Er vertritt einen Standpunkt, den viele von uns nur bejahen können: natürlich und bewußt zu leben und sich über die Rolle, welche die Natur bei der Heilung von Krankheiten spielt, bewußt zu werden. Von ganzem Herzen begrüße ich dieses Buch in meinem eigenen alltäglichen Leben.«

Marianne Williamson, Autorin der Bücher
»A Return to Love«, »A Woman's Worth«,
»Illuminata« (»Rückkehr zur Liebe«,
»Frausein als Weg«, »Illuminata«)

»Hervorragend, wie hier eine riesige Menge an Informationen zusammengetragen, gesichtet und zu einem überzeugenden, unwiderlegbar vernünftigen und klugen Programm zusammengestellt wurde.«

Dr. Jesse Lynn Hanley, Leiter des »Gesundheits-
und Rehabilitationszentrums Malibu«
(»Malibu Health and Rehabilitation«)

»Bravo! Harvey Diamond hat es wieder einmal geschafft. Erst hat er in den achtziger Jahren zur Revolution der Ernährungsgewohnheiten beigetragen, und nun beschreitet er wieder neue Wege. Er macht deutlich, wie Frauen für ihre Gesundheit Verantwortung übernehmen... können.«

Dr. Wayne Dyer, Autor von »Your Erroneous
Zones« (»Der wunde Punkt«)

»Dieses hervorragend recherchierte Buch ist der ersehnte Silberstreif am Horizont; es macht Millionen potentieller Opfer Hoffnung.«

Dr. Edward A. Taub,
Autor von »The Wellness R_x«

»Während meiner Ausbildung zur Gynäkologin habe ich mir oft ein Buch gewünscht, das der gegenwärtigen Hysterie und dem melodramatischen Umgang mit Krebs entgegentreten würde. Ein Buch, in dem klar und deutlich gesagt wird, was man tun kann, um gegen Herzkrankheiten und Krebs vorzubeugen. Ein engagiertes und verständlich geschriebenes Buch. Ein Buch, in dem keine Predigten gehalten oder Dogmen vertreten werden. Ein Buch, das einfache Ratschläge gibt, wie jeder Mensch – unabhängig davon, wie groß sein Geldbeutel ist oder in welcher schwierigen Situation er sich gerade befindet – sein Leben verändern kann.

Harvey Diamonds Buch macht Frauen Mut und hilft ihnen dabei, ihre Gesundheit und die der ihnen Nahestehenden zu erhalten. Es ist ein Buch, das wesentlich dazu beitragen wird, den Traum von der ›gesunden Frau‹ zu verwirklichen.«

Dr. Carolyn DeMarco, Autorin von
»Take Charge of Your Body«

»Harvey Diamond vermittelt uns einen objektiven Einblick und gibt Frauen großartige und nützliche Ratschläge ...«

Dr. J. William La Valley, Gründer der »Komplementärmedizinischen Abteilung« der kanadischen »Medizinischen Gesellschaft« (»Canadian Medical Association«)

»Dies ist das Buch über Brustkrebs, auf das wir alle gewartet haben. Diamond gelingt es, Licht in das Dunkel um *die* unheilbare Krankheit der modernen Medizin zu bringen, und er überträgt Ihnen die Verantwortung für Ihr Leben.«

Dr. rer. nat. Marcus Laux, Herausgeber der Zeitschrift Naturally Well

*Dies Buch wurde zu Ehren
unseres allmächtigen und liebenden Gottes
geschrieben.*

Inhalt

Inhalt

Vorwort

Ein grundlegender Fehler, den viele Menschen heute begehen, ist der, zu denken, daß Krankheit etwas Unvermeidliches sei. Manche glauben sogar, daß ihr Leben, ungeachtet ihrer Lebensweise, zu einem vorherbestimmten Zeitpunkt zu Ende gehen wird. Doch keine dieser Anschauungen entspricht der Wahrheit.

Mit der Ausnahme von »Unfällen« gibt es keinen Grund dafür, daß der Mensch nicht 120 Jahre leben sollte – es sei denn, er zieht es vor, von natürlichen Lebensgewohnheiten abzuweichen. Denn erst mit der Aufgabe eines natürlichen Lebens im Gleichgewicht führt der Mensch diese vermeintliche Unvermeidbarkeit von Krankheit ein. Übersehen wird, daß uns Krankheit nur eine sinnvolle Lektion erteilen will: Sie zeigt uns, daß unser Leben einer Korrektur bedarf, weil wir unserem Körper zuviel abverlangen, ja, ihm mit einer falschen Lebensweise Schaden zufügen. Sie will unsere Aufmerksamkeit auf den Zustand mangelnder Harmonie lenken, der die normale Wirkungsweise des Körpers störend beeinflußt. Gleichzeitig ist Krankheit der Versuch des Körpers zur Selbstkorrektur, zu einer Wiederherstellung seines natürlichen Gleichgewichts.

Die einzig richtige Methode zur dauerhaften Überwindung von Krankheit ist also das tiefere Verständnis ihres Sinns, das uns heute allerdings mehr und mehr verlorengeht, wenn es nicht bereits weitestgehend verloren ist. Das industrielle Zeitalter hat den Menschen gelehrt, wie er sich an die Maschine angleichen, wie er Geld aus seinen Anstrengungen machen kann; es hat ihn jedoch nicht sehr erfolgreich darin unterwiesen, wie er seinen Lohn weise gebrauchen und glücklich leben kann. Vielmehr hat sich die sklavische Bindung des Menschen an die Maschine in zweifacher Hinsicht als nützlich erwiesen: Dadurch, daß der Mensch dazu veranlaßt wird, seinen Lohn für maschinell hergestellte Artikel auszugeben, wird erhöhte maschinelle Produktion erforderlich. Diese Entwicklung ermutigt den Menschen, ja, sie drängt ihn sogar, seine Wünsche zu vergrößern, damit sich größere Absatzmärkte für die Produkte seiner Maschinen bilden können. Arbeitssparende Geräte verringern seine körperliche und, mit der Hilfe von Computern, auch seine geistige Tätigkeit. Künstliche Aromastoffe regen seinen Appetit an; für chemisch behandelte und genetisch manipulierte Nahrung wird so geworben, als wäre sie frischer, unverarbeiteter überlegen. Ein umfangreiches Warenangebot mit sich ständig verändernden Mode- und Stilrichtungen bestärkt den Menschen darin, Altes einfach wegzuwerfen.

Die Erziehung zu derartigen neuen Maßstäben ging zu Lasten der spirituellen Bewußtheit. Man hat uns beigebracht, mit dem künstlich Behandelten zu leben, und uns tatkräftig dazu ermuntert, vom Natürlichen Abstand zu nehmen. Man hat uns gelehrt, uns zu spezialisieren, und dadurch haben wir die ungesunde Angewohnheit entwickelt, uns zur Abdeckung unserer Bedürfnisse auf andere Spezialisten zu verlassen. Wir sind gründlich davon überzeugt worden, daß wir ohne die Vermittlung eines Rechtsanwaltes keine Chance auf Gerechtigkeit haben, ohne die Vermittlung eines Arztes keine Chance auf Gesundheit, ohne die Vermittlung eines Lehrers keine Chance auf Bildung.

Es gilt nun aber als wohlbekannte Tatsache, daß sich – zum ersten Mal in der Geschichte – der Wissensschatz der Welt allein innerhalb der letzten zehn Jahre verdreifachte. Die Statistiken geben ebenfalls an, daß sich während des gleichen Zeitraums die Kriminalitätsrate, die Zahl der Einweisungen in Krankenhäuser und die Ausgaben für öffentliche Gesundheitspflege auf der ganzen Welt verdoppelt haben.

Offensichtlich ist etwas in gefährlicher Weise fehlgelaufen. Wenn menschliches Wissen solche Fortschritte bei der Erforschung von Tatsachen macht, jedoch dabei versagen konnte, unsere Lebensqualität im Hinblick auf Frieden, Harmonie und Gesundheit zu verbessern, so dürfte dies beweisen, daß wir nach nutzlosem Wissen suchen, oder daß wir das von uns entdeckte Wissen nicht zur Anwendung bringen.

Bitte machen Sie sich immer klar: Wissen um seiner selbst willen ist sinnlos. Die Ansammlung vielfältiger Fakten ist auch nicht von größerem Nutzen als die Anhäufung von Geld – beides ist wertlos, wenn es nicht durch praktische Nutzanwendung Verbreitung findet und dazu beiträgt, unser Leben zu verbessern und mit Harmonie zu erfüllen. Es ist nun die Zeit dafür gekommen, daß wir uns selbst und unsere Umwelt richtig erkennen und wissen, wie wir unser Leben glücklich gestalten können.

Das nun auch auf Deutsch vorliegende Werk »Das Diamond-Programm für Frauen« des Welt-Bestsellerautors Harvey Diamond ist ein großartiger Schritt in diese Richtung. Mit seinem Engagement für lebendige Nahrung und Ernährung gibt er uns ein hervorragendes Beispiel für das so wichtige neue Gesundheitsbewußtsein.

Ich freue mich, daß Harvey Diamond gerade auch die Angst von uns Frauen vor der schrecklichen und zunehmenden Krankheit Brustkrebs zu seinem Anliegen machte; ihn allerdings darauf beschränken zu wollen, griffe zu kurz. Seinen gedanklichen Ansatz in Richtung Prävention halte ich für außerordentlich wichtig und zentral. Aufgrund meiner täglichen Erfahrung mit präventiver und rehabilitativer Behandlung weiß ich um die Bedeutung dieses Punktes bei allen Patienten.

Harvey Diamond schreibt, nach vielen Jahren intensiver Recherchen, was auch ich während meiner Arbeit immer wieder feststellen konnte: Ein Leben im natürlichen Gleichgewicht kann unsere Gesundheit dauerhaft erhalten und uns vor Krankheiten schützen. Wenn Sie dem Diamond-Programm konsequent folgen, werden Sie bald diese positiven Resultate spüren.

Seit einiger Zeit befinde ich mich in einem regen Gedanken- und Erfahrungsaustausch mit Harvey Diamond. Möge die Lektüre dieses so wertvollen Buchs für Sie, liebe Leserin, und Sie, lieber Leser, genauso befruchtend sein.

Dr. med. Christiane May-Ropers
Leitende Ärztin und Geschäftsführerin der
»Nowo Balance® Klinik Bruneck« in Kreuth am
Tegernsee, Dezember 1996

Teil I

Sie haben ein Recht auf Gesundheit

Kapitel 1
Der Stand der Dinge

Für das Verständnis des vorliegenden Buches ist es von großer Wichtigkeit, daß Sie sich vor Augen halten, daß das Buch nicht nur die Vorbeugung gegen Brustkrebs und alle anderen Krebsarten zum Thema hat, sondern daß es Ihnen darüber hinaus helfen will, Ihre Gesundheit generell zu erhalten und Krankheiten gleich welcher Art zu vermeiden.

Der Schlüssel zur Gesunderhaltung unseres Körpers liegt in der Entlastung und Entgiftung unseres Lymphsystems. Wie wir noch sehen werden, hat ein unbelastetes Lymphsystem unendlich viele positive Effekte auf unseren Körper: Er gewinnt zusätzliche Energie, verliert an Übergewicht, zu hoher Blutdruck und zu hohe Cholesterinwerte sinken, Kopfschmerzen und die Neigung zu Erkältungskrankheiten vergehen, das Hautbild wird verbessert, Depressionen verschwinden – die Liste der Vorteile ließe sich beliebig fortsetzen.

Ich habe das CARE-Programm entwickelt, um Ihnen den Weg zu zeigen zu einer optimalen Gesundheit. Insofern kann es von jedem einzelnen angewendet werden. Warum ich trotzdem dem Brustkrebs in diesem Buch besonders viel Raum widme, beruht darauf, daß es meiner Ansicht nach nur wenige Krankheiten gibt, die den Frauen so sehr das Gefühl vermitteln, hilflose Opfer zu sein und darauf warten zu müssen, daß das Schicksal zuschlägt, weil ihnen keine andere Hoffnung bleibt als die »Früherkennung«. Meiner Überzeugung nach werden Frauen völlig unnötig in Angst und Schrecken versetzt und zu einem Leben voller Furcht und unermeßlicher Schmerzen verdammt. Der einzige Grund dafür ist, daß man die wahre Natur der Knoten in der Brust bisher einfach nicht verstanden hat, und genau deshalb kann man diese Situation verändern. Kaum eine Frau kennt die Maßnahmen, die sie ergreifen kann, um eine Knotenbildung zu verhindern beziehungsweise nach Auftreten eines Knotens dessen Rückbildung zu erreichen. Die Frauen sind so in Panik versetzt worden, daß sie bereits bei der Erwähnung des Wortes »Brustkrebs« von Grauen gepackt werden und sich viel zu früh und völlig unnötig »unters Messer« legen! Immer mehr Frauen lassen sich aufgrund dieser panischen Angst sogar *beide* Brüste entfernen, obwohl kein Anzeichen von Krebs oder auch nur eines Knotens zu erkennen ist![1]

Ich sagte kürzlich zu einer Gesprächspartnerin, daß mein Buch alle Frauen aus dem Teufelskreis von Angst und Furcht befreien und sie in die Lage versetzen wird, die Kontrolle über ihren Körper und ihr Leben selbst zu übernehmen. So können sie ohne Sorge leben und werden nicht ein weiteres namenloses Opfer aufgeblähter Statistiken. Ich versicherte ihr, daß Frauen eine andere Wahl haben und sich nicht als vom Glück im Stich gelassene Opfer sehen müssen, denen keine Möglichkeit der Einflußnahme auf das Entstehen von Brustkrebs bleibt.

Im Gegenteil! Es gibt zahlreiche konkrete Maßnahmen, mit denen Frauen das Risiko, Brustkrebs zu bekommen, drastisch verringern können, und – ebenso wichtig – Mittel und Wege, Knoten zu entfernen, ohne daß sie sich einem chirurgischen Eingriff unterziehen müssen. Durch diese Maßnahmen werden so schnell Resultate erzielt, daß man im Notfall immer noch genügend Zeit hat, auf andere Behandlungsmethoden zurückzugreifen. Alle Frauen sollen wissen, daß sie das Problem bereits im Vorfeld aus der Welt schaffen können und daß dadurch chirurgische Eingriffe, Bestrahlung und Chemotherapie unnötig werden.

Jedesmal, wenn ich einer Frau den Inhalt meines Buches in dieser abgekürzten Form vorstellte, freute ich mich auf ihre Reaktion und ihren Kommentar, als wollte ich mir bestätigen, daß die meisten Frauen diesem Thema tatsächlich großes Interesse entgegenbringen. Unweigerlich kamen Kommentare wie »Wow! Erzählen Sie mir mehr davon!«, »Ein brandaktuelles Thema!« oder »Beeilen Sie sich mit dem Schreiben! Ich kann es gar nicht erwarten, dieses Buch zu lesen!« Kommentare von Frauen, die in der Vergangenheit mit Brustkrebs konfrontiert worden waren, lauteten natürlich anders: »Schade, daß Sie dieses Buch nicht schon vor drei Jahren geschrieben haben« oder: »Ich wollte, ich hätte vor meiner Operation gewußt, daß es Alternativen gibt. Ich dachte: Entweder du läßt dir die Brust amputieren, oder du mußt sterben!«

Während einer Unterhaltung mit einer Bekannten jedoch ahnte ich plötzlich, daß ihre Reaktion ganz anders ausfallen würde. Und tatsächlich: Noch während ich sprach, errötete sie, und ihre Augen füllten sich mit Tränen. Man mußte kein Psychologe sein, um zu erkennen, daß entweder sie oder eine Person, die ihr sehr nahestand, schlimme Erfahrungen mit Brustkrebs gemacht hatte.

15 Jahre lang ließ mich der Gedanke, dieses Buch zu schreiben, nicht los. Es brodelte in mir, ließ mir keine Ruhe, wollte unbedingt geschrieben werden. Während ich dafür recherchierte und mich mit dem Thema vertraut machte, wußte ich tief in meinem Inneren, daß ich keine Ruhe finden und nicht zufrieden sein würde, bis ich es geschrieben hatte. Wenn ich jemals auch nur den leisesten Zweifel an seinem Sinn gehabt hätte, wäre er spätestens dann restlos beseitigt worden, als mir diese Frau von ihren Erfahrungen mit Brustkrebs berichtete.

Es gibt keine Worte, welche die Qualen, die Hölle beschreiben, durch die sie seit sechs Jahren ging. Ich habe schon viel gesehen und gehört, aber dieses Martyrium geschildert zu bekommen war beinahe mehr, als ich ertragen konnte. Da saß eine ausgesprochen hübsche, lebhafte Frau Ende 30 und erzählte eine Geschichte, die die meisten Leute als Erfindung abgetan hätten.

Als sie geendet hatte, konnte ich mich kaum beherrschen. Ich war voller Wut und Zorn und dachte, ich würde gleich explodieren. Ich wollte schreien, etwas zerschlagen, die ungezügelte Wut herauslassen. Was war dieser Frau nur angetan worden!

Ich möchte hier nicht ins Detail gehen, weil das erstens zu lange dauern würde und es Sie – zweitens – so verstören könnte, daß Sie das Buch gleich wieder aus der Hand legen. Selbst eine Kurzfassung der Geschichte, die ich Ihnen einfach erzählen muß, wird unsere gerade begonnene »Freundschaft« strapazieren.

Beginnen wir mit dem Jahr 1987; da hatte meine Bekannte bereits sieben chirurgische Eingriffe hinter sich. Beim ersten Eingriff hatte es sich um eine beidseitige Brustamputation (eine davon radikal) und die Entfernung der Lymphknoten auf beiden Seiten – inklusive denen unter den Armen – gehandelt. Bei der zweiten Operation waren Expander in die Brusthaut eingepflanzt worden, um die Haut so weit zu dehnen, daß später Implantate eingesetzt werden konnten. Monatelang mußte sie etwa alle zehn Tage ins Krankenhaus, um die Expander mittels Injektionen mit Kochsalzlösung nachfüllen zu lassen, da sie undicht waren und die Kochsalzlösung ständig in ihren Körper sickerte. Bei der dritten Operation hatte man Silikonimplantate eingesetzt. Operation Nummer vier war notwendig geworden, weil ein Implantat ersetzt werden mußte, das ein Loch bekommen hatte. Bei der fünften Operation war das andere Implantat ausgetauscht worden, weil auch in diesem ein Loch aufgetreten war. Während der sechsten Operation waren beide Implantate entfernt und durch mit Kochsalzlösung gefüllte Implantate ersetzt worden – das erste Silikonimplantat hatte wieder ein Loch bekommen! Bei der siebten Operation schließlich hatte man mit Hautstücken, die aus der Gesäßbacke entnommen worden waren, Brustwarzen geformt und in die Brust eingepaßt.

Die Patientin hatte darauf bestanden, in jeder Behandlungs-
phase von ihrem Körper Fotografien machen zu lassen – von
dem Zeitpunkt an, da ihre Brüste noch intakt gewesen waren,
bis zum Ende, als nur noch Narben und Implantate übriggeblie-
ben waren. Während ich die Fotos und die großen, schrecklichen Narben betrachtete, die ihren Körper nun für immer ent-
stellten, wurde mir richtiggehend schlecht. Wenn Sie diese
Fotos sehen könnten! Sie würden diese Frau für eine Heilige
halten, weil sie immer noch lächelt. Obwohl sie heftig gedrängt
worden war, sich einer Chemotherapie und Bestrahlung zu unterziehen, hatte sie sich standhaft geweigert. Sie hatte schon zu
große Schmerzen gehabt, um noch mehr ertragen zu können –
ganz besonders Schmerzen jener Stärke und Intensität, wie sie
bei einer Chemotherapie auftreten. Seit Jahren hatte sie so viele
schmerzstillende Injektionen in ihre Oberschenkel bekommen,
daß beide Beine ständig mit blauen Flecken übersät waren und
ununterbrochen weh taten.

Da sie nicht krankenversichert war, hatte sie für jede Behandlung selbst aufkommen müssen. Sie hatte das Geschäft, das sie
sich aufgebaut hatte, ihr Haus, ihr Auto verloren. Niemand
hatte ihr einen Kredit gewährt, und so hatte sie in diesen sieben
Jahren – trotz der Operationen und Schmerzen – arbeiten müssen, um alles bezahlen zu können. Seit sieben Jahren floß fast
jeder Pfennig, den sie verdiente, in Operationen. Selbst wenn
Sie dies hier lesen, können Sie sich wahrscheinlich keine Vorstellung davon machen, welche unerträglichen körperlichen
und seelischen Qualen diese Frau durchlitten hat.

Nicht nur, daß ihr Körper aufgeschnitten und Teile davon entfernt worden waren – auch alles, was sie sich hart erarbeitet
hatte, war zerstört worden. Noch dazu hatte sie diese Tortur
aus der eigenen Tasche bezahlen müssen, was ihre finanziellen
Möglichkeiten bei weitem überstieg – die Schulden sind auch
heute noch nicht abbezahlt. Jeden Tag versucht sie aufs neue,
ihre Wut trotz ihrer Schmerzen zu überwinden, um diese

Tragödie eines Tages hinter sich lassen zu können und wieder Boden unter die Füße zu bekommen.

Der Grund, weshalb mich diese Geschichte so mit Wut erfüllt hat und weshalb ich sie Ihnen hier so ausführlich berichte, ist folgender: Die schrecklichen Qualen, die diese Frau durchlebte, hatten mit einem winzigen Knoten in ihrer Brust begonnen, der nicht größer war als eine Erbse!

Jetzt könnten Sie natürlich einwenden: »Entschuldigung, Krebs ist Krebs – egal, welche Größe der Knoten hatte, er mußte behandelt werden!« Behandelt werden – ja! Aber auf eine vernünftigere und einfühlsamere Art! Nicht so, daß jemand in den Bankrott getrieben wird. Und nicht nach dem Motto »Alles muß raus!«, das heute leider zur Standardhaltung geworden ist. Man übersieht, daß dabei nicht nur der Krebs getötet wird, sondern der ganze Mensch.

Nachdem Sie dieses Buch gelesen haben, werden Sie wissen, daß ein Knoten, egal ob er nun die Größe einer Erbse oder einer Walnuß hat, kein Grund ist, wie ein aufgescheuchtes Huhn durch die Gegend zu laufen, den Körper verstümmeln und entstellen zu lassen und ihn anschließend der tödlichsten und gefährlichsten Therapie auszusetzen, die wir kennen: Bestrahlung und Chemotherapie. Vor allem nicht angesichts der Tatsache, daß selbst die Experten auf diesem Gebiet – die Ärzte – offen zugeben, nicht zu *wissen*, was Brustkrebs eigentlich ist. Sie wissen nicht, was ihn hervorruft, sie wissen nicht, wie sie ihn heilen können, und sie wissen nicht, wie sie ihm vorbeugen können. Um dieses nicht vorhandene Wissen auszugleichen, attackieren sie den Krebs mit größter Vehemenz in der Hoffnung, dieser Großangriff auf den Körper würde den Krebs vertreiben, ohne den Patienten zu töten. Diese aggressive Reaktion ist mit der Bombardierung einer Großstadt vergleichbar, in der sich ein einziger Verbrecher versteckt hält.

Genau dies passierte der Frau, deren Geschichte ich Ihnen gerade erzählt habe. Nach der Entdeckung des Knotens, der weder schmerzte noch druckempfindlich war, wurde eine Gewebeprobe entnommen und untersucht. Man teilte ihr mit, es seien Krebszellen entdeckt worden und sie müsse sich unverzüglich die Brust abnehmen und alles angrenzende Gewebe sowie die Muskeln entfernen lassen. Alles raus, bis auf die Knochen. »Nur um sicherzugehen.« Diese Operation nennt man »radikale Brustamputation«.

Sie war noch damit beschäftigt, den Schock darüber, Krebs zu haben, zu verdauen, als ihr der Arzt empfahl, auch gleich die andere Brust mitentfernen zu lassen, wenn die Amputation der einen ohnehin vorgenommen werde. Seine Begründung: Wenn Krebs einmal in einer Brust aufgetreten sei, könne er *möglicherweise* auch in der anderen Brust auftreten. »Warum riskieren, daß Sie das alles noch mal durchmachen müssen? Wir sollten beide in einem Aufwasch entfernen, dann müssen Sie sich nie mehr über Brustkrebs Gedanken machen. Ach ja, und weil wir schon mal dabei sind, entfernen wir als *Vorsichtsmaßnahme* auch noch die Lymphknoten aus Ihrer Brust und beiden Armen.«

Sie war am Boden zerstört. Vor kurzem noch hatte sie sich wunderbar gefühlt, keine Schmerzen und kein Unbehagen verspürt, und nun mußte sie sich damit abfinden, daß ihr ganzer Oberkörper auseinandergeschnitten und sie ihre Brüste verlieren würde. Dazu kam die Aussicht, daß sie sich vermutlich weiteren Operationen unterziehen mußte, um das wiederherzustellen, was man ihr nehmen wollte. »Sind Sie sicher«, fragte sie ihren Arzt, »daß das die richtige Entscheidung ist? Kann ich noch eine andere Meinung einholen?«

Drei andere Ärzte desselben (!) Krankenhauses stimmten mit der Ansicht ihres Arztes überein. Sie fühlte sich, wie sie mir sagte, von diesen vier Autoritäten »vor einer Gefahr zu Tode geängstigt, die drohen *könnte*, und gleichzeitig wie eine Idiotin behandelt, falls ich nicht in diese Operation einwilligte«. Das alles geschah so schnell, daß ihr kaum Zeit blieb, die Situation einmal in Ruhe zu überdenken. In diesem entscheidenden Moment in ihrem Leben wurde sie buchstäblich zu diesem Schritt gezwungen.

Da sie niemanden kannte, an den sie sich noch hätte wenden oder der ihr einen anderen Weg hätte vorschlagen können, willigte sie schließlich ein und ließ diese radikale, entstellende Operation über sich ergehen...

Ich erzählte ihr von meinen Erfahrungen mit Frauen, die Brustkrebs gehabt hatten und denen ich helfen konnte, beziehungsweise von anderen, die ihn ohne Operation besiegt hatten, und sie sagte:»Mein Gott, warum bin ich Ihnen nicht früher begegnet?« Ich erwiderte, daß sie aus einem bestimmten Grund – wir werden wohl nie wissen, aus welchem – dazu bestimmt gewesen sei, dies alles zu durchleiden.

Obwohl ihr das keinen Trost spenden konnte, wurde mir angesichts ihres Schicksals plötzlich klar, daß ich mithelfen mußte, Millionen von Frauen dieses Leid zu ersparen. Denn Frauen haben durchaus Alternativen zu Operationen, Chemotherapie und Bestrahlung – nur macht sich niemand die Mühe, sie darauf hinzuweisen. Mit diesem Buch wird sich das ändern. Wenn eine Frau alternative Wege kennt und trotzdem den traditionellen, in der Schulmedizin üblichen Weg einschlagen will, soll sie das tun. Wenigstens wußte sie dann vorher, daß es Alternativen gibt. Aber den betroffenen Frauen nicht einmal die Möglichkeit zu geben, Alternativen kennenzulernen, sie zu drängen, einzuschüchtern und zu terrorisieren, damit sie in eine Operation einwilligen, als wäre dies der einzige gangbare Weg – das ist abscheulich, empörend und völlig inakzeptabel. Man könnte noch Verständnis für ein solches Verhalten aufbringen, wenn die Brustkrebshäufigkeit und die Todesrate bei Brustkrebspatientinnen sinken würden, aber genau das Gegenteil ist der Fall: Seit über 100 Jahren wird die Situation immer schlimmer! Diese Tatsache und das Eingeständnis der Verantwortlichen, nicht zu wissen, wodurch Brustkrebs verursacht wird – ganz abgesehen davon, daß sie nicht wissen, was sie dagegen tun sollen –, reichen aus, finde ich, um endlich eine andere Richtung einzuschlagen. Ich bin sicher, daß ein anderer Weg als jener, mit dem man bis heute herzlich wenig erreicht hat, großes Interesse hervorrufen wird.

Ich habe bereits erwähnt, daß ich 15 Jahre lang das Bedürfnis hatte, dieses Buch zu schreiben. Aus drei Gründen hatte ich es bisher noch nicht getan. Erstens wollte ich mehr über Krebs wissen – vor allem über Brustkrebs –, und dazu brauchte ich Zeit. Zweitens wollte ich im Bereich Gesundheit erst einen größeren Publikationserfolg vorweisen, um zu beweisen, daß ich in der Lage bin, ein Thema so darzustellen, daß es Millionen von Menschen anspricht – was mir mit »Fit for Life« auch gelang. Und drittens wollte ich 50 Jahre alt sein... Vielleicht klingt dies in Ihren Ohren albern, aber ich war schon immer der Meinung, daß jeder, der auf eine Erfahrung von 50 Jahren zurückblickt, ein Recht darauf hat, angehört zu werden. Im Februar 1995 bin ich 50 geworden.

1979 wurde ich zum ersten Mal mit dem Thema Krebs konfrontiert. Aufgrund dieses Erlebnisses reifte in mir der Entschluß, eines Tages ein Buch über die Verhinderung von Krankheiten und auch über die Verhinderung von Brustkrebs zu schreiben. Ich hatte mich bereits neun Jahre lang mit großer Intensität der Natürlichen Gesundheitslehre (Natural Hygiene) gewidmet. Bis zur Veröffentlichung von »Fit for Life« sollte es noch sechs Jahre dauern. Damals war ich – genau wie heute – davon überzeugt, daß jeder, der die Grundlagen der Natürlichen Gesundheitslehre verstanden hat und sie – sei es auch nur in Maßen – anwendet, ein langes, krankheitsfreies Leben führen kann.

1971 war für mich ein großartiges Jahr, denn damals habe ich mit Hilfe der Natürlichen Gesundheitslehre meine Gesundheit wiedererlangt. Hunderten von Menschen, denen ich später in privaten Sitzungen die einfachen Grundsätze der Natürlichen Gesundheit erklärte, ging es genauso. Mein Enthusiasmus grenzte damals wahrscheinlich bereits an Fanatismus. Jedem, der es hören wollte, erzählte ich von meinen Erfahrungen. Ich suchte jede Herausforderung, um zu zeigen, daß selbst ernsthafte Gesundheitsprobleme gelöst werden können. An vielen Beispielen sah ich, daß solche Probleme überwunden werden können, und allein meine grenzenlose Begeisterung bewog schließlich viele andere dazu, meine einfachen Ratschläge einmal auszuprobieren.

Ich war und bin der festen Überzeugung, daß der Körper aufgrund seiner Selbstheilungs- und Regenerierungsfähigkeiten unter bestimmten Umständen *jede* Krankheit überwinden kann – vorausgesetzt, er ist noch nicht an einem Punkt angelangt, an dem die Schäden bereits irreversibel sind.

In dieser oben beschriebenen Gemütsverfassung befand ich mich, als ich an einem Tag im Jahre 1979 einen Anruf von einer Freundin bekam, der ich bei mehreren Gelegenheiten bereits von den bemerkenswerten und wunderbaren Selbstheilungsfähigkeiten des Körpers erzählt hatte. Offenbar hatten meine Worte einen tiefen Eindruck bei ihr hinterlassen, denn sie rief mich aus einem Krankenhaus an, wo man ihr gerade das Ergebnis einer Mammographie mitgeteilt hatte. An ihrer Stimme merkte ich, wie verstört und aufgeregt sie war. In ihrer Brust war ein Knoten von der Größe eines Zehnpfennigstücks entdeckt worden. Erinnern Sie sich noch an den erbsengroßen Knoten, mit dessen Entdeckung das Martyrium jener Frau begann, deren Geschichte ich Ihnen vorhin erzählt habe?

Die Stimme der Anruferin zitterte, und sie war so durcheinander, daß ich sie kaum verstehen konnte. Ein Teil des Kommunikationsproblems bestand darin, daß ihr Arzt neben ihr am Telefon stand und sie tatsächlich eine Närrin schimpfte, weil sie »irgendeinen ernährungsbewußten Freund« anrufe und um Rat frage, wo er ihr doch gerade mitgeteilt habe, daß sie sich sofort entschließen müsse, ihre Brust entfernen zu lassen, da sie andernfalls sterben werde!

Stellen Sie sich diese Situation vor! Meine Bekannte geht zu ihrem Arzt, um das Resultat der Mammographie zu erfahren. Er zeigt ihr einen Knoten, erschreckt sie zu Tode, indem er ihr erklärt, sie werde ohne eine *sofortige* Brustamputation sterben. Keine Gewebeentnahme, keine Untersuchungen, nichts. Er weiß noch nicht einmal, ob es Krebs ist oder nicht. *Schneiden wir erst mal, darüber sprechen können wir später immer noch –* das war seine Haltung. Er sagt nicht, daß sie *vielleicht* sterben werde oder daß bei einem Knoten dieser Größe Krebs *nicht auszuschließen* sei, was dann zum Tode führen *könne*. Nein – er sagt: Ohne Brustamputation sind Sie tot.

Also erzählt sie ihm, sie kenne jemanden, der viel von gesunder Ernährung verstehe, und daß sie diesen Freund anrufen wolle. Er unterbricht sie: »Wie kommen Sie nur auf einen so albernen Gedanken, wo doch Ihr Leben auf dem Spiel steht? Jetzt ist bestimmt nicht die richtige Zeit, sich den Kopf über Ernährung zu zerbrechen; jetzt heißt es operieren. Sie sollten besser tun, was ich sage, statt herumzupfuschen.«

Während sie dann trotzdem versuchte, mir zu erzählen, was los war, stand er neben ihr und fuhr damit fort, sie zu zermürben. Es war wirklich unglaublich.

Schließlich sagte ich, daß ein Knoten von der Größe, wie sie ihn beschrieb, mindestens zehn, 15 Jahre lang gebraucht habe, um so groß zu werden. Egal, welchen Weg sie letztendlich einschlagen werde, sie könne sich auf jeden Fall 24 oder 48 Stunden Zeit lassen, um nach Hause zu gehen, nachzudenken, mit Freunden zu reden und zu einer vernünftigen Entscheidung zu kommen, ohne daß ein Arzt ihr ins Ohr brülle, sie solle ihm gefälligst zuhören, oder sie werde sterben. Ich schlug ihr vor aufzulegen, ihrem Arzt zu sagen, daß sie ihn in ein, zwei Tagen anrufen werde, und dann direkt zu mir ins Büro zu kommen. Ich könne ihr von einer Alternative erzählen, an die ihr Arzt nicht einmal im Traum denken würde.

Innerhalb einer Stunde war sie bei mir. Als sie mein Büro betrat, sah sie fürchterlich aus. Ihr Gesicht war aschfahl, und in ihren

Augen lag eine abgrundtiefe Angst. Ihre Stimme zitterte, und als sie zum Sprechen ansetzte, brach sie in Tränen aus und schluchzte laut auf. Ich nahm natürlich an, daß sie so fassungslos war, weil sie womöglich Krebs und Angst vor einer Operation, einer Chemotherapie oder beidem hatte. Doch wie sich dann herausstellte, war es gar nicht der Krebs, der ihr solche Angst einflößte, sondern die Vorstellung, mit einem Skalpell aufgeschnitten zu werden. Es ging nicht um die ganz verständliche Angst vor einer Operation. Nein, sie hatte eine so lähmende Angst vor diesem »Aufgeschnittenwerden«, daß sie einer Operation alles andere vorgezogen hätte.

Ich erklärte ihr, daß die Natürliche Gesundheitslehre, mein Forschungsgebiet, eine völlig andere Auffassung von der Entstehung eines Knotens in einer Brust habe als die traditionelle Medizin. Dann erläuterte ich ihr die Funktionsweise des Lymphsystems (das in engem Zusammenhang mit der Entstehung von Knoten in der Brust steht) und schlug ihr vor zu versuchen, sich auf der Basis der Natürlichen Gesundheitslehre von dem Knoten zu befreien. In vier bis fünf Wochen könne man mit absoluter Gewißheit feststellen, ob diese Methode Erfolg habe oder nicht. Dann könne sie selbst sehen, ob der Knoten größer, kleiner oder noch gleich groß sei. Ich versicherte ihr, er würde zurückgehen. Da sie lieber gar nichts unternehmen wollte, als sich einer Operation zu unterziehen, war sie bereit, alles zu versuchen, nur um nicht »unters Messer« zu müssen. Ich sagte, daß mir ihr Einverständnis die einmalige Gelegenheit geben würde, meine Theorie zu testen. Falls sie also zustimme, würde ich ihr genau erklären, was sie zu tun habe, und ihr die ganze Zeit über mit Rat und Tat zur Seite stehen.

Dann vermittelte ich ihr positive Gedanken über ihren Körper und seine Selbstheilungsfähigkeit. Der Standpunkt ihres Arztes – »Sie werden sterben« – war schließlich nicht gerade ein idealer Ansatz. Ich erklärte ihr, daß der Erfolg von bestimmten ernährungstechnischen Maßnahmen abhängig sei, die dem

Lymphsystem die Möglichkeit gäben, sich zu erholen und sich selbst zu heilen. Sie versicherte mir, sie sei sehr diszipliniert und werde meine Anweisungen genau befolgen.

Als sie mein Büro verließ, lächelte sie und war voller Hoffnung. Ich sprach fast jeden Tag mit ihr und sagte ihr genau, was sie zu tun habe. Sie folgte meinen Anweisungen bedingungslos. Nach zehn Tagen war sie überzeugt davon, daß der Knoten kleiner geworden sei und sich beim Abtasten nicht mehr so hart anfühle. Nach dreieinhalb Wochen war er von der Größe eines Zehnpfennigstücks auf die Größe eines Fünfpfennigstücks geschrumpft. Nach weiteren vier Wochen war er verschwunden. *Verschwunden!* Sie ließ noch eine Mammographie machen, aber von dem Knoten war nicht mehr die geringste Spur zu finden.

Es ist vermutlich müßig, Ihnen zu schildern, wie überglücklich diese Frau war. Man hätte sie nicht einmal mit der Androhung der Todesstrafe dazu bringen können, mit dem Lächeln aufzuhören. Aus ihrer Perspektive betrachtet, hatte man ihr das Leben wiedergegeben. Als erstes rief sie ihren Arzt an, um ihm die gute Nachricht zu erzählen. Zudem bat sie um eine Kopie des Originalmammogramms, damit ich beide Aufnahmen zur Verfügung hatte – eine mit und eine ohne Knoten.

Nun sollte man annehmen – Ihnen geht es bestimmt auch so und meiner Bekannten erst recht –, daß ihr Arzt sogar barfuß über glühende Kohlen und Glasscherben gegangen wäre, um zu erfahren, wie sie sich ohne chirurgischen Eingriff von dem Knoten hatte befreien können, damit er seinen anderen Patientinnen und Kollegen davon berichten konnte. Man sollte annehmen, er hätte allen die frohe Botschaft lauthals verkündet. Weit gefehlt. Er wollte nicht einmal am Telefon mit ihr sprechen. Er war wütend auf sie, weil sie seinen Rat nicht befolgt hatte! Seine Sekretärin richtete ihr aus, sie solle sich einen anderen Arzt suchen. Eine Kopie des Originalmammogramms könne sie nicht bekommen.

Wir verloren uns dann aus den Augen und begegneten uns erst sieben Jahre später zufällig wieder. Sie lächelte immer noch und sah großartig aus. In den zwei Monaten damals hatte sie 15 Kilo abgenommen und ihr Gewicht seitdem ganz offensichtlich gehalten. Noch wichtiger: In ihrer Brust hatten sich keine Knoten mehr gebildet. Was sie mir dann erzählte, war für meine Ideale und Ziele, den Menschen zu helfen, sich ihre Gesundheit zu erhalten, eine wunderbare Bestätigung. Sie sagte, sie habe nun nicht mehr das Gefühl, ihr Körper sei ihr fremd oder die Vorgänge in ihrem Inneren lägen außerhalb ihres Verständnisses. Sie fühle sich für ihre Gesundheit verantwortlich und habe sie unter Kontrolle. Wenn sie zunehme oder sich unwohl fühle, wisse sie genau, was sie tun müsse, um dies zu ändern. Schließlich dankte sie mir von ganzem Herzen für das, was ich für sie getan hatte, ohne zu bemerken, daß ihre Worte mir ebenfalls einen großen Dienst erwiesen hatten.

Auf dieser Welt leben Millionen von Frauen in der ständigen Angst, eines Tages »dem Henkersbeil ausgeliefert« zu sein. Sie haben Angst vor ihrem Körper und Angst davor, ihr Körper könne sich gegen sie wenden. Sie haben Angst vor Krebs. Sie haben Angst davor, ein Mammogramm machen zu lassen, weil eventuell etwas Verdächtiges entdeckt werden könnte. Ich kenne Frauen, die bereits eine Woche vor ihrem Mammogrammtermin nur noch nervöse Wracks sind. Wenn es dann soweit ist und sie auf das Ergebnis warten, bekommen sie vor Angst beinahe einen Kreislaufkollaps. Ist das Ergebnis negativ, sind die Stoßseufzer kilometerweit zu hören. Doch die Angst bleibt und wächst bis zum nächsten Mammogrammtermin oder – Gott bewahre – bis ein Knoten in einer Brust auftaucht. Das ist doch kein Leben! Das muß und kann anders werden, und wenn es nach mir geht, *wird* es auch anders werden.

Dieses Buch habe ich unter anderem also geschrieben, um Frauen Kraft zu geben. Ich will sie von ihrer Angst befreien und ihnen die Verantwortung für sich selbst übertragen, damit sie wieder mit dem Vertrauen und dem Wissen leben können, daß sie keine Ziffer in einer Krebsstatistik werden. Angst und Furcht werden der Vergangenheit angehören. Ich schreibe das nicht um des Effekts willen oder um Ihnen falsche Hoffnungen zu machen. Sie können tatsächlich gegen Brustkrebs vorbeugen. Und genausogut können Sie gegen jede andere Krankheit vorbeugen!

Ich möchte, daß Ihnen folgendes klar wird: Nur weil viele Menschen, die Sie um Antworten ersucht haben, keine Antworten kennen, heißt das noch lange nicht, daß es keine Antworten gibt. Daß diese Leute sie nicht kennen, bedeutet nicht, daß niemand sie kennt. Es gibt Antworten, und viele Frauen auf der ganzen Welt haben dies bereits herausgefunden. Sie bilden keinen exklusiven Klub – auch Sie können beitreten. Das einzige, was Sie davon abhält, ein Leben ohne Brustkrebs oder der Angst davor zu führen, ist der Mangel an Informationen. Ich wünsche mir von ganzem Herzen, daß mein Buch hilft, dies zu ändern.

Man kann Frauen – was Brustkrebs betrifft – in drei Gruppen einordnen. Die erste ist bei weitem die größte, und an diese wende ich mich vor allem. Zu ihr gehören alle Frauen, die noch keine Knoten in der Brust haben und diesen Zustand auch mit allen Mitteln erhalten möchten. Überall heißt es, entscheidend bei Brustkrebs sei die Früherkennung. Unsinn! Die Vorbeugung ist der entscheidende Faktor. Sich bei Brustkrebs auf eine Früherkennung zu verlassen ist defätistisch und bedeutet zu akzeptieren, daß Sie nichts tun können, außer zu warten, bis Sie Krebs *bekommen haben*. Danach soll Ihre ganze Hoffnung darauf abzielen, daß Sie nur möglichst wenig entstellende Operationen oder möglichst niedrige Dosen Chemotherapie und Bestrahlung über sich ergehen lassen müssen... Beugt man dem Problem dagegen vor, wird es auf den Mammogrammen erst gar nichts zu erkennen geben! Deshalb handelt dieses Buch hauptsächlich von der *Vorbeugung*.

Zur zweiten Gruppe gehören jene Frauen, die bereits Erfahrungen mit Brustkrebs gemacht und eventuell eine oder beide Brüste verloren haben, deren Lymphknoten entfernt worden sind, die eine Chemotherapie und/oder eine Bestrahlung hinter sich haben, sich einer Wiederherstellungsoperation unterzogen haben und nun beten, daß der Krebs nicht zurückkommt und sie den ganzen Leidensweg nicht noch einmal gehen müssen.

Die dritte Gruppe umfaßt Frauen, bei denen ein Knoten in der Brust festgestellt oder denen mitgeteilt wurde, daß bei der Mammographie eine Zellansammlung, ein Tumor, ein Knoten oder etwas anderes »Verdächtiges« entdeckt worden sei, das näher untersucht werden müsse. Diesen Frauen steht vermutlich die wichtigste Entscheidung ihres Lebens bevor – welchen Weg sie einschlagen.

Die meisten Ratschläge und Anregungen in diesem Buch richten sich an Frauen der ersten beiden Gruppen, also an jene, die noch keinen Kontakt mit Brustkrebs hatten, und an jene, die bereits irgendeine Art der Behandlung hinter sich haben. Für sie geht es jetzt vor allem um die Vorbeugung. Auf die Bedürfnisse der Frauen der dritten Gruppe – die unter Zeitdruck stehen – werde ich natürlich auch näher eingehen. Ihnen will ich die unschädlichste Methode vorstellen, mit der sie sich von dem Knoten befreien können. Anschließend können sie mit Hilfe der in diesem Buch enthaltenen Informationen versuchen, das Wiederauftauchen eines Knotens zu verhindern.

Unabhängig davon, welcher dieser drei Gruppen Sie angehören, kann ich Ihnen versichern: Sie werden in diesem Buch mit Informationen konfrontiert, die Ihre gegenwärtigen Überzeugungen und Ihre Haltung gegenüber Brustkrebs in Frage stellen werden. Um die hohe Brustkrebsrate zu senken sowie die Todesfälle und das Leid zu reduzieren, muß eine grundlegende Änderung der Denk- und Handlungsweise erfolgen. Ein altes Sprichwort sagt kurz, aber treffend: »Wenn sich nichts ändert, ändert sich nichts.«

Veränderungen gehören zu den interessantesten Phänomenen in unserem Leben. Einerseits wünschen wir alle Veränderungen. Wir brauchen sie, wir schätzen sie, wir fordern sie. Stellen Sie sich eine Welt vor, in der sich nie etwas geändert hat – dann müßten wir heute auf Elektrizität, Luftfahrt, Telefon, Computer, Fernseher und Auto verzichten. Ohne wichtige Veränderungen wäre das Leben unerträglich langweilig. Andererseits stehen wir neuen Erkenntnissen, die meist Veränderungen mit sich bringen, oft negativ oder gar ablehnend gegenüber. Nirgends ist dies so deutlich erkennbar wie in den Naturwissenschaften.

In der Geschichte gibt es unzählige Beispiele für dieses seltsame Paradoxon – angefangen bei Galileo Galilei, der wegen seiner Behauptung verfolgt wurde, die Sonne und nicht die Erde sei der Mittelpunkt des Universums, bis hin zu Dr. Ignaz Semmelweis, den man aus seinem Beruf verjagte, weil er es gewagt hatte vorzuschlagen, die Ärzte sollten sich vor Operationen die Hände waschen.

Einige andere Beispiele:

● Es gab Zeiten, da die Ärzte verkündeten, es sei gefährlich, seinen Körper mehr als einmal pro Woche zu waschen, oder vorschlugen, Kranke sollten sich in Ställen aufhalten, weil ihre Tuberkulose besser heile, wenn sie die Ausdünstungen der Tiere einatmeten.

● Eine Zeitlang schlugen viele Ärzte vor, fiebernden Patienten kein Wasser zu geben, weil es ungesund für sie sei, und Bettlägerige nicht der frischen Luft auszusetzen, da das gefährlich sei.

● Eine Weile mahnten die Ärzte, man solle nur gekochtes Essen zu sich nehmen, da rohes Essen gesundheitsschädlich sei, oder schlugen vor, Bananen nur noch auf Rezept zu verkaufen, da sie ein starkes Rausch- bzw. Arzneimittel seien.

● Und natürlich der »Urahn« all dieser Verirrungen: der Aderlaß, der Kranke angeblich gesunden ließ.

All diese »etablierten, bewährten Methoden« wurden schließlich auf den Abfallhaufen der Geschichte geworfen – doch die neuen Erkenntnisse, die Veränderungen mit sich brachten, waren lange hartnäckig, manchmal sogar mit Gewalt zurückgewiesen worden.

Viele der barbarischen Behandlungsmethoden bei Frauen, die einen Knoten in der Brust haben, müßten ebenfalls dringend auf diesem Abfallhaufen landen. Sie können sicher sein, daß auch in diesem Bereich Veränderungen erbitterten Widerstand hervorrufen werden. Doch das ist letztlich irrelevant, denn diese Veränderungen werden unweigerlich stattfinden. Wenn man bedenkt, daß in den letzten 100 Jahren die einzige Veränderung bezüglich Brustkrebs darin bestand, daß sich die Lage *verschlimmert* hat, dann schreit diese Situation förmlich nach neuen Wegen. Der einzige zuverlässige Weg, Frauen vor einer drohenden Epidemie zu bewahren, ist, endlich damit aufzuhören, sich nur auf die Früherkennung und die Behandlung zu konzentrieren, und sich statt dessen der Vorbeugung zu widmen.

Ich weiß natürlich, was für ein gigantisches Unterfangen das ist – es bedeutet, das herrschende System in seinen Grundfesten zu erschüttern. Aber wir können nicht einfach müßig dastehen und zusehen, wie sich in den nächsten 100 Jahren ebenfalls nichts verändert! Zu viele Leben stehen auf dem Spiel. Wir müssen einen anderen Weg beschreiten, müssen unseren Körper verstehen lernen – begreifen, wie er arbeitet und welche Maßnahmen seine Gesundheit unterstützen oder ihr schaden. Wir müssen die Angst vor unserem Körper durch Respekt und Bewunderung ersetzen und uns unbedingt über die wunderbare Fähigkeit unseres Körpers, für sein eigenes Wohlergehen zu sorgen, klarwerden. Wir brauchen ein neues Verständnis von Krebs und unseren Möglichkeiten der Vorbeugung. Dies alles ist unabdingbar notwendig, um die Angst vor dem Krebs abzubauen. In diesem Buch werde ich Ihnen zeigen, wie Sie das erreichen.

Im Laufe der Jahre wurde uns systematisch eingetrichtert, daß die Zusammenhänge für uns viel zu kompliziert seien und wir sie nicht verstünden, und deshalb sollten wir die Angelegenheit den Spezialisten überlassen. Also haben wir die Verantwortung für uns an sie abgetreten. Es wird Sie vielleicht überraschen festzustellen, daß das Thema Krebs nicht annähernd so kompliziert ist, wie Sie dachten, und daß Sie sehr wohl fähig sind zu verstehen, was Krebs ist und wie man ihm vorbeugt.

Bevor ich näher darauf eingehe, will ich mich einigen Fragen zuwenden, die vielen von Ihnen an dieser Stelle vielleicht durch den Kopf gehen. Fragen wie: »Bei allem Respekt, Sie sind kein Arzt oder Krebsspezialist, Sie sind der Autor eines erfolgreichen Buches über Ernährung. Welche Qualifikation haben Sie also, um Ratschläge zu diesem Thema geben zu können? Warum soll ich das glauben, was Sie über dieses Thema zu sagen haben?«

Es stimmt, daß es in »Fit for Life« primär um die Gewichtsreduzierung geht – aber eben nicht nur. Es geht vor allem um Gesundheit – wie man sie erlangt und erhält. Ein gesunder Mensch hat kein Übergewicht, also wird dort beschrieben, wie man abnimmt, während man gesund wird. Das eigentliche Thema ist immer die Gesundheit.

Als ich vor einem Vierteljahrhundert begann, mich mit diesem Thema auseinanderzusetzen, widmete ich mich nicht dem Studium der Diäten, sondern jenem der Gesundheit – also den Fragen, wie man gesund wird und bleibt. Ich hätte mich dabei auch der Medizin, der Homöopathie oder der Chiropraktik etc. zuwenden können, aber ich wählte die Natürliche Gesundheitslehre, weil mir dies am sinnvollsten erschien.

Diese Natürliche Gesundheitslehre sieht den Körper und das Streben nach Gesundheit in einem anderen Zusammenhang als die Fachgebiete, die ich aufgezählt habe. Das soll nicht heißen, daß sie wichtiger sei als die anderen Disziplinen. Jede hat ihre Bedeutung und unter gewissen Umständen auch Vorrang. Eine einseitige Sicht- und Vorgehensweise ist nie empfehlenswert, denn ein Gebiet allein vermag nicht auf alle Fragen Antworten zu geben. Letztlich hängt es von der Situation und den Umständen ab, für welches man sich entscheidet. Wer Ihnen etwas anderes erzählt, stellt seine Interessen über Ihre.

Ich habe mit Hilfe der Natürlichen Gesundheitslehre meine Gesundheit wiedererlangt und zudem 50 Pfund verloren, die ich auch nicht wieder zugenommen habe. Nach einer solchen positiven Erfahrung ist es wohl durchaus verständlich, daß ich mich dieser Lehre verschrieben habe.

Verglichen mit anderen medizinischen Heilverfahren, die uns zur Verfügung stehen, ist die Natürliche Gesundheitslehre nahezu unbekannt. Aber lassen Sie sich davon nicht beeindrucken. Sie kann auf eine 160jährige Geschichte zurückblicken und ist überaus erfolgreich bei der Behandlung unzähliger Gesundheitsprobleme. Jeder, der für längere Zeit nach ihren einfachen, logischen und vernünftigen Regeln lebt, wird dies bestätigen.

In den frühen 80er Jahren, nachdem ich mich bereits seit elf Jahren privat mit dem Thema beschäftigt hatte, entdeckte ich, daß am »American College of Life Science« (»Amerikanische Akademie für Gesundheitswissenschaft«) in Austin, Texas, ein umfassender Kurs über Natürliche Gesundheit angeboten wurde. 1983 beendete ich mein Studium dort mit einem Doktortitel in Ernährungswissenschaften. Damit es keine Mißverständnisse gibt: Bei der Akademie handelt es sich um eine Fernuniversität, und ich absolvierte ein Fernstudium. Der Kurs lieferte mir jedoch eine Unmenge an Informationen und Erkenntnissen, die wesentlich zu meinem Verständnis der Natürlichen Gesundheit beigetragen haben.

Meines Erachtens ist eine Verbindung von einem traditionellen »Bücherstudium« wie diesem und Praxiserfahrung, die ich ja nun in über 25 Jahren sammeln konnte, ideal. Übrigens wurde der Kurs, den ich absolvierte, ins Deutsche, Spanische, Italienische und – höchst bemerkenswert – auch ins Französische übersetzt und von der medizinischen Fakultät der Universität von Paris in den Lehrplan aufgenommen. Auch die Akademie in Austin – inzwischen in »Life Science Institute, Inc.« umbenannt – bietet den Kurs nach wie vor an.

Ehrlich gesagt ist es meiner Ansicht nach völlig irrelevant, was ich studiert habe und was nicht. Es zählt allein, ob Ihnen die Informationen in diesem Buch dabei helfen, gegen Krebs und andere Krankheiten vorzubeugen. Wo die Information herkommt oder wer sie vermittelt, ist nicht von Belang. Funktioniert es? Das allein zählt. Ich verlange nicht von Ihnen, mir einfach zu glauben oder meine Anweisungen blind zu befolgen. *Sie* müssen sie sinnvoll finden, davon begeistert sein und Vertrauen in sie haben.

Dies Buch ist in leicht verständlichen Worten geschrieben, die auch ein Laie versteht. Ich bin der Meinung, daß zu viele Menschen davon überzeugt wurden, alles, was mit Krebs zu tun habe, sei zu kompliziert, geheimnisvoll und verwirrend für sie, um es zu verstehen und zu begreifen, so daß sie den Rat und die Dienste der hochbezahlten Spezialisten in Anspruch nehmen *müssen*. Das paßt denjenigen natürlich gut, die damit ihren Lebensunterhalt bestreiten.

Die Wahrscheinlichkeit, daß Sie am Thema Gesundheitsvorsorge interessiert sind beziehungsweise sich darüber Gedanken machen, ist hoch. Für wen gilt das nicht? Alles, worum ich Sie, geneigte(r) Leser(in), bitten möchte, ist: Sehen Sie sich das, was ich zu sagen habe, der Fairneß halber erst einmal an. Versuchen Sie – auch wenn es Ihnen schwerfallen sollte – ohne Vorbehalte und Vorurteile zu lesen, was Krebs meiner Meinung nach ist und was man dagegen tun kann. Sie sind von Geburt an mit gesundem Menschenverstand, Logik und Naturinstinkten gesegnet, die Sie leiten und unterstützen. Wahrscheinlich sind Sie weitaus besser imstande zu erkennen, was für Sie gut ist, als man Ihnen weiszumachen versucht.

Die Naturwissenschaftler haben die Neigung, alles, was nicht ins traditionelle Denkschema paßt, abzulehnen. Ich erwarte wie gesagt nicht, daß Sie meine Ratschläge blind akzeptieren, nur weil sie in die Kategorie »neue Erkenntnisse« fallen. Meiner Ansicht nach sollten neue Entdeckungen immer sorgfältigst überprüft werden, damit man herausfindet, ob sie etwas taugen oder nicht. Ich finde es allerdings inakzeptabel, neue Erkenntnisse abzulehnen, ohne sich vorher die Mühe zu machen, sie zu überprüfen, nur weil sie einer vorherrschenden, oft genug absurden Denkweise widersprechen, die zudem noch verhindert, daß wertvolle, lebensrettende Erkenntnisse jene Menschen erreichen, die am meisten davon profitieren könnten.

Ich behaupte, daß so gefährliche Krankheiten wie Krebs nicht unbedingt tödlich sein müssen; daß die Zahl derjenigen, die daran sterben, drastisch gesenkt werden kann; daß auf die Mehrzahl der chirurgischen Eingriffe – inklusive Brustamputationen – verzichtet werden kann; daß die Zahl der Krebsdiagnosen stark reduziert werden kann; daß es Mittel und Wege für Sie gibt, sich zu schützen und das Auftreten von Knoten oder deren bösartige Entwicklung zu verhindern; daß Frauen keine Angst mehr haben müssen, Brustkrebs zu bekommen.

Ich verlange von Ihnen nicht mehr, als daß Sie mir die Chance geben, Ihnen zu beweisen, daß das eine realistische Einschätzung ist. Lesen Sie, was ich Ihnen zu sagen habe, und beurteilen Sie selbst, ob es für Sie einen Sinn ergibt. Wenn nicht, greifen Sie die Anregungen eben nicht auf. Wenn ja, wenn Sie ehrlich sagen können: »Das hört sich ganz vernünftig an. Ich könnte es wenigstens versuchen und sehe dann schon, ob ich mich dadurch besser schützen kann«, dann, so versichere ich Ihnen, werden Sie nicht enttäuscht.

Ich möchte hier keinesfalls die Gefahr, die Brustkrebs oder andere Krankheiten darstellen, herunterspielen oder verharmlosen. Aber Sie kennen nur eine Seite der Medaille. Die andere Seite muß Ihnen erst noch gezeigt werden. Sie hören oder lesen immer nur vom tödlichen Ausgang dieser Krankheit, ihrer All-gegenwärtigkeit, von den fürchterlichen Statistiken, die täglich neue Opfer verbuchen. Und dann die Angst! Frauen wurden doch nicht erschaffen, um ein Leben lang Angst vor ihrem eigenen Körper zu haben! Das ist eine völlig unnatürliche und unsinnige Situation, die geändert werden kann.

Ich wiederhole es noch einmal: Sie müssen mir nicht blindlings glauben. Probieren Sie die Ratschläge aus. Nichts überzeugt mehr, als etwas am eigenen Leib zu erfahren. Wenn Sie die Re-geln, die ich Ihnen in diesem Buch vorstelle, in Ihren Alltag in-tegrieren, werden Sie Ihr Leben in keiner Weise in Gefahr brin-gen oder aufs Spiel setzen. Im Gegenteil: Sie werden sich bes-ser fühlen, mehr Tatkraft haben, abnehmen (falls nötig) und rundum zufriedener sein. Sie haben es selbst in der Hand, ganz egal, wer was behauptet. Entweder Sie machen die Erfahrung, daß es Ihnen guttut, oder eben nicht. Selbst wenn alle Experten dieser Welt eine Behandlungsmethode als perfekt anpriesen, müßte sie doch nicht jedem helfen. Umgekehrt könnten sie eine Behandlungsmethode lächerlich machen und als wir-kungslos einstufen, die für einige Menschen genau das Richtige ist. So etwas geschieht laufend.

Wenn Sie also ohne jegliches Risiko etwas ausprobieren kön-nen, das sich vielleicht als ein Geschenk Gottes erweist und *keine Nebenwirkungen* hat, warum sollten Sie es dann nicht tun?

Einer der Gründe für den außerordentlichen Erfolg von »Fit for Life« war mein Vorschlag, der Leser möge einmal zehn Tage lang nach den dort genannten Regeln leben, um zu sehen, ob sie ihm helfen. Die Leser nahmen mich beim Wort, und so wurde »Fit for Life« zu einem der beliebtesten Ernährungs- und Gesundheitsbücher der Geschichte. Es wurde in 29 Sprachen übersetzt und hat Millionen von Anhängern auf der ganzen Welt gefunden, die das herrliche Gefühl dauerhafter Gesundheit für sich entdeckt haben. Ich möchte Sie einladen, sich ihnen anzuschließen. Gehen Sie auf Entdeckungsreise, und lernen Sie sich selbst und Ihr Leben kennen.

Sie können ein Leben frei von der quälenden Angst vor Krebs oder einer anderen schlimmen Krankheit führen. Schließlich ist dies auch Ihr gutes Recht! Wenn Sie die folgenden Seiten lesen, werden Sie sicherlich einige Aussagen entdecken, die Ihre jetzigen Lebensgrundsätze in Frage stellen. Das ist ganz normal. Ich hoffe allerdings, daß Sie nach dem Lesen des ganzen Buches interessiert und neugierig genug sind, um herausfinden zu wollen, ob meine Versprechungen sich bewahrheiten. Sie müssen mir nur eine Chance geben.

Ich wußte, daß die Leser, welche meine Anregungen in »Fit for Life« ernst nehmen und in die Tat umsetzen, Gewicht verlieren und sich besser fühlen würden. Doch meine kühnsten Erwartungen wurden weit übertroffen. Ich bin genauso sicher, daß Sie, wenn Sie die Herausforderungen in *diesem* Buch annehmen und sich nach den Empfehlungen richten, zur Belohnung das wertvollste, nicht mit Geld aufzuwiegende Geschenk erhalten: Seelenfrieden.

Kapitel 2
Fakten, die Sie kennen sollten

Fragen Sie die ersten zehn Frauen, die Ihnen begegnen, was sie bezüglich ihres Wohlbefindens und ihrer Gesundheit am meisten fürchten. Seien Sie nicht überrascht, wenn alle zehn, ohne zu zögern, antworten: »Brustkrebs.« In den 90er Jahren halten die meisten Frauen diese Krankheit für *die* Gefährdung ihrer Gesundheit schlechthin, so daß man den Brustkrebs bereits als »die andere Epidemie« bezeichnet. Dabei ist die Zahl aller Todesfälle, die Brustkrebs und sämtliche andere Arten von Krebs, AIDS, Diabetes und weitere, frauenspezifische Krankheiten fordern, nicht annähernd so hoch wie die Zahl der Todesfälle, die durch Herz- und Gefäßkrankheiten verursacht werden. Aber nur Brustkrebs ruft bei Frauen Panik und Entsetzen hervor. Warum? Das ist nicht schwer zu begreifen. Man muß sich nur einmal die Behandlung und die Folgen von Herzkrankheiten und Krebs ansehen: Es ist, als würde man einen Moskitostich mit dem Biß eines Grizzlybären vergleichen.

Wenn Ihr Arzt Ihnen mitteilen würde, Ihr Cholesterinspiegel sei viel zu hoch und es habe sich bereits übermäßig viel Fett an Ihren Arterienwänden abgelagert, wäre das bestimmt keine gute Nachricht, denn dann wären Sie hochgradig herzinfarktgefährdet. Eine solche Diagnose würde Sie sicherlich stark beunruhigen, doch die Angst, die sie bei Ihnen auslösen würde, wäre nichts im Vergleich zu dem, was Sie bei den Worten »Sie haben Krebs« empfänden. Schließlich ist es relativ »einfach«, einen Herzinfarkt abzuwehren. Man hört auf, zuviel Fett und

Cholesterin durch seine Arterien zu pumpen, verringert seinen Salzverbrauch, ißt weniger gebratene Speisen, reduziert Zigaretten- und Alkoholkonsum und treibt regelmäßig ein wenig Sport. Das ist im Grunde alles. Nicht so bei Krebs.

In den Köpfen der meisten Menschen beschwört das Wort »Krebs« die grausigsten Vorstellungen herauf. Das liegt nicht nur an der Krankheit, die als gnadenloses »Monster« gesehen wird, das den Körper unbarmherzig auffrißt, sondern auch an den Behandlungsmethoden, die genauso quälend sein können wie der Krebs selbst. Bei der Mitteilung, man habe Krebs, tauchen sofort Vorstellungen von schmerzhaften, entstellenden Operationen, Bestrahlungen, die Löcher in die Haut brennen, und Chemotherapie auf, dieser unsäglichsten und schmerzhaftesten Behandlungsmethode, die jemals für eine Krankheit ersonnen wurde. Es ist, als wäre dem Patienten befohlen worden, der Hölle einen Besuch abzustatten, um sich mit brennenden Heugabeln ein Duell mit dem Teufel selbst zu liefern.

Das gilt für Krebs allgemein. Die Diagnose *Brustkrebs* aber ist für eine Frau noch weitaus schlimmer, denn damit verbunden sind nicht nur die bei Krebs üblichen Horrorvisionen, sondern zusätzlich die Gefahr, daß eine Brust oder beide Brüste abgenommen werden müssen. Für viele Frauen ist dieser Gedanke das Unerträglichste an Brustkrebs.

Immerhin sprechen wir hier nicht von der Entfernung eines unauffälligen Organs! Sich Gallenblase, Milz, Blinddarm oder Prostata entfernen zu lassen, ist eine schmerzhafte Angelegenheit, und eine Operation – egal welche – ist immer unangenehm. Doch mit Hilfe von Ruhe und Erholung heilt jede Operationsnarbe, und das Leben geht danach fast so weiter wie vorher. Bei der Entfernung der weiblichen Brust jedoch kommen noch ganz andere Dinge ins Spiel. Die seelischen Narben bluten noch lange, wenn die körperlichen schon verheilt sind. Die Entfernung einer Brust geht jeder Frau sehr zu Herzen und verändert das Bild, das sie von sich selbst hat.

Dieser Tatsache müssen wir uns stellen. Natürlich dürfen wir nicht übersehen, daß in vielen Ländern eine Fixierung auf die weibliche Brust besteht. Wer das leugnet, der muß mit geschlossenen Augen durch die Welt gehen. Die weibliche Körperform – vor allem durch die Brüste definiert – wird schon seit Jahrtausenden in der Kunst, der Musik und in Gedichten verewigt. Die Brüste einer Frau sind eng mit ihrer Weiblichkeit, ihrer Sexualität, ihrem Anblick, ihrem Selbstwertgefühl und ihrer Schönheit verbunden. So manche Frauen haben mir erzählt, sie hätten Angst davor gehabt, daß ihr Mann sie nach dem Verlust ihrer Brüste nicht mehr schön oder attraktiv finden würde. Sie fühlten sich nicht mehr heil und eins mit sich selbst. Eine solche Situation ist für eine Frau äußerst verstörend und meiner Ansicht nach für einen Mann überhaupt nicht nachvollziehbar.

Ich kenne eine Frau, die so verunsichert war, daß sie ihrem Mann kaum in die Augen sehen konnte – ganz zu schweigen davon, sich vor ihm auszuziehen. Glücklicherweise erkannte ihr Mann, daß er den Menschen, der in seiner Frau steckte, liebte, nicht nur ihren Körper, und es kam alles wieder ins Lot. Aber was ist mit Single-Frauen, denen eine oder beide Brüste entfernt worden sind und die heiraten und Kinder bekommen möchten?

Auf CNN[2] sah ich einmal eine Sendung über mehrere Frauen, die den Brustkrebs und seine Behandlung überlebt hatten. Die Geschichte einer von ihnen trieb mir die Tränen in die Augen – eine alleinstehende Frau Ende 30, die beide Brüste verloren hatte. Sie erzählte von ihrer seelischen Verfassung bei Verabredungen. Ihr Zustand beschäftigte sie unablässig. Natürlich wollte sie mit Männern ausgehen und irgendwann einmal heiraten, aber sie hatte keine Brüste und – aufgrund der Chemotherapie – auch keine Haare mehr, und so fühlte sie sich, als hätte man sie ihrer Weiblichkeit beraubt. Sie sagte, noch schlimmer als der Verlust der Brüste sei es für sie, kein Haupthaar mehr zu haben und sich mit einer Perücke behelfen zu müssen. Damit nicht genug – sie grübelte ununterbrochen darüber nach, wann der richtige Zeitpunkt wäre, sich ihrem Gegenüber zu offenbaren. Statt sich auf einen schönen Abend mit ihrem neuen Bekannten zu freuen, fragte sie sich ständig, ob er wohl verständnisvoll und nett wäre und ob ihre Perücke dort bliebe, wo sie hingehörte. Es war unmöglich, diese Frau und die Traurigkeit in ihren Augen zu sehen, ohne tief bewegt zu sein.

Es ist wohl nicht verwunderlich, daß so viele Frauen Angst vor Brustkrebs haben. Geschichten wie die eben erzählte gaben mir den nötigen Antrieb, dieses Buch so schnell wie möglich zu beenden, um dadurch mitzuhelfen, daß anderen Frauen eine solche Tragödie erspart bleibt.

Vermutlich wäre es noch eine grobe Untertreibung zu behaupten, daß jede Frau nahezu alles tun würde, um Brustkrebs, dessen Behandlung und Konsequenzen zu vermeiden. Es gibt einen, nur einen einzigen Weg, um genau dies sicherzustellen: Vorbeugung! Unnötig zu erwähnen, daß Frauen alle nötigen Anstrengungen unternehmen würden, wenn sie wüßten, *wie* man dem Brustkrebs vorbeugen kann. Doch bis jetzt gab es noch keine Antwort auf diese Frage. Ohne Zweifel handelt es sich hier um ein komplexes Thema, also folgen viele Frauen den Empfehlungen derjenigen, die als »Experten« auf diesem Gebiet gelten.

Einer der wichtigsten Schritte, um ein Problem – jedes Problem – zu überwinden, besteht darin zu erkennen, daß es überhaupt ein Problem *gibt*. Unter diesem Gesichtspunkt halte ich einen kurzen Überblick über die Krankheit Brustkrebs und die Haltung der Experten dazu für notwendig. Wenn man bedenkt, daß die Frauen von diesen Fachleuten Rat und Beistand erwarten, mag es für sie ein harter Schlag sein zu erfahren, daß die Experten, was Brustkrebs angeht, genauso ratlos sind wie sie selbst. Sie sind mit ihrer Weisheit am Ende! Natürlich *wollen* sie ihn in den Griff bekommen, und sie versuchen es auch, doch augenblicklich sind sie faktisch unfähig, Ihnen die Antworten zu geben, die Sie so verzweifelt suchen und brauchen. Selbstverständlich würde das nie jemand offen zugeben, weil ein solches Eingeständnis bei der Bevölkerung Panik auslösen würde.

Doch Tatsachen sind Tatsachen. Sie werden bald sehen, daß meine Behauptungen wahr und leicht nachprüfbar sind.

Eine wirklich beunruhigende Tatsache ist, daß sich die Lage in den letzten 30 Jahren stetig verschlechtert hat. Nicht nur hier in den Vereinigten Staaten steigt die Brustkrebsrate, sondern überall, ob in armen oder reichen Ländern, in Industrie- oder Agrarstaaten.[3] Brustkrebs ist bei Frauen die häufigste Krebsart.[4] In den Vereinigten Staaten wird er jährlich bei 185 000 Frauen diagnostiziert.

Von ihnen sterben etwa 46 000.[5] Alle zwölf Minuten – Tag und Nacht – stirbt eine Frau. Während ich an dem vorliegenden Buch schrieb, wurde dieses Wissen für mich fast zu einer Besessenheit. Wenn ich zum Ausspannen ins Kino ging, wollte der Gedanke nicht aus meinem Kopf weichen, daß in den zwei Stunden, in denen ich einen Film sah, zehn Frauen starben. Das ging so weit, daß ich die Dauer meiner Tätigkeiten nicht mehr nach der Zeit maß, sondern nach der Zahl der Frauen, die in der Zwischenzeit an Brustkrebs starben. Ich fürchte, ich muß zugeben, daß ich davon besessen war, dieses Projekt zu beenden. Meine Überzeugung, es könne helfen, Leben zu retten, war so groß, daß ich mich tatsächlich schuldig fühlte, wenn ich etwas anderes tat als zu schreiben.

Seit 1950 ist die Brustkrebshäufigkeit um 60 % gestiegen; damit gehört Brustkrebs heute zu jenen tödlichen Krankheiten, deren Häufigkeitsrate am schnellsten steigt.[6] Seit 1960 sind doppelt so viele Amerikanerinnen an Brustkrebs gestorben wie Amerikaner im 1. Weltkrieg, im 2. Weltkrieg, im Koreakrieg, im Vietnamkrieg und im Golfkrieg *zusammen* gefallen sind. Die Hälfte dieser Frauen ist in den zehn Jahren zwischen 1983 und 1993 gestorben[7], was bezeugt, daß die Sterblichkeitsrate steigt. 1962 bekam eine von 20 Frauen Brustkrebs[8], 1982 eine von elf[9], 1993 eine von acht[10] – und für das Jahr 2000 wird prognostiziert, daß es eine von sieben sein wird[11].

In der Sendung »ABC Nightline«[12] wurde Cindy Pearson, die Programmdirektorin des amerikanischen »Nationalen Gesundheitsnetzwerkes für Frauen« (»National Women's Health Network«), gefragt: »Gibt es in diesem Land eine Brustkrebsepidemie?« Sie antwortete: »Wie würden Sie die Lage bezeichnen, wenn die Häufigkeit einer Krankheit in den letzten 40 Jahren jährlich zugenommen hat, ohne daß man den Grund dafür weiß oder eine Heilungsmöglichkeit kennt? Ich glaube nicht, daß man es anders bezeichnen kann denn als Epidemie.«

Sie werden bemerken, daß ich einen Großteil des Materials, das ich hier verwende, aus allgemein zugänglichen Quellen beziehe. Nicht, daß ich nicht auch Fachzeitschriften heranziehen würde – natürlich tue ich das. Doch um ganz offen zu sein: Die Mehrheit der Bevölkerung liest diese Zeitschriften nicht, weil sie in einem schwer verständlichen, wissenschaftlichen Jargon geschrieben sind. Ich ziehe es vor, jene Medien zu verwenden, mit denen Sie vertraut sind: Fernsehen, Radio, Zeitungen und Zeitschriften. Bezüglich in Zeitschriften veröffentlichter wissenschaftlicher Studien ist zudem allseits bekannt, daß jede These in irgendeiner Form »wissenschaftlich bewiesen« werden kann. Abhängig von Auftraggeber bzw. Finanzier und gewünschtem Ergebnis können selbst zwei einander widersprechende Theorien bewiesen werden.

Ein klassisches Beispiel, bei dem zwei wissenschaftliche Thesen zu einem Thema bewiesen wurden, findet sich im New England Journal of Medicine[13], einer der angesehensten und renommiertesten medizinischen Fachzeitschriften der USA. In einer Ausgabe stehen zwei Artikel über das Auftreten von Herzinfarkten bei Frauen. Im einen Artikel wird »bewiesen«, daß die Wahrscheinlichkeit, einen Herzinfarkt zu bekommen, drastisch *reduziert* werde, wenn man Frauen nach der Menopause weibliche Hormone verabreiche. Im zweiten Artikel, der wissenschaftlich ebenfalls gut fundiert ist, wird »belegt«, daß die Wahrscheinlichkeit, einen Herzinfarkt zu bekommen, drastisch *erhöht* werde, wenn Frauen nach der Menopause weibliche Hormone verabreicht bekämen. Nun werden Sie vielleicht annehmen, diese beiden widersprüchlichen Studien seien zwar in der gleichen Zeitschrift, aber in anderen Ausgaben – vielleicht im Abstand von einigen Jahren – veröffentlicht worden. Nein, sie standen beide in derselben Ausgabe!

Ich verwende also absichtlich jene Medien, mit denen auch Sie jeden Tag zu tun haben, um Ihnen vor Augen zu führen, was jene Menschen Ihnen an Wissen vermitteln, die mit der Brustkrebsthematik vertraut sind. Wie oft setzen Sie sich hin und lesen eine naturwissenschaftliche Fachzeitschrift? Vermutlich nie. Das wird wohl auf die meisten zutreffen, die dieses Buch in der Hand halten. Nein, die durchschnittliche Frau wird zwar mehrmals pro Woche eine Zeitung oder eine Zeitschrift lesen, aber nie die Möglichkeit haben, eine wissenschaftliche Fachpublikation auch nur zu Gesicht zu bekommen.

Meine Aufgabe ist es, Ihnen das zu erläutern, was Sie in den Zeitungsartikeln beziehungsweise Fernseh- und Radioprogrammen *nicht* finden. Lesen Sie zum Beispiel einen Artikel über Brustkrebs, bekommen Sie vielleicht den Eindruck, daß mehr unternommen wird oder mehr Fortschritte erzielt werden, als dies tatsächlich der Fall ist – und wiegen sich fälschlicherweise in Sicherheit.

In der Zeitung stößt man häufig auf viele Seiten lange Artikel, in denen beschrieben wird, was sich ereignen oder vorfallen könne, was vielleicht schon eingetreten ist, auf welchen Durchbruch man hoffe, welcher Weg vielversprechend aussehe oder welchen vielversprechenden Weg die Forschung eingeschlagen habe, der weiterverfolgt werden könne oder solle, daß man kurz vor dem Ziel stehe und so weiter. Tief unter dem Wust an Wünschen und den Hoffnungsbezeugungen, endlich einen

Durchbruch zu erzielen, vergraben, stößt man vielleicht auf einen oder zwei Sätze, die den tatsächlichen Stand der Forschung wiedergeben.

Das Problem liegt darin, daß die meisten Leute diese raren Sätze nie entdecken – schließlich sind sie nicht hervorgehoben oder besonders auffällig gestaltet. Sie gehen sozusagen unter. Der Großteil der Leser hat kein trainiertes Auge und somit kaum eine Chance, diese vergrabenen Schätze zu finden oder zu erkennen, die uns die ehrlichste und genaueste Einschätzung der Situation geben. Nimmt man sie kritisch unter die Lupe, wird ein klares und unmißverständliches Muster erkennbar. Ich habe dieses »Suchspiel« 25 Jahre lang durchexerziert. Diese seltenen, aber aussagekräftigen Sätze springen mir mittlerweile ins Auge wie grelle, fluoreszierende Neonblitzlichter.

Ich möchte Ihnen einige solcher eindeutigen Aussagen präsentieren, damit Sie sie sozusagen im klaren Licht des Tages und ohne die üblichen verwirrenden Sätze lesen können, zwischen denen sie normalerweise stehen und die nur dazu dienen, Ihre Aufmerksamkeit von den wirklich wichtigen Statements abzulenken. Diese Auszüge werden Ihnen zeigen, wie ratlos die Experten wirklich sind, wenn es um Brustkrebs geht.

Hier nun einige der aussagekräftigsten und vielsagendsten Zitate von Menschen, die am besten in der Lage sind, die tatsächlichen Fortschritte im Kampf gegen Brustkrebs zu benennen:

»Es gibt zwei Dinge, die wir über Brustkrebs nicht wissen: Wir kennen die Ursachen nicht, und wir wissen nicht, wie wir ihn heilen können.«

Nancy Brinker, Vorsitzende des »Sonderkomitees des Präsidenten gegen Brustkrebs« (»President's Special Commission on Breast Cancer«)[14]

»Niemand weiß, was Brustkrebs verursacht, niemand weiß, wie man ihm vorbeugen kann, und niemand weiß, wie man ihn heilen kann.«

Linda Ellerbee in einer ABC-Sondersendung
über Brustkrebs[15]

»Niemand weiß, wie man Brustkrebs vorbeugen kann, und die Sterblichkeitsrate ist seit Jahrzehnten nicht gesunken. Die Wissenschaftler geben zu, es sei äußerst beunruhigend, daß die Rate so hoch geblieben ist.«

Artikel in der New York Times *vom*
20. Oktober 1993[16]

»So viele Fragen und nur eine Antwort: Wir wissen es nicht. Brustkrebs – noch nie wurden so vielen Menschen so viele widersprüchliche Ratschläge gegeben und so wenige Lösungen.«

Cokie Roberts, »ABC Nightline«[17]

»In allen Ländern, ob arm oder reich, ob Industrie- oder Agrarstaat, ist Brustkrebs im Zunehmen begriffen. Und keiner kennt die Ursachen dafür.«

Science News *vom 3. Juli 1993*[18]

»Dieser ununterbrochene Anstieg der Brustkrebsrate ist unerklärlich. Wir haben einige Hinweise darauf, worin die Ursachen liegen könnten, aber wir wissen nichts über die Zusammenhänge, und wir wissen auch nicht, wie wir ihn aufhalten sollen beziehungsweise ihn heilen können, wenn er auftritt.«

Cindy Pearson, Programmdirektorin des
»Nationalen Gesundheitsnetzwerkes
für Frauen« (»National Women's Health
Network«) *in* »ABC Nightline«[19]

»Wir wissen wirklich nicht, was Brustkrebs verursacht. Tatsächlich haben wir keine Ahnung, was ihn verursacht.«

> *Dr. Susan Love, Brustchirurgin,*
> *Autorin eines der maßgeblichen Leitfäden*
> *über Brustpflege, ehemalige klinische Assistenz-*
> *professorin der* »Harvard Medical School«,
> *Direktorin des* »Breast Center«
> *der Universität von Kalifornien*[20]

»Frauen haben fürchterliche Angst vor Brustkrebs, und es gibt nichts, was sie tun könnten, um ihm vorzubeugen.«

> *Maryann Napoli, Stellvertretende Direktorin*
> *des* »Zentrums für Patienten« (»Center For
> Medical Consumers«) *in New York*[21]

»Glauben Sie mir, wenn wir wüßten, wie man gegen Brustkrebs vorbeugen kann, dann hätten wir das getan. Aber wir wissen es nicht.«

> *Dr. John Laszlo, Senior-Vizepräsident*
> *der Forschungsabteilung der*
> »Amerikanischen Krebsgesellschaft«
> (»American Cancer Society«)[22]

»Wir wissen nichts über die Entstehungsgeschichte dieser Krankheit. Wir wissen nicht, ob eine Behandlung notwendig ist und, falls ja, hilft.«

> *Dr. H. Gilbert Welsh, Forscher am*
> »Ministerium für Belange der Kriegsveteranen«
> (»Department of Veterans Affairs«)[23]

»Es ist fürchterlich entmutigend, weil auch ich eher für Vorbeugung bin. Wenn wir die Ursachen kennen würden, könnten wir das Thema Vorbeugung gezielt angehen, aber bis jetzt kennen wir sie nicht.«

> *Dr. Janet Osuch, Brustkrebs-Spezialistin an der*
> »Michigan-State-Universität«[24]

»Die Wissenschaftler wissen nicht viel über die Ursachen von Brustkrebs. Zwar können sie Brustkrebs entdecken und behandeln, aber sie wissen nicht, wie sie ihm vorbeugen können.«

Robert Bazell, Wirtschaftskorrespondent von »NBC News«[25]

Haben Sie die Bedeutung all dieser Zitate erfaßt? Haben Sie bemerkt, daß in allen Statements mit unmißverständlichen Worten gesagt wird, »wir wissen nicht« oder »niemand weiß«? Halten Sie sich eines immer vor Augen: Keine dieser Aussagen wurde beiläufig gemacht. Was sie beinhalten, ist so eindeutig, daß es sinnlos wäre, noch ein Wort darüber zu verlieren. Sie bestätigen nur das Offensichtliche. Und Sie können sicher sein, daß die Zitierten solche Aussagen lieber nicht gemacht hätten, aber sie hatten keine Wahl.

Es ist außerordentlich wichtig, daß Sie diese Statements ernst nehmen und ihnen die Bedeutung beimessen, die ihnen zukommt. Nur auf diese Weise werden Sie die Energie finden, die nötigen Schritte zu unternehmen, um sich zu schützen.

Mir ist bewußt, daß viele Frauen, die dies lesen – vielleicht auch Sie – verblüfft oder auch niedergeschmettert sind, wenn sie jetzt erfahren, daß man tatsächlich nur sehr wenig über Brustkrebs weiß. Daß alles, was Sie darüber gelesen oder gehört haben und was bei Ihnen vielleicht den Eindruck hinterlassen hat, man wisse mehr darüber oder es seien mehr Fortschritte gemacht worden, nur auf Vermutungen oder Hoffnungen der Forscher zurückzuführen ist. Irgend etwas muß ja schließlich gesagt werden. Stellen Sie sich Ihre Reaktion vor, wenn Sie einem Experten auf diesem Gebiet eine entsprechende Frage über Brustkrebs gestellt hätten und seine einzige Reaktion gewesen wäre, hilflos die Hände zu heben, mit den Schultern zu zucken und zu sagen: »Tut mir leid, aber wir wissen es einfach nicht.« Also sagen die Experten statt dessen, was ihrer Ansicht nach die Lösung sein *könnte*.

Deshalb bekommen Sie nur Mutmaßungen und Spekulationen zu hören, aber nichts Konkretes. Mit der Zeit halten die Menschen das, was sein könnte, für eine Tatsache und lehnen sich zufrieden zurück.

Lassen Sie uns einen Blick auf die drei wichtigsten Probleme werfen.

Man kennt die Ursachen nicht

Zweifellos *gibt* es Risikofaktoren, aber welche sind das? Vermutlich kennen Sie diejenigen, die am häufigsten genannt werden – das Hormon Östrogen, frühe Menstruation, späte Menopause, späte Geburten, Kinderlosigkeit, empfängnisverhütende Pillen, Vererbung, Umwelt (hier spielen viele Faktoren eine Rolle, zum Beispiel auch Pestizide), Chemikalien und Ernährung. Bedenken Sie: Das sind alles *Vermutungen*, die bisher nicht zweifelsfrei bewiesen wurden. Vielleicht spielen diese Faktoren eine tragende Rolle, vielleicht nicht. Es könnten Faktoren sein, die die Brustkrebsanfälligkeit erhöhen – oder auch nicht.

Jane Pauly traf in einer landesweit ausgestrahlten TV-Sendung über Brustkrebs folgende Feststellung: »Die meisten Frauen, die Brustkrebs bekommen, gehören keiner der Gruppen mit hohem Risiko an. Es gibt keine Möglichkeit vorherzusagen, wer Brustkrebs bekommt.«[26]

Dr. Susan Love führt an: »80 % der Frauen, bei denen Brustkrebs diagnostiziert wurde, weisen keine Risikofaktoren auf außer der Tatsache, daß sie Frauen sind.«[27] Das hieße, daß der einzige zweifelsfrei erwiesene Risikofaktor jener ist, eine Frau zu sein.

Es ist interessant, daß – aus welchen Gründen auch immer – die meisten Frauen glauben, der größte Risikofaktor sei ein früher aufgetretener Fall von Brustkrebs in der Familie. Ebenso interessant ist die Tatsache, daß nur bei 5 % aller Brustkrebsfälle ein weibliches Familienmitglied ebenfalls diese Krankheit hatte.[28] Diese Zahl drückt jedoch eher eine zufällige Wahrscheinlichkeit aus, als daß sie einen größeren Risikofaktor bezifferte.

Kürzlich fand man in einer Studie heraus, daß das Risiko einer Frau, an Brustkrebs zu erkranken, sich bei einem Umzug in ein anderes Land soweit erhöhe oder geringer werde, bis es sich an die Sterblichkeitsrate der Frauen in dem neuen Land angepaßt habe. Dies deutet mehr auf Einflüsse durch umweltbedingte Faktoren wie Ernährung hin als auf eine Vorgeschichte in der Familie. Diese Studie widerspricht den gängigen Vorstellungen, das Risiko einer Frau, Brustkrebs zu bekommen, werde in der Pubertät oder dem frühen Erwachsenenalter festgelegt. Dr. Noel S. Weiss, Epidemiologieprofessor an der Universität von Washington in Seattle, meint: »Das Bedeutende an dieser Studie ist: Sie bestätigt unsere Annahme, daß Frauen das Risiko, Brustkrebs zu bekommen, nicht bereits in die Wiege gelegt wird.«[29]

Man kennt bisher keine wirkliche Heilung

Obwohl der Löwenanteil der Forschungsgelder für die – bisher – ergebnislosen Forschungen zur Entdeckung einer Heilungsmöglichkeit ausgegeben wird, gibt es kein »Wundermedikament«, das den Brustkrebs heilen könnte, sonst hätten wir es sicherlich entdeckt. Trotzdem hört man immer wieder von einer »Heilungsquote« bei Brustkrebspatientinnen. Wenn eine Frau nach der ersten Krebsbehandlung noch am Leben ist, gilt sie als »geheilt«. Um es gelinde auszudrücken: Das ist eine arge Strapazierung dieses Wortes. Eine Krankheit fünf Jahre lang zu überleben, kann man kaum als Heilung bezeichnen. Vor allem dann nicht, wenn man bedenkt, daß 20 Jahre nach der Diagnose 88% jener Frauen, die bis dahin gestorben sind, an Brustkrebs starben.[30] In anderen Worten: 88 von 100 Frauen starben an jener Krankheit, von der sie »geheilt« waren.

Die erwähnten fünf Jahre sind völlig willkürlich festgelegt. Sie stellen eine beliebig festgesetzte Grenze dar, die nichts anderes bedeutet, als daß die Patientin es geschafft hat, fünf Jahre nach der Diagnose noch zu leben. Das bedeutet doch wohl kaum »Heilung«.

Wissen Sie, an was ich immer denken muß, wenn ich von diesen fünf Jahren höre? Ich sah einmal einen Kinofilm (der Name ist mir entfallen). Darin nahmen Krieger einige Feinde gefangen und ließen sie durch ein Spalier von Männern laufen, die sie mit Fäusten, Tritten, Stöcken und auf andere Art traktierten. Den Gefangenen erzählte man, sie dürften weiterleben, wenn sie bis zum Ende durchhielten. Manche schafften es tatsächlich, waren aber für den Rest ihres Lebens verkrüppelt. Dennoch war das vermutlich immer noch besser, als tot zu sein.

Frauen, bei denen Brustkrebs diagnostiziert wurde, müssen nicht nur gegen das Wachstum der Krankheit ankämpfen, sondern auch der Behandlung standhalten, die, wie wir wissen, fürchterliche Auswirkungen haben kann. Wenn Sie sich einer Operation, Bestrahlung und Chemotherapie unterziehen (der »Aufschneide-, Brenn- und Vergiftungsroutine der Krebsbehandlung«, wie es Andrea Martin, Geschäftsführerin der Brustkrebsstiftung »Breast Cancer Fund«, bezeichnet), wird das seinen Tribut fordern. Am Ende der fünf Jahre ist die Patientin womöglich entstellt, kahl, psychisch gebrochen, seelisch verkrüppelt, leidet unter dauerhaften Schmerzen und nimmt Drogen ein, um die Schmerzen zu ertragen – aber sie wird als »geheilt« bezeichnet. Ich sehe das anders.

Man weiß bisher nicht, wie man vorbeugen soll

Von den drei angesprochenen Problemen sagt diese Tatsache am meisten aus. Wenn es irgendwelche Mittel gäbe, die Brustkrebs verhindern, würde sich die Lage nicht von Jahr zu Jahr verschlechtern. Die Ironie liegt darin, daß der Vorbeugung – die ohne Frage den wichtigsten Aspekt bei Brustkrebs darstellt – kaum (wenn überhaupt) Bedeutung beigemessen wird. Sicher, Lippenbekenntnisse zur Vorbeugung gibt es genug, aber dabei bleibt es auch. Der bei weitem größte Teil der Gelder, die der Brustkrebsforschung zur Verfügung stehen – es handelt sich um mehrere Milliarden Dollar jährlich –, wird für die Forschung in den Bereichen Früherkennung und Behandlungsmöglichkeiten ausgegeben, das heißt für Gebiete, die erst nach dem Auftreten der Krankheit relevant sind.

Das Nationale Krebsinstitut der USA erhält jährlich für Forschungszwecke staatliche Zuschüsse in Höhe von etwa 1,8 Milliarden Dollar, und armselige 5 % davon werden für die Vorbeugung ausgegeben.[31] 5 % (also 0,25 % der Gesamtsumme) dieses bereits kläglich kleinen Betrages werden für die Brustkrebsforschung verwendet.[32] Das ist nicht nur eine lächerliche Summe, sondern fast gar nichts! Warum?

Wenn niemand, ich meine: *wirklich* niemand, die Tatsache anzweifelt, daß in der Vorbeugung der Schlüssel zur Beendigung oder zumindest zur Verminderung der durch Brustkrebs verursachten Qualen liegt, warum wird ihr dann so wenig Aufmerksamkeit gewidmet? Dies ist eine beunruhigende Frage, und die mögliche Antwort darauf ist, zumindest teilweise, nicht sehr angenehm. Ich weiß, daß dies zynisch oder kaltherzig klingen mag, aber es hat zum Großteil mit Geld zu tun. Mit Nachfolgebehandlungen und dem Verkauf von Medikamenten läßt sich einfach viel mehr Geld verdienen als damit, die Leute zu einer

Änderung ihrer Lebensweise zu bewegen, um dadurch das Auftauchen einer Krankheit zu verhindern ...

Ich weiß, wie sehr es Sie beunruhigen muß, dies zu lesen. Aber zu leugnen, daß Geld eine Rolle spielt, wäre dumm. Doch lassen Sie mich eines klarstellen: Ich behaupte nicht und will Ihnen auch nicht heimlich suggerieren, daß irgendwo Leute sitzen, die sagen: »Zum Teufel mit der Vorbeugung, damit läßt sich kein Geld verdienen. Wir konzentrieren uns auf das, womit wir die meiste Kohle machen können.« Keinesfalls. Aber wenn wir von dem Geld sprechen, das die Gesundheitsindustrie in den Vereinigten Staaten einnimmt, dann sprechen wir von unglaublich hohen Umsätzen.

Viele Menschen denken, in den Vereinigten Staaten würde mehr Geld in die nationale Verteidigung gesteckt als in irgendeinen anderen Bereich. Tatsächlich fließt viel Geld dorthin: 300 Milliarden Dollar pro Jahr. Doch selbst wenn man diese Summe mit drei multipliziert, erhält man noch immer nicht die Summe, die jährlich für die medizinische Versorgung ausgegeben wird – nämlich sage und schreibe eine Billion Dollar! Das sind 1000 Milliarden! Es mag sich zwar überaus herzlos anhören, aber wer liefe denn Gefahr, am meisten Geld zu verlieren, falls effizient gegen Krebs vorgebeugt werden könnte? Die Krebsindustrie!

Lassen Sie folgende Worte von Dr. Samuel Epstein, Professor für Arbeits- und Umweltmedizin des »medizinischen Zentrums der Universität von Chicago«, auf sich wirken: »Die Krebsindustrie, das ›Nationale Krebsinstitut‹, die ›Amerikanische Krebsgesellschaft‹ und die Pharmaindustrie, die eng mit allen verknüpft ist, stehen der Krebsvorbeugung alle nahezu gleichgültig oder sogar feindselig gegenüber.«[33] Können Sie sich einen berechtigten Grund denken, warum ein pharmazeutisches Unternehmen – oder irgend jemand sonst – der Krebsvorbeugung »feindselig« gegenüberstehen sollte? Ich mir auch nicht.

Nachdem die Experten also zur Kenntnis genommen, zugegeben und akzeptiert hatten, daß Ursachen, Heilung und Vorbeugung von Brustkrebs außerhalb ihres Wissens liegen, sahen sie sich in der heiklen Lage, trotzdem irgend etwas anbieten zu müssen. Sie konnten es sich kaum erlauben, verlegen dreinzublicken und uns mit dem alten »Hm, ich weiß nicht, was ich Ihnen sagen soll« abzuspeisen. So setzen sie ihre – und *Ihre* – ganze Hoffnung auf die sogenannte Früherkennung. Da man nicht mehr weiß, welchen Weg man einschlagen soll, wendet man ihr die ganze Aufmerksamkeit zu.

Im Rahmen von Präsident Bill Clintons Plänen, allen Menschen eine medizinische Versorgung zu gewährleisten, bat die Regierung Experten, eine Strategie zu entwickeln, um der steigenden Zahl von Brustkrebserkrankungen und -todesfällen Herr zu werden. In der Eröffnungsrede einer Konferenz über Brustkrebs der nationalen Gesundheitsbehörden sagte Donna E. Shalala, die amerikanische Gesundheitsministerin: »Das Resultat muß aufzeigen, warum die Brustkrebshäufigkeit stetig zunimmt und welche Maßnahmen wir ergreifen müssen, um Brustkrebs früher erkennen zu können.«[34]

Dr. Timothy Johnson, bei »ABC News« zuständiger Leiter für medizinische Belange, sagte in einer Diskussion über die Möglichkeiten der Frauen: »Das einzige, was sie momentan tun können, ist, den Krebs durch Selbstabtasten, ärztliche Untersuchungen und Mammographien so früh wie möglich zu entdecken.«[35] (Beachten Sie die Worte »das einzige«.)

Die schon erwähnte Dr. Susan Love wurde von einer Frau gefragt, was sie tun könne, um das Risiko zu vermindern, Brustkrebs zu bekommen. Dr. Loves Antwort: »Unsere einzige Hoffnung bezüglich Brustkrebs besteht im Moment in der Früherkennung, genauer gesagt in der Mammographie.«[36] Die *einzige* Hoffnung. Gott möge verhüten, daß das zutrifft. Doch glauben Sie mir: Es ist nicht die einzige! Und nicht nur das – die Früherkennung ist im Grunde keine Hoffnung. Wenn man sich auf sie als einzige Möglichkeit verläßt, bedeutet das so viel wie aufzugeben und sich für besiegt zu erklären. Denn: *Früherkennung bedeutet, bereits Brustkrebs zu haben.* Das dürfen Sie nicht akzeptieren.

Sie wissen, daß ich viel Material verarbeitet habe, welches mir von den zahlreichen Selbsthilfegruppen im ganzen Land zur Verfügung gestellt wurde, die mit Brustkrebspatientinnen zusammenarbeiten. Diese Organisationen versuchen ebenfalls, den Ernst der Lage nicht nur der Öffentlichkeit begreiflich zu machen, sondern auch jenen Institutionen, die das Geld für die Brustkrebsforschung verteilen. Als roter Faden zieht sich durch nahezu alle ihrer Schriften eine Art Aufruf »Frauen an die Waffen«. Er soll die Frauen dazu bewegen, aufzubegehren und aufzuschreien, zurückzuschlagen, wütend zu werden und zu verlangen, daß endlich etwas getan wird. Gute Idee!

Was Sie wirklich wütend machen sollte, ist die Behauptung, die »einzige Hoffnung« bestehe darin, herumzusitzen und darauf zu warten, daß Sie Brustkrebs bekommen, und anschließend zu hoffen, daß man ihn erkennt, bevor er Sie umbringt. Denn genau dies passiert im Moment.

In Anbetracht all dessen, was gesagt und getan wurde, des Geredes und der Milliarden, die ausgegeben werden, und der bisherigen Forschungsergebnisse sollen Sie sich nun auf die Mammographie verlassen, die angeblich fortschrittlichste und technisch ausgefeilteste medizinische Untersuchungsmethode, die doch im Endeffekt *nichts* ist! Ihr letzter Hoffnungsschimmer, Ihre letzte Zuflucht soll eine Untersuchungsmethode sein, die die Effizienz und Genauigkeit einer auf gut Glück geworfenen Münze besitzt?

Die ganze Aufmerksamkeit richtet sich auf Mammographien. Warum? Weil man nichts anderes anzubieten hat. Der Wirbel, der um Mammographien veranstaltet wird, soll nach außen hin beweisen, daß etwas gegen Brustkrebs unternommen wird. Und so kommt es, wie die New York Times schreibt, zu »einer der heftigsten Kontroversen in der medizinischen Welt«[37]. Ein anderer Artikel in der Times beschreibt die Diskussion um die

Richtlinien bei Mammographien als eine »scharfe« und »leidenschaftliche« Debatte unter Experten.[38]

Worum geht es nun in dieser Debatte, die immer wieder in den Schlagzeilen auftaucht? Darum, ob Frauen unter 50 regelmäßig Mammographien machen lassen sollten. Nach den Ergebnissen etlicher Studien verringert sich das Risiko von Frauen über 50, an Brustkrebs zu sterben, um ein Drittel, wenn sie alle ein bis zwei Jahre eine Mammographie machen lassen.[39] Es liegen jedoch keine Studien darüber vor, ob das auch für Frauen in den 40ern zutrifft. Diese Diskussion flackert seit den 70er Jahren immer wieder auf.[40]

Die Vereinigten Staaten stehen weltweit nahezu allein da mit ihrer Empfehlung, Frauen in den 40ern sollten Mammographien machen lassen.[41] Die acht Nationen umfassende »Europäische Vereinigung gegen Brustkrebs« hält mit der Behauptung dagegen, bisher hätten sich dadurch noch keine nachweislichen Verbesserungen ergeben.[42] Die »Experten« hier in den Vereinigten Staaten scheinen ebenfalls in zwei Lager gespalten zu sein. Die Gegner behaupten, es gebe keine wissenschaftliche Grundlage für die Befürwortung von Mammographien bei Frauen der betroffenen Altersgruppe. Da das Brustgewebe bei jüngeren Frauen wesentlich straffer sei als bei Frauen in den 40ern und darüber, sei die Wahrscheinlichkeit von Fehldiagnosen ziemlich hoch, was wiederum zu unnötigen Behandlungen führen könne.

Dr. Suzanne W. Fletcher, Mitherausgeberin der Annals of Internal Medicine, und ihr Mann, Dr. Robert H. Fletcher, schreiben: »Medizinische Wissenschaftler und Ärzte erweisen der modernen Frau keinen Dienst, wenn sie eine Untersuchung befürworten, deren Sinn auch nach intensiver Erforschung noch nicht wissenschaftlich untermauert werden konnte.«[43]

Andere Wissenschaftler geben zwar zu, daß es keine zuverlässigen wissenschaftlichen Studien gebe, die den Wert von Mammographien für Frauen in den 40ern bewiesen, erklären aber, es existiere auch kein Nachweis dafür, daß sie nicht helfen würden.

So dauert die Auseinandersetzung an. Interessanterweise bestehen fast alle Mediziner sämtlicher anderer Bereiche der medizinischen Versorgung unerbittlich auf der Bedeutung aussagekräftiger Daten. Warum wird dann hier eine Ausnahme gemacht? So lange man zurückdenken kann, wurde mit den gesundheitlichen Belangen von Frauen Schindluder getrieben – dies scheint wieder einmal bestätigt zu werden.

Noch ein Faktor darf nicht unberücksichtigt bleiben. Zwar weigert man sich zu glauben, daß er der Grund ist, weshalb Frauen unter 50 oft zu Mammographien gedrängt werden, aber man kann ihn unmöglich ignorieren. Zufällig entdeckte ich einen interessanten Kommentar von Dr. Howard Ozer, dem Leiter der »onkologischen Abteilung der medizinischen Fakultät der Universität von North Carolina«, der meine Vermutung bestätigt, das Geld spiele angesichts der Milliardenumsätze keine unwesentliche Rolle. Als Ozer auf die Debatte über Mammographien bei Frauen in den 40ern angesprochen wurde, sagte er unter anderem auch: »...die Mammographie-Industrie ist äußerst lukrativ geworden, und jüngere Frauen sind die besten Kundinnen.«[44] Das muß nicht weiter kommentiert werden – Professor Ozer bringt es besser auf den Punkt als ich.

Wissen Sie, an was mich das erinnert? An eine Decke aus Nebel, die die wichtigeren Aspekte verschleiert. Aufgrund der unvermindert andauernden öffentlichen Kontroverse um Mammographien als Mittel zur Früherkennung sind die Frauen gezwungen, sich darüber Gedanken zu machen, wann sie mit den Mammographien beginnen sollen. In der Zwischenzeit verlieren sie etwas wesentlich Wichtigeres aus den Augen, nämlich die Vorbeugung. Denken Sie immer daran: Wenn eine Mammographie zur Früherkennung gemacht wird, dann nur zu dem Zweck, einen bösartigen Tumor in Ihrer Brust zu entdecken.

Lassen Sie uns nicht unser gemeinsames Ziel aus den Augen verlieren – wir wollen verhindern, daß ein Tumor *entsteht*, nicht einen Tumor in Ihrer Brust *entdecken*.

Anders verhielte es sich, wenn Mammographien zuverlässig und exakt wären, aber leider steckt im Bereich Früherkennung eine beunruhigende Ironie. Einerseits wird Ihnen klargemacht, daß es bisher noch keine Möglichkeit gebe, Brustkrebs vorzubeugen oder zu heilen, und Sie deshalb Ihr ganzes Vertrauen in die Mammographie setzen sollten, weil Früherkennung Ihre letzte Hoffnung sei. Andererseits ist die Erfolgsquote von Mammographien nicht gerade vertrauenerweckend. 20 % aller Brustkrebsfälle – das sind 40 % bei Frauen unter 50 – werden bei dieser Untersuchung nicht entdeckt[45], und dies ist noch ein unter besten Voraussetzungen erzieltes Ergebnis, wenn also alle mit der Untersuchung zusammenhängenden Tätigkeiten richtig ausgeführt werden.

Beispiele von Fällen, in denen entweder eine Behandlung unterblieb, die angebracht gewesen wäre, oder eine verordnet wurde, obwohl sie unnötig war, würden ein ganzes Buch füllen.

Die Sendung »ABC News Primetime Live« berichtete von einer Frau, die ein Brennen in ihren Brüsten verspürte. Also ließ sie eine Mammographie machen. »Alles völlig normal«, teilte man ihr mit. Doch innerhalb von acht Monaten vergrößerte sich die Krebsgeschwulst, die nicht entdeckt worden war, und der Krebs breitete sich aus. Die Brust mußte entfernt werden.[46]

»Good Morning America« erzählte von einer Frau, der mitgeteilt worden war, sie habe Krebs. Die Diagnose wurde aufgrund der Untersuchung einer Gewebeentnahme aus ihrer Brust gestellt, die von einem Pathologen mit 30jähriger Berufserfahrung durchgeführt worden war. Ihr wurden beide Brüste entfernt. Später mußte sie feststellen, daß sie gar keinen Krebs gehabt hatte.[47]

Im April 1994 wurden einer Frau aus Florida 2,7 Millionen

Dollar Schadenersatz zugesprochen, weil ihr aufgrund der Fehldiagnose, sie habe Krebs, die linke Brust abgenommen worden war. Die Geschworenen verurteilten alle vier Ärzte, die mit dem Fall zu tun gehabt hatten, wegen Fahrlässigkeit. Erstaunlicherweise war der Fehler zwei Wochen vor der Brustamputation entdeckt worden, doch niemand hatte einen Ton verlauten lassen.[48]

Wie Jane Pauley in einer Sendung, bei der sie zu Gast war, sagte: »Tatsache ist, daß einige Frauen alles richtig machen – sie entdecken den Krebs früh genug, erhalten eine Behandlung, und dann sterben sie letztendlich doch an der Krankheit.«[49]

Auch wenn man noch soviel Vertrauen in die Mammographie als Mittel der Früherkennung setzt: Ein Problem ist, daß mehrere Faktoren auf einmal ins Spiel kommen, die eine Diagnose beeinflussen können. Wenn nur einer dieser Faktoren nicht stimmt oder ein Handgriff falsch durchgeführt wird, steigt die Wahrscheinlichkeit einer Fehldiagnose außerordentlich an. Drei Faktoren sind von extremer Wichtigkeit:

- der *Apparat,* mit dem die Röntgenaufnahme oder Mammographie gemacht wird,
- das *Personal,* das den Apparat bedient,
- die *Interpretation* der Aufnahme.

1992 führte die Redaktion der ABC-Fernsehsendung »Prime Time Live« eine viermonatige Studie durch, die das ganze Land umfaßte und in deren Verlauf Chirurgen, Radiologen, Krebspatienten und Krebsexperten interviewt wurden. Als Ergebnis stellte man fest, daß »die Qualität von Mammographien in diesem Land sehr zu wünschen übrig läßt«[50]. Während in Westeuropa staatliche Vorgaben existieren, gibt es solche Regularien für Mammographieverfahren in den Vereinigten Staaten kaum. Bis vor kurzem verfügte man noch nicht einmal über landesweit einheitliche Vorschriften bezüglich der Qualitätsstandards.

Viele Geräte machen schlichtweg keine guten Aufnahmen und werden doch täglich benutzt. Man fand heraus, daß in Michigan 35% bis 50% der Mammographiegeräte inakzeptable Ergebnisse lieferten. Michigan hat daraus Konsequenzen gezogen, die fehlerhaften Geräte ausgemustert und nun die härtesten Gesetze im ganzen Land erlassen. Aber nur neun Bundesstaaten haben strikte Gesetze, nach denen Mammographien durchgeführt werden müssen. Das bedeutet: 41 Staaten haben noch keine!

Das Personal, das die Geräte bedient, müßte nach Aussage von Dr. Ed Hendrick, Professor an der Universität von Colorado und einer der führenden Physiker an der »Amerikanischen Hochschule für Radiologie«, eine bis zu zwei Jahre dauernde Ausbildung in Röntgentechnologie absolvieren. Äußerst wichtig, aber sehr kompliziert ist die richtige Plazierung der Brust. Da jede Patientin anders beschaffen ist, muß das Personal wissen, wie es die Brust zusammenzudrücken hat, ganz abgesehen davon, daß das Gerät getestet und die Entwicklung des Films überwacht werden muß.

Die versteckten Kameras von »Prime Time« filmten in einem Fall eine Krankenschwester, die nach einer zweitägigen Mammographieschulung ausgebildetes Personal ersetzte. In einer anderen Praxis nahm die Rezeptionistin die Untersuchung vor; auch sie hatte nur eine zweitägige Schulung erhalten. In 21 Staaten muß sich das Personal noch nicht einmal einer Prüfung unterziehen. Diane Sawyer, Moderatorin von »Prime Time«, meinte: »In vielen Staaten werden Pizzabäcker strenger überprüft als die Durchführung von Mammographien.«[51]

Und doch sollen Mammographien, wie Ihnen versichert wird, Ihre »einzige Hoffnung« bei Brustkrebs sein...

Nur wenige Frauen wissen um ein erstaunliches Phänomen, das die Behauptung, man werde mit Hilfe der Früherkennung kein Opfer der Brustkrebsstatistik, ernsthaft in Frage stellt: Krebszellen wachsen sehr langsam. Es dauert ein Jahr, bis aus einer Krebszelle zwölf geworden sind. Aufgrund dieser Wachstumsgeschwindigkeit hat eine Krebsgeschwulst nach sechs Jahren die Größe eines Bleistiftpunktes erreicht.[52] Erst nach zehn Jahren kann man sie auf einem Mammogramm erkennen.[53] Zu diesem Zeitpunkt hat sie etwa die Größe einer Erbse erreicht, mißt also im Durchmesser zirka einen halben Zentimeter. Ich möchte sicherstellen, daß Sie die volle Bedeutung dieser Eigenschaften erfassen: Sie können gewissenhaft jedes Jahr eine Mammographie machen lassen, und trotzdem wird eine Krebsgeschwulst, die seit zehn Jahren in Ihrer Brust heranwächst, nicht entdeckt.

Kommen wir zu einem weiteren wichtigen Aspekt, der Interpretation der Aufnahme. Eine neue Studie hat ernsthafte Zweifel daran aufkommen lassen, ob Radiologen Mammogramme richtig lesen und Empfehlungen über die weitere Vorgehensweise aussprechen können, falls verdächtige Zellansammlungen in der Brust entdeckt werden. Die von Forschern der medizinischen Fakultät der Universität von Yale durchgeführte und im New England Journal of Medicine veröffentlichte Studie zeigt, daß Interpretationen und die auf ihrer Grundlage gegebenen Empfehlungen sehr stark variieren können. Wo ein Radiologe eine sofortige Biopsie empfehlen würde, mag ein anderer, der das gleiche Mammogramm in Händen hält, eine weitere Röntgenaufnahme in drei Monaten vorschlagen, und wieder ein anderer könnte sagen, ein weiteres Mammogramm sei erst im folgenden Jahr nötig.[54]

Im November 1992 zeigte eine umfassende kanadische Studie zu Mammographien – die größte ihrer Art, bei der 90 000 Frauen befragt wurden –, daß Mammographien »bei Frauen unter 49 Jahren wenig Nutzen bringen« und »bisher nicht zu einer Reduzierung der Brustkrebssterblichkeitsrate bei Frauen zwischen 50 und 59 geführt haben«.[55] Dazu schreibt der Arzt und Bestsellerautor Dr. John McDougall: »Da eine Krebsgeschwulst lange Zeit höchstens unter dem Mikroskop erkennbar ist, ist es äußerst unwahrscheinlich, daß Früherkennungsmaßnahmen dazu beitragen können, Leben zu retten.«[56] An einer anderen Stelle schreibt er: »Die Realität sieht leider so aus, daß in den meisten Fällen die einzigen wirklichen Nutznießer von Früherkennungsmaßnahmen die Menschen sind, die in der Gesundheitsbranche arbeiten. Früherkennung bedeutet, die Patienten gehen früher zum Arzt, teure Arztbesuche, Krankenhausaufenthalte und Untersuchungen finden häufiger statt. Doch der Patient lebt trotz dieses Aufwandes, der zu seinem Wohlergehen beitragen soll, auch nicht länger oder besser.«[57]

Da immer ausgeklügeltere Verfahren zum Aufspüren immer kleinerer Krebsherde entwickelt werden, äußern einige Forscher ihre Bedenken nun laut. Sie zeigen auf, daß – entsprechenden Studien zufolge – viele, wenn nicht sogar die meisten Krebsgeschwüre nicht größer werden oder entarten beziehungsweise nie entdeckt werden würden, wenn die Ärzte mittels Früherkennungsmethoden sie nicht gezielt suchten. Winzige Krebsgeschwüre treten sehr häufig auf – Autopsien bei Toten in mittlerem oder fortgeschrittenem Alter zeigten, daß nahezu in jedem Körper solche Geschwüre existieren. Niemand weiß, welche der »jungen« Krebsgeschwüre gefährlich sind und welche nicht, und keiner versteht genug von dem Entstehungsprozeß von Krebs, um die Bedeutung eines Tumors von dieser winzigen Größenordnung richtig einzuschätzen.

Dies veranlaßte Dr. Barry Kramer, den stellvertretenden Leiter des Krebsfrüherkennungsprogramms des amerikanischen »Nationalen Krebsinstitutes«, zu der Äußerung: »Wir dürfen uns nicht darauf versteifen zu glauben, daß eine Früherkennung von und für Krebs einen Unterschied macht.«[58] Nach all dem Trubel, der um die Früherkennung veranstaltet wurde, sagt dieser Spezialist nun, es mache keinen Unterschied, ob man Krebs früh genug erkenne oder nicht!

Wissen Sie, was mir jedesmal durch den Kopf geht, wenn ich höre, daß Frauen sich auf Mammographien und Früherkennung verlassen sollen, wenn sie nicht an Brustkrebs sterben wollen? Ich sehe das Bild zweier Leute in den Bergen; einer gleitet aus, stürzt in eine Schlucht und landet auf einem schmalen, überhängenden Sims über einem etwa 500 Meter tiefen Abgrund. Der andere wirft ein altes, ausgefranstes Seil hinunter, das wie ein Überbleibsel aus dem letzten Weltkrieg aussieht. Der Mann auf dem Sims ruft, das Seil mache nicht den Eindruck, als könne es das Gewicht einer Person aushalten. Der andere erwidert von oben: »Wir haben nichts anderes, also halt dich fest und hoffe das Beste.«

Genau das wird Ihnen auch in bezug auf Mammographie und Früherkennung mitgeteilt.

Glücklicherweise sind Mammographien für das Ziel dieses Buches völlig irrelevant. Wir wollen nichts entdecken, sondern vorbeugen. Und Mammographien haben nicht das geringste mit Vorbeugung zu tun.

Um noch einmal Dr. Susan Love zu zitieren: »Was wir wirklich brauchen, ist eine Art Vorbeugung gegen Brustkrebs, nicht seine Entdeckung. Wir müssen verhindern, daß er überhaupt auftritt.«[59] Wenn Sie die Informationen aus diesem Buch verinnerlichen, machen Sie einen gewaltigen Schritt in Richtung Vorbeugung, so daß sich erst gar keine bösartigen Knoten in Ihren Brüsten entwickeln können. Mammographien werden dann kein Rettungsboot für Ertrinkende mehr sein, sondern eine Art Kontrollmethode, um den Erfolg zu messen.

Ich möchte hier nicht den Eindruck erwecken, als würde der Brustkrebs wegen dieses Buches nie mehr auftreten. Eine solche Garantie kann Ihnen niemand geben. Es gibt Frauen, die unabhängig davon, was sie tun oder wie bewußt sie leben, Brustkrebs bekommen und an ihm sterben werden. Leider ist das so. Ich vertrete hier nur die These, daß viele Frauen – und ich meine *sehr* viele – diesem Schicksal entgehen können, wenn sie die Ratschläge befolgen, die in diesem Buch gegeben werden.

Damit auch wirklich keine Mißverständnisse aufkommen und damit mich niemand beschuldigen kann, ich wolle den Frauen einreden, keine regelmäßigen Mammographien mehr vornehmen zu lassen, möchte ich hiermit klar und deutlich sagen: Das tue ich nicht! Ich sage nur: Wir sollten endlich in unserem Bewußtsein verankern, daß Mammographien nicht nur ein »Werkzeug« zur Krebserkennung sind, um anschließend gegen ihn vorgehen zu können. Sehen Sie in Mammographien lieber eine Möglichkeit der Kontrolle, die Ihnen zeigt, daß Sie dem Krebs erfolgreich vorbeugen.

Ich könnte es gut verstehen, wenn einige Informationen in diesem Kapitel auf Sie ziemlich verstörend wirken. Schließlich kann es schon irritieren – um es milde auszudrücken – zu erfahren, daß die Experten, auf deren Hilfe Sie sich verlassen, dem Brustkrebs genauso ratlos gegenüberstehen wie Sie. Doch eines sollte Ihnen bewußt sein: Ich offenbare Ihnen all dies nicht, um Sie zu verängstigen, sondern um Sie auf die Tatsache aufmerksam zu machen, daß es für Sie nicht von Vorteil ist, wenn Sie die Verantwortung für Ihre Gesundheit auf die Mediziner übertragen.

Ich lebe in Florida, wo die Wahrscheinlichkeit, daß ich von einem Hurrikan getötet werde, sehr groß ist. Wenn man mich vor einem solchen herannahenden Hurrikan warnt, soll mich das nicht in Angst versetzen, sondern mir die Chance geben, geeignete Maßnahmen zu ergreifen, um mein Leben zu retten. Es ist wahr, ich habe Sie mit verstörenden Informationen konfrontiert. Aber gleichzeitig gebe ich Ihnen auch etwas an die Hand, mit dessen Hilfe Sie Ihr Leben retten können.

Dr. I. Craig Henderson ist Brustkrebsforscher und Leiter der medizinischen Onkologie der Universität von Kalifornien in San Francisco. In einem Interview mit der New York Times sagte er: »In den Wissenschaften kam der Durchbruch oft von unerwarteter Seite; das heißt, es ist durchaus möglich, daß der nächste große Fortschritt im Bereich Brustkrebs nicht aus der Brustkrebsforschung selbst kommt. Es ist überaus wichtig, allen Hinweisen zu folgen, von welcher Seite sie uns auch erreichen, und uns vor Augen zu halten, daß eine Lösung auch von außerhalb der Brustkrebsforschung kommen könnte.«[60]

Ich danke Ihnen, Dr. Henderson, Sie drücken genau meine Gefühle aus! Dieses Buch ist mein Beitrag, um zu beweisen, daß Sie recht haben.

Kapitel 3
Natürliche Überlegenheit der Frau?

Dieses kurze Kapitel ist einem Thema gewidmet, das ich unbedingt streifen muß. Leider gibt es keine Möglichkeit, es vorsichtig und elegant anzugehen, also falle ich einfach mit der Tür ins Haus.

In den meisten Fällen wird die Entscheidung, einer Frau die Brust abzunehmen, von Männern getroffen. Ich stelle dies nicht fest, um einen Streit vom Zaun zu brechen; ich behaupte auch nicht, daß männliche Chirurgen aus einem anderen Grund als dem, ihr Leben zu retten, beschließen, einer Frau die Brust zu amputieren. Seit Jahrtausenden werden Frauen – und das ist eine Tatsache – in allen Lebensbereichen leider immer wieder benachteiligt, wenn es darum geht, ihnen faire Rechte zuzugestehen und diese Rechte auch zu respektieren. Und das liegt nun einmal an den Männern. Wem das bisher nicht klar gewesen ist, der muß an einem mangelhaft ausgeprägten Realitätssinn leiden.

Dieses Buch – und selbst dieses Kapitel – soll keine Abhandlung über Feminismus sein, doch kann man dieses Thema nicht ausklammern. Abgesehen davon haben bereits weitaus fähigere Schriftsteller als ich die Gleichheit von Mann und Frau postuliert und recht daran getan. Dennoch muß ich kurz auf die Auswirkungen der männlichen Vorherrschaft in jenem Bereich, den dieses Buch zum Thema hat, eingehen. Die Geschichte der Menschheit ist voller Beispiele für die negativen Auswirkungen von Entscheidungen, die Männer »für« Frauen getroffen haben.

Die von Männern dominierte Kirche leitete die berüchtigten Hexenjagden ein. Millionen von Frauen wurden von der Kirche der Hexerei angeklagt und auf dem Scheiterhaufen verbrannt, obwohl ihr einziges Verbrechen darin bestanden hatte, anderen zu zeigen, wie man sich selbst helfen konnte. Zu jener Zeit glaubte man, Gott bringe die Krankheiten über die Menschen und nur er allein könne sie auch wieder heilen. Frauen, die über das Wissen verfügten, wie man pflegt und heilt, und dieses Wissen dazu verwendeten, andere zu unterrichten oder ihnen zu helfen, ihre Gesundheit wiederzuerlangen, wurden als Hexen gebrandmarkt und umgebracht.

Selbst heute noch weigern sich viele von Männern beherrschte Kirchen, Frauen zum Priesteramt zuzulassen. Als die anglikanische Kirche Anfang 1994 mit dieser Tradition brach und nach einer Abstimmung beschloß, 32 Frauen in die Priesterschaft aufzunehmen, rief das erbitterten Widerstand hervor und führte dazu, daß mehr als 700 Geistliche unter Protest aus der Kirche austraten und die Absicht bekundeten, zum Katholizismus überzutreten.[61] Ich kann mir nicht helfen, aber ich muß mich einfach fragen, ob diese 700 Herren auch ausgetreten wären, wenn es sich bei den Frauen, gegen die sie protestierten, um jene gehandelt hätte, welche sie neun Monate lang in ihrem Bauch ausgetragen haben, um ihnen dann das Leben zu schenken.

Auch der Vatikan reagierte mit äußerster Schärfe auf die Entscheidung. Er bekräftigte seine ablehnende Haltung gegenüber weiblichen Priestern und behauptete, die Entscheidung der anglikanischen Kirche sei ein Rückschlag. Ein Priester verglich weibliche Priester mit »Hexen und Hunden«. Ein anderer hängte eine Anzeige an ein Schwarzes Brett, auf der stand: »Heute wurde die Kirche von England ermordet.«[62]

Ebenfalls Anfang 1994 erteilte der Vatikan den Priestern die Erlaubnis, Mädchen Meßdienerinnen werden zu lassen, eine Aufgabe, die normalerweise Jungen vorbehalten war. Es handelt sich dabei nur um kleine Handreichungen – zum Beispiel die Kerzen anzünden, Wein und Wasser eingießen –, doch selbst das brachte viele männliche Angehörige der Kirche in Rage. Der Vatikan versicherte daraufhin rasch, er halte trotz dieses Zugeständnisses an seiner »Entscheidung fest, Frauen nicht zum Priesteramt zuzulassen«.[63]

Selbst hier, in den guten alten USA, war es Frauen in der von Männern beherrschten Politik bis 1920 nicht »erlaubt« zu wählen. In der Arbeitswelt, die ebenfalls von den Männern dominiert wird, ist es auch heute noch nicht üblich, daß Frauen für die gleiche Arbeit den gleichen Lohn erhalten.

Nicht zu vergessen die medizinischen Berufe, die genauso männerbeherrscht sind. Heute sind Ärztinnen zwar keine Seltenheit mehr, aber das war nicht immer so. Die Frauen mußten lange und erbittert allein um das *Recht* kämpfen, ein Medizinstudium aufnehmen zu dürfen. Es war ihnen verwehrt, in medizinische Fakultäten einzutreten. 1852 gründete Dr. Russell Trall, ein Arzt, der sich der Natürlichen Gesundheitslehre verschrieben hatte, die erste medizinische Fakultät, an der Frauen zugelassen wurden. Später gab es auch von Frauen gegründete Ausbildungsstätten, doch etablierte Schulen nahmen nur Männer auf. Im späten 19. Jahrhundert wollte die »Johns-Hopkins-Universität« eine medizinische Fakultät eröffnen, aber es fehlte an den nötigen finanziellen Mitteln. Eine gestiftete Summe von einer halben Million Dollar, die ausnahmslos von Frauen aufgebracht worden war, wurde der Universität mit der Bedingung übergeben, Frauen zu den gleichen Kursen zuzulassen wie Männer. Als die »Johns Hopkins Medical School« 1893 ihre Pforten öffnete, begannen auch die meisten anderen medizinischen Hochschulen, Unterricht für beide Geschlechter anzubieten.

1873 warnte der Arzt und Harvardprofessor Dr. Edward H. Clark vor einer Hochschulausbildung für Frauen, weil sie einen »Gebärmutterschwund« verursache.[64] Bis 1946 verweigerte Harvard Frauen die Zulassung zum Medizinstudium.

Noch im Jahr 1970 gab es an den meisten medizinischen Hochschulen eine Frauenquote von höchstens 10%, die nicht überschritten werden durfte.[65]

In der Geschichte der Medizin, die bis Mitte des 19. Jahrhunderts ausschließliches Betätigungsfeld von männlichen Ärzten war, waren die Frauen immer wieder Arroganz, Herablassung, Spott und Überheblichkeit ausgesetzt. Die Geringschätzung, mit der sie von den Männern behandelt wurden, wird nirgends deutlicher als in den Worten von Hippokrates, der als der »Vater der Medizin« gilt. Auf die Frage »Was ist eine Frau?« antwortete er: »Eine Krankheit.«[66]

Eine der entsetzlichsten Ungerechtigkeiten, die jemals von Männern an Frauen begangen worden sind, ist die Hysterektomie (die Entfernung der Gebärmutter). Über diese Operation, die ihren Ursprung in völliger Unwissenheit hat, könnten viele Bücher geschrieben werden – was auch bereits geschehen ist. Es gibt Belege dafür, daß bereits im alten Griechenland Hysterektomien vorgenommen worden sind. Die Menstruation wurde als monatlicher Blutverlust gesehen, der die Frauen automatisch »schwächte und zu minderwertigen Geschöpfen«[67] degradierte. Bis 1846, als William T. G. Morton, ein Zahnarzt aus Massachusetts, die Anästhesie einführte, wurden Hysterektomien ohne schmerzdämpfende Mittel durchgeführt. Nach der Einführung der Anästhesie wurde buchstäblich eine »Jagd« auf die weiblichen inneren Organe eröffnet[68], und eine Frau konnte sich schnell auf einem Operationstisch wiederfinden, weil ihr Vater, Ehemann oder Arzt meinte, irgend etwas stimme mit ihr nicht. Das schloß bloße Kopfschmerzen mit ein – wie auch Epilepsie, Verstopfung, Rückenschmerzen, Probleme mit der Leber, Eßsucht, versuchten Selbstmord, schmerzhafte Regelblutung und vor allem Selbstbefriedigung, »erotisches Verhalten« oder übermäßiges sexuelles Verlangen.

Die Frauen wurden dazu erzogen, lieblich, schwach und dem Manne untertan zu sein. Waren sie dies nicht, dann mußte die

Medizin eingreifen, und trotz ihrer Bedeutung für die heilige Pflicht des Kindergebärens wurden die weiblichen Organe geopfert. Die Ärzte jener Zeiten waren davon überzeugt, daß Hysterektomien eine beruhigende Wirkung ausübten und Frauen dadurch »umgänglicher, ruhiger, fleißiger und reinlicher« würden.[69]

Glauben Sie mir, es ist kein Zufall, daß das Wort »Hysterektomie« von »Hysterie« abgeleitet wurde, das auf griechisch »Uterus« (Gebärmutter) bedeutet. Sobald eine Frau mit Gefühlsausbrüchen reagierte – und es gab bei Gott wohl einige gute Gründe dafür –, wurde sie als hysterisch bezeichnet und ihrer Sexualorgane beraubt. Wenn ich mich nicht täusche, gibt es nicht wenige Situationen, in denen Männer aus diesem oder jenem Grund ebenfalls plötzlich hysterisch werden. Ich frage mich, wie wohl der Vorschlag aufgenommen werden würde, auch ihnen bei hysterischem Verhalten die Sexualorgane zu entfernen, um sie »umgänglicher und ruhiger« zu machen. Warum sollte dieses Vorgehen bei weiblichen Vertretern unserer Spezies angemessen sein, bei männlichen jedoch nicht? Nur eine rhetorische Frage, Jungs, kein Grund, nervös zu werden!

Eines der vielleicht empörendsten Beispiele männlicher Arroganz zu diesem Thema war der Vorschlag, den Anfang der 70er Jahre dieses Jahrhunderts ein Arzt namens Ralph W. Wright aus Connecticut machte. Er verkündete in einer Abhandlung, daß »die Gebärmutter nach der letzten geplanten Schwangerschaft nur noch ein nutzloses, potentiell krebsgefährdetes Organ ist, das Symptome hervorruft und deshalb entfernt werden sollte«[70]. Sein Vorschlag wurde so ernst genommen, daß er 1971 auf einer Tagung der »Amerikanischen Hochschule für Geburtshilfe und Gynäkologie« diskutiert wurde und mehr Zustimmung als Ablehnung fand. Würden Sie nicht gerne wissen, wie viele Frauen in der Gruppe saßen, die dem Vorschlag zustimmte? Ich auch.

Noch 1977 vertrat Dr. James H. Sammons, der stellvertretende Geschäftsführer der »Amerikanischen Medizinischen Gesellschaft«, den Standpunkt, daß eine Hysterektomie »für Frauen mit ausgeprägten Angstgefühlen von Nutzen«[71] sei.

Heute werden jährlich 600 000 Hysterektomien vorgenommen, das sind über 1600 pro Tag.[72] Wie Dr. Stanley West, der Leiter der Abteilung für Fortpflanzung und Endokrinologie am »St. Vincent's Hospital« in New York und ein anerkannter Chirurg und Unfruchtbarkeitsspezialist, in seinem bemerkenswerten Buch »The Hysterectomy Hoax« schreibt, sind nur etwa 10 % dieser Operationen wirklich notwendig. Dr. West vertritt öffentlich den Standpunkt, Hysterektomien seien in fast allen Fällen unnötig, außer wenn eine Frau Krebs habe. Tatsache sei, faßt er zusammen, daß es zwingende Beweise dafür gebe, daß die Operation mehr Schaden anrichte als Vorteile habe und deshalb ein inakzeptables Risiko darstelle, es sei denn, die betreffende Frau leide an einer lebensgefährlichen Krankheit. In allen anderen Fällen, bei denen eine Hysterektomie routinemäßig vorgenommen werde, gebe es alternative Behandlungsmethoden, die viel weniger gefährlich und nicht so folgenschwer seien. Zu schade, daß Dr. West nicht anwesend war, als Dr. Wright seinen Vorschlag unterbreitete.

Ich möchte anhand dieser Beispiele aufzeigen, daß die Einstellung der Männer, die die medizinische Sichtweise prägen, von Arroganz und Routine geprägt ist, wenn es um das »Opfern« weiblicher Körperteile geht. Ich fürchte, auch die Brüste von Frauen fallen unter die Kategorie »überflüssig«; auch ihre Verstümmelung und/oder Entfernung ist wie bei den Hysterektomien in den meisten Fällen unnötig.

Ich hatte einmal ein Gespräch mit einer Frau von Ende 40, die keine Kinder mehr haben wollte und deren Brüste ihr eine Menge Schmerzen und Unbehagen verursachten. Sie hatte keinen Krebs, aber Knoten, die besonders unangenehm wurden, wenn sie ihre Periode bekam. Ihr Arzt meinte sinngemäß, ihre Brüste seien sowieso nur Fleischklumpen, die keinem Zweck mehr dienten. Da sie ihr Unbehagen, Schmerzen und Angstgefühle brächten, solle sie sie doch einfach entfernen lassen. Solche Worte kämen einer Frau nie über die Lippen und sind typisch für die Haltung der Männer und die tief in ihrer Psyche verwurzelte Einstellung. Oh, man erkennt sie vielleicht nicht auf den ersten Blick, trotzdem ist sie vorhanden. Diese Haltung ist seit Jahrtausenden so in den Gedanken der Männer verankert, daß sie bis zu einem gewissen Grad einfach eine Rolle spielen muß.

Interessant ist, daß die angebliche Überlegenheit der Männer gegenüber Frauen so gut wie nichts mit der Realität zu tun hat, vor allem nicht, wenn man von gesundheitlichen Belangen spricht.

Alle verfügbaren Forschungsergebnisse weisen eindeutig darauf hin, daß Männer viel öfter unter Folgen eines ausschweifenden Lebens leiden als Frauen. Das scheint auf ein intuitives weibliches »Wissen« darüber zurückzuführen zu sein, wie man Gesundheit am besten erreichen und erhalten kann. Obwohl auch Männer diese Fähigkeit bis zu einem gewissen Grad besitzen, deutet alles darauf hin, daß sie nicht einmal annäherungsweise an die der Frauen heranreicht. Seit Urzeiten und auch heute noch sind es die Frauen, die uns den Weg zu einer stabilen Gesundheit aufzeigen – was wir ja schließlich alle anstreben.

Welches Tier auf der Welt halten Sie für das stärkste? Die meisten Leute antworten mit »Elefant«, und das ist richtig. Der Elefant ist – sieht man von einigen Walen ab – auch das größte Tier. Diese beeindruckenden Kolosse werden oft über drei Meter hoch und können bis zu 12 000 Kilo wiegen! Der größte bekannte Elefant, ein afrikanischer Bulle, war über vier Meter hoch und wog zwölf Tonnen! Elefanten besitzen phänomenale Kräfte, können Lasten von 600 Pfund mit Leichtigkeit tragen oder Baumstämme bewegen, die zwei Tonnen wiegen! Als der

Löwe zum »König der Tiere« erklärt wurde, muß es eine Größen- und Gewichtsbeschränkung gegeben haben, denn Elefanten sind in dieser Hinsicht die wahren Könige des Tierreiches. Ein wütender Elefant in vollem Galopp flößt jedem Tier, das ihm in die Quere kommt, fürchterliche Angst ein.

Dr. Depak Chopra berichtet von einem äußerst interessanten Aspekt in der Persönlichkeit der Elefanten. Er weist darauf hin, daß Elefanten in Indien seit Jahrhunderten dazu herangezogen werden, schwere Arbeiten auszuführen, nachdem sie gezähmt und abgerichtet worden sind. Man beginnt mit dem Zähmen, wenn sie noch sehr jung sind, indem man sie mit schweren Ketten an riesige Bäume fesselt. Egal wie groß die Anstrengungen des jungen Elefanten sind, sich zu befreien, es gelingt ihm nicht. Schließlich gibt er die Versuche auf. Sobald die Kette straff gespannt ist, hält er an und unternimmt keinen Versuch mehr weiterzugehen. Im Lauf der Zeit werden die Bäume, an die man ihn kettet, immer kleiner und die Ketten immer schwächer, bis der Elefant sich nicht einmal mehr von einem dünnen Seil, das um ein kleines Ästchen gewickelt ist, befreien kann. Da er in dem Bewußtsein aufgewachsen ist, nie weiter als bis zum Ende seiner Kette zu kommen, hält er beim geringsten Widerstand an den Beinen an, weil er denkt, es ginge nicht mehr weiter. Selbst wenn er das dünne Seil, das an einem Pflock im Boden befestigt ist, leicht herausziehen könnte, ist er davon überzeugt, daß er nicht die Kraft dazu hat. So bleibt er ein Gefangener, auch wenn er einfach davonspazieren könnte, wohin und wann immer er wollte.

Was das mit unserem Thema zu tun hat? Gut, daß Sie fragen. Ich kann mir nicht helfen, aber ich muß einfach die mißliche Lage des Elefanten, der zwar über außergewöhnliche Kräfte verfügt, aber erfolgreich unterdrückt wird, mit der mißlichen Lage der Frauen vergleichen, denn mit ihnen geschieht dasselbe. Frauen – alle Frauen – sind von der Natur mit unglaublichen Kräften ausgestattet worden. Und dennoch wurden diese

Fähigkeiten im Laufe der Zeit so erfolgreich unterdrückt, daß nur wenige Frauen eine Vorstellung von diesen bemerkenswerten Kräften haben, mit denen sie ihre Gesundheit und die ihrer Lieben erhalten können.

In den letzten Jahren, als ich für dieses Buch recherchierte, wurde mir unmißverständlich klar, daß Frauen Männern in nahezu allen Belangen überlegen sind. Diese Behauptung wird ohne Zweifel bei vielen Männern und vielleicht sogar bei einigen Frauen Proteste hervorrufen. Doch zumindest in biologischer, emotionaler und psychologischer Hinsicht sind Frauen den Männern überlegen. Auch auf intellektueller und kreativer Ebene (nur nicht bezüglich der körperlichen Kraft) sind sie mindestens gleichwertig. In unserer modernen Welt gibt es unterschiedliche Kulturen, Eßgewohnheiten, Lebensstile und Todesursachen, aber eines ist überall gleich: Frauen überleben die Männer. In den Vereinigten Staaten sind 80 % der Menschen, die über 65 sind und allein leben, Frauen.[73] Die interessanteste Tatsache, die sich den Statistiken entnehmen läßt, ist die, daß fünf von sechs verwitweten Amerikanern Frauen sind.[74]

Die Wahrscheinlichkeit, daß Frauen rauchen, ist in den USA um 25 % geringer als bei Männern.[75] 42 % mehr Männer als Frauen trinken Alkohol, und es ist um 250 % wahrscheinlicher, daß Männer einmal pro Woche Alkohol trinken.[76] Männer sind zu 55 % eher geneigt, eine bewußtseinserweiternde Droge zu nehmen, als Frauen.[77] Eine der Hauptursachen für eine instabile Gesundheit ist übermäßiger Fleischkonsum (darauf gehe ich in Kapitel 8 näher ein). Frauen essen nicht einmal halb soviel Fleisch wie Männer.[78] Sie konsumieren etwa 120 g täglich, Männer hingegen 350 g – und oft noch die Reste anderer.[79] Frauen erledigen über 80 % der täglichen Einkäufe[80] und suchen für ihren Mann in der Regel ein Stück Fleisch von etwa 350 g aus, für sich selbst jedoch nur ein Stück von 120 g bis 150 g.[81] Kaufen sie Rippchen, nehmen sie zwei für ihren Mann, aber nur eines für sich selbst.[82]

Daß Sport für die Gesundheit und ein langes Leben wichtig ist, wird von niemandem in Frage gestellt. Das »Amerikanische Institut für Gesundheitsstatistiken« ist der Meinung, daß »regelmäßiger Sport« bedeute, einmal wöchentlich Sport zu treiben. Selbst nach dieser eher großzügigen Auslegung von »regelmäßig« fallen weniger als die Hälfte der amerikanischen Männer in diese Kategorie. Frauen sind wesentlich häufiger sportlich aktiv als Männer.[83]

Die Wahrscheinlichkeit, an Diabetes zu sterben, liegt bei Männern um 11 % höher als bei Frauen[84], bei Lungenentzündung um 77 %[85] und bei chronischen Lungen- oder Leberkrankheiten um 100 %.[86] Die Krebssterblichkeitsrate ist bei Männern um 47 % höher als bei gleichaltrigen Frauen[87], und die Sterblichkeitsrate bei Herzkrankheiten oder Herzinfarkt liegt bei Männern um 75 % höher als bei Frauen gleichen Alters[88]. Wer auch immer Frauen zum »schwachen Geschlecht« erklärt hat, besaß offensichtlich nicht die Möglichkeit, diese Zahlen einzusehen. Zusammenfassend kann gesagt werden, daß die Sterblichkeitsrate bei Männern generell um 73 % höher liegt als bei Frauen gleichen Alters.[89]

Diese Tatsachen, die die Überlegenheit der Frauen gegenüber den Männern beweisen, sind seit langem bekannt. Doch in unserer von Männern dominierten Welt, wo der Mythos von der männlichen Überlegenheit unter allen Umständen aufrechterhalten werden muß, um dem männlichen Ego zu schmeicheln, werden Frauen als eine Art Subspezies der Männer gesehen. Obwohl nichts weiter von der Wahrheit entfernt ist, werden die Überzeugungen und Vorurteile, die sich seit Jahrtausenden gehalten haben, offensichtlich akzeptiert, was wiederum dazu beiträgt, den Mythos aufrechtzuerhalten.

Ein Buch, das die These, Frauen seien Männern überlegen, auf einleuchtende und überzeugende Art beweist und meine eigene Einstellung zum Thema veränderte, ist »The Natural Superiority of Women« von Ashley Montagu. Montagu ist Schriftsteller und ehemaliger Vorsitzender der Abteilung für Anthropologie an der »Rutgers-Universität«. In der Einleitung dieses Buches, das 1952 veröffentlicht wurde und 1993 in einer überarbeiteten Auflage erschien, stellt er fest: »Wenn auf den folgenden Seiten die natürliche Überlegenheit der Frauen betont wird, dann deshalb, weil dieser Tatsache bisher viel zu wenig Bedeutung beigemessen worden und längst überfällig ist, daß sich Frauen wie Männer dessen bewußt werden.«[90] Im Anschluß an diese Worte widerlegt er sämtliche Stereotype, die über Jahrhunderte propagiert worden sind. Von wem? Von den Männern natürlich.

Es scheint, als hegten die Männer – auch wenn sie sich dessen nicht bewußt sind – eine tief verwurzelte Eifersucht gegenüber Frauen. Diese Eifersucht hat ihren Ursprung in dem Umstand, daß nur Frauen die wichtigste Fähigkeit der Welt besitzen – neues Leben zu gebären und damit den Fortbestand der Spezies zu sichern. Unabhängig davon, wie intelligent, erfolgreich, stark, produktiv oder chauvinistisch ein Mann ist, kann er doch dieses eine, das wichtiger als alles andere ist, nicht: ein Kind zur Welt bringen.

Diese Fähigkeit besitzen nur die Frauen. Seit der biblische Adam mit Evas Hilfe lernte, selbständig zu denken, haben die Männer versucht, das zu kompensieren. Doch selbst wenn sie eine Möglichkeit fänden, ein Kind zu gebären, würden sie, Eifersucht hin oder her, die Chance vermutlich nicht nutzen. Wie ein altbekannter Spruch besagt: »Wenn Männer Kinder bekommen müßten, würden die wenigsten den Geburtsvorgang überleben.« Ich würde mich nicht darum reißen, in der ersten Reihe zu stehen, wenn Freiwillige gesucht würden, um herauszufinden, wie Männer mit Schwangerschaft und Geburt zurechtkommen.

Seit undenklichen Zeiten setzen Männer ihre produktiven Kräfte anderweitig ein, um die Tatsache zu kompensieren, daß sie keine Kinder empfangen und gebären können. Wer hat noch nie einen Mann sagen hören: »Das ist mein geistiges Kind« oder: »Ich bin lange mit der Idee schwanger gegangen«? Wenn Männer gute Arbeit geleistet oder eine großartige Idee haben, rufen sie dann nicht oft: »Das ist mein Baby!«? Warum sonst sollten Männer, die doch immer peinlich genau darauf achten, eine maskuline Ausdrucksweise zu verwenden und alles zu vermeiden, was auf eine gewisse Weiblichkeit hindeuten könnte, so häufig Ausdrücke aus dem Bereich der Geburt verwenden?

Wie lange kennen wir die Standardfloskel nun schon, Frauen könnten keine verantwortungsvollen Posten übernehmen, da sie viel zu emotional reagierten? Frauen, heißt es, seien aufgrund ihrer Unfähigkeit, ihre Gefühle im Zaum zu halten, gewissermaßen »behindert« – im Gegensatz zu den Männern, denen es nämlich gelinge, unangenehme Gefühle zu unterdrücken und stoisch die »Kontrolle« über sich zu behalten, um mit ihrer Arbeit fortfahren zu können. Männer sieht man als schweigende, starke Helden, die sich allen Widrigkeiten mit vor der Brust verschränkten Armen entgegenstellen und die eigenen Gefühle unterdrücken, während sie den »schwachen« Frauen helfen, die unfähig sind, ihre Emotionen zu kontrollieren oder mit einer Situation fertigzuwerden, ohne in Tränen auszubrechen, und die Zuneigung brauchen.

Dr. Edgar Berman, dessen berühmtester Patient der ehemalige Vizepräsident der USA, Hubert H. Humphrey, war, behauptete einmal, Frauen seien aufgrund ihrer »hormonell bedingten Stimmungsschwankungen« unfähig, Entscheidungen zu treffen, und deshalb nicht geeignet, Präsidentin zu werden.[91]

Vielleicht erinnern Sie sich noch an die Kongreßabgeordnete Pat Schroeder, die sich 1988 aus persönlichen Gründen dagegen entschied, sich als Präsidentschaftskandidatin aufstellen zu lassen. Unter Tränen teilte sie den Reportern ihre Entscheidung auf einer Pressekonferenz mit. Landesweit konnte das Fernsehpublikum live mitverfolgen, wie sie sich die Tränen abwischte, während sie allen ihre Gefühle offenbarte. Für die politischen Berater (natürlich die männlichen) war das ein gefundenes Fressen, was sich auch in den Zeitungskolumnen und Fernsehkommentaren bemerkbar machte. Wie in aller Welt sollte eine Frau, die nicht einmal bei einem so geringfügigen Anlaß ihre Haltung wahren konnte, ihre Gefühle im Zaum halten, wenn es um wirklich wichtige Dinge ging, nämlich täglich Entscheidungen zu treffen, welche die ganze Welt betrafen? Nein, es war besser, diese Dinge den Männern und ihren »steinernen Mienen« zu überlassen, die als Schutzschild dienten und sie davor bewahrten, eine Gefühlsregung zu zeigen. Die klassische Reaktion von Männern, die dem Mythos von der männlichen Überlegenheit noch immer verhaftet sind.

Doch reagieren Frauen nicht tatsächlich emotionaler als Männer? Darauf können Sie wetten! Aber auch hier handelt es sich eindeutig wieder um ein Beispiel für das angeborene Wissen, was gesund ist. Gefühle sind ein natürlicher, gesunder Bestandteil des menschlichen Wesens. Es ist nicht unmännlich, Gefühle zu zeigen, sondern es ist ungesund, sie nicht zu zeigen. Frauen wissen dies, da sie intuitiv erahnen, was nötig ist, um ein der Gesundheit – und nicht der Krankheit – förderliches Leben zu führen.

Es wird darum wohl kaum jemanden überraschen, daß laut Statistik mehr Männer unter psychisch bedingten funktionalen Störungen leiden als Frauen.[92] Männer bekommen häufiger Magengeschwüre als Frauen.[93] Sie haben häufiger Nervenzusammenbrüche als Frauen.[94] In den psychiatrischen Anstalten gibt es mehr Männer als Frauen[95], und sie begehen viermal häufiger Selbstmord als Frauen[96]. Die meisten Männer würden sich lieber die Zunge abbeißen, als öffentlich Gefühle zu zeigen. Lieber alles hinunterschlucken, bis sich eines Tages zuviel angestaut hat, was dann zu einer emotionalen Störung oder Prostatakrebs führt. Wenigstens bleibt ihnen dadurch die Demütigung erspart, in der Öffentlichkeit Tränen vergossen zu haben.[97]

Ich zähle auf das »gewisse Etwas«, das Frauen besitzen – diese angeborene, instinktive Fähigkeit zu wissen, auf welche Weise man sich seine Gesundheit und sein Wohlergehen erhält. Sie, liebe Leserin, haben es, davon bin ich überzeugt! Es ist ein Teil Ihres Erbgutes.

Wenn Sie nun im Verlauf der nächsten Kapitel erfahren, wie Sie dem Krebs vorbeugen können, weiß ich, daß Sie instinktiv ahnen, was Sie tun müssen. Sie wurden systematisch indoktriniert zu glauben, daß Sie der Krebsproblematik »nicht gewachsen« seien und deshalb die Entscheidungen den Experten überlassen müßten. Das hat bis heute offensichtlich zu nichts geführt, also wird es Zeit, daß Sie sich auf sich selbst – die wahre Expertin – besinnen.

Seien Sie noch einmal versichert, daß ich nicht von Ihnen erwarte, meinen Empfehlungen blind zu folgen. Wenn Sie erst einmal meine Vorschläge gelesen und überlegt haben, was es bedeuten könnte, sie in Ihr Leben zu integrieren, dann werden Ihnen, da bin ich sicher, Ihr gesunder Menschenverstand, Ihre Logik, Ihre Intuition und Ihr Selbsterhaltungsinstinkt sagen, was Sie tun müssen. Sie sind viel besser in der Lage, eine entscheidende Rolle zu übernehmen und für sich die richtigen Entscheidungen zu treffen, als Sie denken. Vergessen Sie nicht, daß Sie als Frau etwas Besonderes sind, daß Sie viel Kraft haben. Vergegenwärtigen Sie sich immer, daß Sie dem Brustkrebs und Krebs überhaupt vorbeugen *können*. Vergegenwärtigen Sie sich auch, daß Sie damit gleichzeitig Ihre Körperabwehr stärken und Ihren Körper spürbar zu mehr Gesundheit und Wohlbefinden führen können.

Kapitel 4
Das Wort, das keiner hören will

Krebs. Allein die Erwähnung dieses Wortes läßt unsere Nerven – verständlicherweise – erbeben. Denn mit Krebs werden Schmerzen, Leid und Tod assoziiert. Die ehemalige amerikanische First Lady Betty Ford, die den Brustkrebs überlebt hat, sagte einmal: »Das Wort ›Krebs‹ zu hören ist beinahe so, als würde man das Wort ›Tod‹ hören.«[98]

Die international anerkannte Gesundheitsjournalistin der New York Times, Jane Brody, stellte fest: »Frauen machen sich viel mehr Sorgen um Brustkrebs als um jede andere Krankheit.«[99] Sonya Freedman, Gastgeberin von »Sonya Live«, meinte kurz und bündig: »Es ist der Alptraum jeder Frau.«[100]

Die typische Brustkrebspatientin ist eine Frau von über 50 Jahren, doch die Häufigkeit von Brustkrebs hat zwischen 1983 und 1993 in allen Altersklassen zugenommen. Mehr junge Frauen als je zuvor sind daran erkrankt. Heute bekommen in Amerika jährlich 11 000 Frauen in den 20ern oder 30ern Brustkrebs. Eine der Frauen, die in jungen Jahren Brustkrebs hatte, sagte: »In dem Moment, in dem der Arzt einem die Diagnose mit dem Satz ›Sie haben Krebs‹ mitteilt, wird alles, was wichtig ist – Träume, Gebete, Pläne und Hoffnungen –, mit einem Schlag zunichte gemacht.«[101]

Wir alle wissen, daß Krebs existiert, und hoffen und beten, niemals selbst davon betroffen zu sein. Wie ich bereits sagte, ist es die Krankheit, vor der die Menschen am meisten Angst haben. Aber kaum jemand weiß, was Krebs eigentlich ist. Wissen Sie es? Ich meine, wissen Sie es *wirklich*? Wenn Sie Ihre Freunde fragen, ob die wissen, was Krebs ist, bekommen Sie garantiert eine Antwort wie: »Natürlich weiß ich, was Krebs ist, wer weiß das nicht?« Doch wenn man genauer nachhakt, merkt man, daß sie es doch nicht wissen. Sie kennen zwar die Folgen von Krebs und seine Behandlung, aber wenn sie nicht gerade im Gesundheitswesen arbeiten, können sie nicht genau sagen, um was es sich bei Krebs eigentlich handelt. Und diejenigen, die es wissen müßten, also die Forscher und Wissenschaftler, wissen es auch nicht, soviel steht fest. Oh, natürlich, es werden Vermutungen, Annahmen, Theorien und Hypothesen geäußert, aber wenn man ihnen auf den Zahn fühlt, merkt man, daß die »Experten« immer noch keine klare Vorstellung von Krebs haben.

Am 23. Dezember 1971 wurde in den USA – sozusagen als Weihnachtsgeschenk an die Bevölkerung – das Nationale Krebsgesetz (National Cancer Act) verabschiedet, mit dem der damalige Präsident Richard Nixon »dem Krebs den Krieg erklärte«. Das Budget des »Nationalen Krebsinstitutes« für das Jahr 1972 wurde mehr als verdoppelt[102], und man war voller Zuversicht, daß bis zur 200-Jahr-Feier der USA 1976 ein Heilmittel gefunden werden würde.

Die ersten Errungenschaften dieses »Krieges« zeigten sich 14 Jahre später – 1971 hatte eine von vier Frauen Krebs bekommen, 1985 war es eine von drei.[103] 1971 waren zwei von drei Familien betroffen, 14 Jahre später drei von vier.[104] 1971 lag die Sterblichkeitsrate – wohl die aussagekräftigste Zahl – bei eins zu sechs, 14 Jahre später bei eins zu fünf – das bedeutete einen Anstieg von 22 %.[105]

Dr. John Bailor, Biostatistiker in Harvard, war Herausgeber des Fachblattes Journal of the National Cancer Institute und arbeitete 25 Jahre lang an diesem Institut. 1986 beschrieb er als Koautor im New England Journal of Medicine eine Untersuchung, die die Ergebnisse des Kampfes gegen den Krebs zwischen

1950 und 1985 miteinander verglich.[106] Nach Aussage der Wissenschaftler ergab sich aus den Daten, die sie überprüft hatten, »kein Beweis dafür, daß in den 35 Jahren, in denen man sich intensiv bemüht hatte, die Behandlungsmethoden von Krebs zu verbessern, ein entscheidender Fortschritt in bezug auf die Todesrate gemacht worden sei, die ja der Maßstab ist. Statt dessen verlieren wir, was Krebs im allgemeinen angeht, langsam, aber sicher an Boden. Die Brustkrebsrate steigt ebenfalls an, was darauf schließen läßt, daß man bei der Vorbeugung oder der Entdeckung der Ursachen von Krebs versagt hat.«

Der Bericht schließt mit der Feststellung: »Der wichtigste Schluß, zu dem wir kommen, lautet, daß 35 Jahre Forschung, die hauptsächlich der Verbesserung der Behandlungsmethoden dienten, für vergeblich erklärt werden müssen.« Noch deutlicher kann man es kaum ausdrücken.

Heute, gut 20 Jahre später, nachdem mehr als 35 Milliarden Dollar für Forschungszwecke ausgegeben wurden (und dies allein an staatlichen Geldern – an privaten Geldern floß noch wesentlich mehr dazu), nachdem eine Billion Dollar für Behandlungszwecke aufgewandt wurde, nach über sieben Millionen Toten und angesichts der Tatsache, daß man einer Heilungsmöglichkeit keinen Schritt näher ist als damals, ist es wohl offensichtlich, daß selbst die besten Köpfe der Krebsforschung ratlos sind.

Als der CNN-Korrespondent Carl Rochelle Dr. Samuel Epstein vom »Medical Center der Universität von Chicago« fragte, ob wir im Kampf gegen Krebs womöglich *unterliegen* würden, antwortete der: »Ich glaube, wir haben den Kampf gegen den Krebs verloren. Die Krebsrate ist in den letzten vier Jahrzehnten stark angestiegen.«[107]

Von 1971, als Präsident Nixon dem Krebs den Kampf angesagt hatte, bis Ende 1994 wurden mehr als 23 Milliarden Dollar ausgegeben, trotzdem ist die Sterblichkeitsrate um 8% gestiegen. Dies veranlaßte Krebsexperten, dem amerikanischen Kongreß mitzuteilen, der Kampf gegen den Krebs sei zum Erliegen gekommen, und der Krebs würde ohne drastische Maßnahmen in fünf Jahren in den USA zum Killer Nr. 1 werden.[108]

Diese bittere Erkenntnis zeigt uns eindringlich, wie dringend nötig es ist, sich auf die Vorbeugung zu konzentrieren. Da das vorliegende Buch genau auf dieses Thema eingeht, muß ich nicht zu einer langen, komplizierten wissenschaftlichen Erklärung über Krebs ansetzen. Denn was macht es, offen gesprochen, für einen Unterschied, ob Sie nun genau wissen, was Krebs ist, oder nicht?

Kurz wollen wir das Thema natürlich schon anschneiden, aber nur so weit, daß Sie verstehen, warum und auf welche Weise meine Ratschläge Ihnen helfen können, dem Brustkrebs vorzubeugen. Ich verspreche Ihnen: Es wird die einfachste, knappste und verständlichste Beschreibung von Krebs sein, die Sie je gelesen haben.

Viele Leser werden annehmen, es sei eine höchst entmutigende Aufgabe zu versuchen, die komplexe Krankheit Krebs einfach und verständlich zu beschreiben. Die meisten Erklärungen sind so verwirrend und fachspezifisch, daß die meisten Menschen glauben, selbst der Versuch, ihn zu verstehen, sei zu schwierig und zum Scheitern verurteilt. Krebs ist ein dunkles Mysterium, das von der Ratlosigkeit bewacht wird, und deshalb ist man allgemein der Ansicht, es solle am besten den Experten überlassen bleiben, sich durch den Morast zu kämpfen und einen Sinn darin zu erkennen. Falsch. So zu denken mag zwar den Fachleuten entgegenkommen, aber es schließt Sie von dem Entscheidungsfindungsprozeß aus, der Ihr eigenes Leben beeinflussen kann. Das Thema ist einfach zu wichtig, um ausschließlich der Krebsindustrie und den »Experten« überlassen zu bleiben, die, wie wir jetzt wissen, ratloser vor dem Phänomen Krebs stehen als vor irgend etwas anderem.

Wenn es um die medizinische Versorgung, Ihren Körper und Medikamente geht, gibt es zwei Möglichkeiten, wie Ihnen Informationen vermittelt werden können – entweder auf eine unverständliche und komplizierte Art oder direkt und einfach. Unglücklicherweise wird gewöhnlich auf die erste Variante zurückgegriffen. Lassen Sie mich das erklären. Ich kann Ihnen zum Beispiel erzählen, ich hätte eine antekubitale und retropopliteale Urtikaria mit Pruritus, oder ich sage einfach, daß meine Arme und Beine jucken. Einmal leide ich an einer orthostatischen Hypotonie, ein andermal erkläre ich, mir sei schwindlig. Sehen Sie den Unterschied? Raten Sie mal, auf welche Art und Weise man Ihnen etwas über Krebs erzählt hat... Kein Wunder, daß Sie glauben, diese Thematik läge außerhalb Ihres Begriffsvermögens!

Vermutlich werden manche Leser meine Behauptung nicht akzeptieren oder akzeptieren können, daß die Krankheit Krebs mißverstanden und übermäßig verkompliziert worden und in Wirklichkeit längst nicht so kompliziert und unverständlich ist, wie man uns glauben machen will. Es hängt einfach davon ab, von welchem Standpunkt aus man sie betrachtet.

Die medizinische Erklärung – höchstwahrscheinlich die einzige, die Sie bisher kennengelernt haben – unterscheidet sich stark von derjenigen der Natürlichen Gesundheitslehre, meinem Fachbereich. Wenn Sie nicht zufällig etwas in »Fit for Life« darüber gelesen haben, ist es gut möglich, daß Sie von der Natürlichen Gesundheitslehre noch nie gehört haben. Das macht nichts – ich werde Sie im folgenden damit vertraut machen.

Ihr Körper besteht aus Zellen. Unzähligen Zellen. 100 Billionen Zellen (das ist eine Zahl mit 14 Nullen!). Jeder einzelne Teil von Ihnen besteht aus Zellen; sie sind miteinander verbunden und bilden Ihre Haut, Knochen, Muskeln, Organe, Zähne, Haare, Fingernägel, Stimmbänder, Augäpfel – alles. Alle diese Zellen, selbst die kleinste, unterstehen dem Befehl und der Steuerung des Gehirns.

Für mich besteht die erstaunlichste Tatsache des ganzen Universums darin, daß jede einzelne dieser 100 Billionen Zellen ununterbrochen Nachrichten an das Gehirn schickt oder um Anweisungen nachfragt und daß das Gehirn bemerkenswerterweise jede einzelne dieser Mitteilungen empfängt und beantwortet. Die Billionen von Nachrichten werden 24 Stunden am Tag hin und her geschickt, ohne Pause, und die unzähligen Funktionen des Körpers werden mit größter Perfektion ausgeführt, und zwar alle gleichzeitig!

Jede Zelle wartet wie ein Soldat in einer Armee auf Anweisungen. Jede Aktivität, egal wie geringfügig sie auch sein mag, wird unter der ständigen Überwachung und Anleitung des Gehirns ausgeführt. Alles läuft geordnet und vorhersehbar ab. Keine Zelle tut jemals etwas nur für sich. Doch wie überall im Leben gibt es auch hier Ausnahmen. Und die Ausnahme heißt – Krebs.

Kommen wir zur vermutlich am meisten vereinfachten Definition von Krebs, die Sie jemals gehört haben – geradeheraus, nicht fachsprachlich, einfach zu verstehen. Trotzdem enthält sie, wie ich schon sagte, alle Informationen, die Sie über Krebs wissen müssen, um meinen Gedankengang nachvollziehen zu können, wenn ich Ihnen die Grundregeln – und ihre Anwendung – später vorstelle, die Ihnen helfen sollen, dem Brustkrebs vorzubeugen.

Eine Krebszelle ist eine normale Zelle, die von giftigen Stoffen so aus dem Gleichgewicht gebracht worden ist, daß sie den Kontakt mit dem Gehirn verliert und nicht länger von ihm gesteuert werden kann. Sie wurde durch das Gift buchstäblich »verrückt« gemacht und ist »auf sich selbst gestellt«. Während sich normale Zellen teilen und nach einer genau festgelegten Zeit die Teilung beenden, tun Krebszellen dies nicht. Statt dessen wuchern sie unkontrolliert weiter. Zwei normale Zellen, die man auf einem Glasplättchen beobachtet, hören auf zu wachsen, sobald sie sich berühren. Krebszellen dagegen wachsen unter denselben Bedingungen weiter, und zwar wild und unkontrolliert. In den meisten Krebsfällen führt das ungehemmte

Zellwachstum zur Bildung von Tumoren, die in normale Zellen eindringen und diese zerstören.

Natürlich will die ganze Welt wissen, was die normalen Zellen »verrückt« macht, denn wenn man das herausgefunden hat, weiß man auch, was Krebs ist. Nach den Grundsätzen der Natürlichen Gesundheitslehre lassen jene Gifte oder Toxine, mit denen normale Zellen über Jahre hinweg unablässig konfrontiert werden, sie schließlich »durchdrehen«. Ich werde später noch darauf eingehen, doch fürs erste reicht es zu sagen, daß einerseits unser Körper selbst Gifte als Stoffwechselprodukte erzeugt und wir andererseits Gifte über Getränke und Nahrung aufnehmen. Krebs ist das Endprodukt einer pathologischen Entwicklung, die schon lange begonnen hat, bevor irgendwelche Anzeichen von Krebs auftauchen. Mit anderen Worten (und es ist enorm wichtig für Sie, dies zu verstehen): Krebs greift nicht plötzlich an, sondern entwickelt sich.

Alles Wachstum – sei es nun Krebs oder etwas anderes – untersteht den Gesetzen von Ursache und Wirkung. Aktionen rufen Reaktionen hervor. Krebs wird nie einfach nur »auftreten«. Er ist ein unvermeidliches Resultat von Ursachen, die über eine sehr lange Zeit hinweg nicht beseitigt wurden.

Traditionelle Behandlungsmethoden wie Operationen, Bestrahlung und Chemotherapie widmen sich dem Problem in der Schlußphase des Wachstums, also nachdem der Krebs bereits aufgetreten ist. Hier geht man die Folgen an, während die Ursachen außer acht gelassen werden. Wenn einer Frau ein Tumor aus der Brust entfernt oder gar eine Mastektomie vorgenommen wird und sie dann zu ihrer alten Lebensweise zurückkehrt, die in erster Linie für das Problem verantwortlich ist, ohne daß man sich der Ursachen annimmt, dann wird die Gesundheit nicht wiederhergestellt, und der Krebs kehrt zurück. In solchen Fällen hört man Sätze wie »Sie haben einen Rückfall erlitten«, »Er ist zurückgekehrt« oder »Wir haben offenbar nicht alles herausgenommen«.

Die Wahrheit ist: Der Krebs ist nicht zurückgekehrt, sondern er war nie weg! Eine Brust und einige Lymphknoten zu entfernen, ohne die Ursachen des Krebses zu beseitigen, und dann zu hoffen, der Krebs würde nicht zurückkehren, ist so blauäugig, als glaubte man, ein Apfelbaum würde keine Äpfel mehr hervorbringen, wenn man einmal einen gepflückt hat. Wenn der Zustand der Vergiftung, der zu dem abnormen Zellwachstum geführt hat, beseitigt wird, dann – und nur dann – wird die Gesundheit wiederhergestellt. Natürlich vorausgesetzt, es ist nicht bereits ein Stadium eingetreten, in dem der Schaden zu groß ist und nicht wieder rückgängig gemacht werden kann, also irreparabel ist. Irreparabel bedeutet, daß der Vergiftungzustand bereits so lange ohne Unterbrechung andauert, daß schließlich Krebs auftritt. Wenn dieser Krebs metastasiert, sich also von seinem Ursprungsort entfernt und im Körper ausbreitet, dann sind Vorbeugemaßnahmen natürlich überflüssig, müssen andere Maßnahmen ergriffen werden. Das ist die negative Seite der Angelegenheit. Aber es gibt auch eine positive.

Erinnern Sie sich an die Tatsache, daß der Krebs etwa zehn Jahre lang gewachsen sein muß, bevor man ihn überhaupt entdecken kann? Man ist nicht einfach an einem Tag noch gesund und am nächsten krank. Man geht nicht gesund ins Bett und wacht am nächsten Tag mit Krebs auf. Eine Krankheit hat sieben Stadien. Diese Stadien entwickeln sich über einen sehr langen Zeitraum hinweg, und wenn die Ursache eines gesundheitlichen Problems während eines der ersten sechs Stadien beseitigt wird, kann die Gesundheit wiederhergestellt werden. Dann wird der Krebs – das siebte Stadium – gar nicht erst auftreten. Mit anderen Worten: Man hat jahrelang Zeit, um dem Geschehen eine Wendung zu geben und etwas zu unternehmen, um die Entstehung von Krebs zu verhindern.

Außerdem strebt unser Körper *immer* danach, den bestmöglichen Gesundheitszustand zu erreichen. Der menschliche Körper ist imstande, sich selbst zu heilen und zu erhalten, und er setzt ununterbrochen und unermüdlich alle Kräfte ein, um die Gesundheit herbeizuführen und zu bewahren. Gesundheit ist der normale, natürliche Zustand unseres Körpers, Krankheit weder normal noch natürlich. Wenn man gesund ist, wird der Körper automatisch jede Anstrengung unternehmen, um diesen Zustand zu erhalten. Wenn man krank ist, bemüht er sich eifrig, die Gesundheit wiederherzustellen. Jede der unzähligen Funktionen, die unser Körper Tag und Nacht ohne Unterlaß ausübt, dient dem nie endenden Bestreben, Gesundheit zu erlangen und gesund zu bleiben.

So wie ein mit Luft gefüllter Ball, der unter Wasser gedrückt und dann losgelassen wird, an die Oberfläche schießt, strebt auch unser Körper immer und in allen Situationen nach optimaler Gesundheit. Wenn der Ball unter Wasser losgelassen wird, kann er nur auf eine einzige Art reagieren – er steigt in gerader Linie und so schnell wie möglich an die Oberfläche. Da gibt es kein Zögern, kein Hin- und Herschwanken, Sinken oder Verharren – er wird in direkter Linie nach oben schießen. Er kann nicht anders. Für unseren Körper gilt in seinem Streben nach Gesundheit das gleiche. Er wird immer versuchen, seine Gesundheit auf die schnellstmögliche und wirksamste Art wiederherzustellen. Der Ball in unserem Vergleich kann nur dann davon abgehalten werden, schnell aufzusteigen, wenn er nach unten gedrückt wird – unser Körper kann nur dann von seinem Ziel, die Gesundheit wiederherzustellen, abgehalten werden, wenn er mit mehr Gegnern konfrontiert wird, als er bekämpfen kann, und seine Abwehrkräfte dadurch geschwächt werden. Doch selbst dann wird er nicht aufgeben. Solange unser Körper lebt, strebt er nach Gesundheit.

Zum Glück für uns alle besitzt er ein eingebautes Alarmsystem, das uns warnt, wenn unsere Gesundheit in Gefahr ist. Je kritischer das Problem, desto intensiver die Warnsignale. Nach meiner Erfahrung nehmen die meisten Menschen gar nicht wahr, daß ihr Körper Warnsignale abgibt, um sie vor einer drohenden

Gefahr zu warnen. Da die Warnsignale nicht als solche erkannt werden, ignoriert man sie entweder oder bekämpft sie mit Medikamenten. Was als Zustand begonnen hat, den man noch hätte korrigieren können, bevor er lebensbedrohliche Ausmaße annahm, indem er sich verschlechterte, gipfelt deshalb nur zu oft in Krebs.

Während der sieben Stadien der Krankheit sendet der Körper Warnsignale aus, und es ist außerordentlich wichtig, daß man sie nicht übersieht, weil man nicht weiß, was es ist oder was sie bedeuten sollen. Falls Sie in der Lage sind, diese Warnsignale als solche zu erkennen, können Sie auch die nötigen Maßnahmen ergreifen, um sich zu schützen und das Resultat kontinuierlicher Vernachlässigung – Krebs – zu verhindern.

Wenn Sie im folgenden Kapitel die Beschreibung der sieben Stadien der Krankheit und der auftretenden Warnsignale lesen, dann behalten Sie immer im Hinterkopf, daß Sie sich damit nicht nur unerklärliche Kopfschmerzen, Ängste und Depressionen, Schmerzen und Qualen ersparen, sondern auch Ihr Leben retten können.

Kapitel 5
Die sieben Stadien einer Krankheit

Sicher haben Sie auch schon einmal einen der folgenden Kommentare gehört, wenn jemand gestorben oder schwer erkrankt ist: »Ich kann es nicht glauben, er war so gesund« oder: »Ich habe sie neulich noch gesehen, da sah sie großartig aus, richtig gesund«.

Sie müssen sich über eines im klaren sein: Eine Krankheit, vor allem Krebs, wird nie einfach jemanden »anfallen« und niederstrecken. So funktioniert das nicht. Es dauert lange, und Vernachlässigung und Mißbrauch müssen gewaltige Ausmaße annehmen, bis schließlich Krebs entsteht. Vom ersten bis zum siebten Stadium können Jahre vergehen. Auf jeder Stufe kann man das Fortschreiten der Krankheit noch aufhalten. Wenn Sie sich mit den Krankheitsstadien und ihren Warnsignalen vertraut machen, können Sie immer erkennen, wie es um Ihre Gesundheit bestellt ist, und die Verantwortung für und die Kontrolle über Ihren Zustand übernehmen.

Erstes Stadium –
Die Schwächung des Körpers

Schwäche hängt mit Energie zusammen. Energie ist die Grundlage allen Lebens. Ihre Existenz ist davon abhängig, wieviel Energie Sie zur Verfügung haben, damit Ihr Körper alle Funktionen ausführen kann. Ihr Körper ist dann geschwächt, wenn er entweder nicht mehr genug Energie für die Ausübung seiner Aufgaben produziert oder wenn die Anforderungen, die an ihn gestellt werden, zu groß sind und die normale Energieversorgung nicht mehr ausreicht. Wenn das passiert, gerät der Körper aus dem Gleichgewicht und produziert weniger Energie. Dann sind *alle* Körperfunktionen aus dem Gleichgewicht gebracht, also auch jene, die für die Ausscheidung von giftigen Abfallprodukten aus dem Stoffwechsel oder von Überresten aufgenommener Nahrung verantwortlich sind. Ein gewisser Anteil an Giftstoffen im Körper ist völlig natürlich. Erst wenn mehr produziert als ausgeschieden werden, tauchen Probleme auf. Der Körper ist dann nicht mehr in der Lage, seine erschöpften Energievorräte wieder aufzufüllen, und gleichzeitig wird er mit giftigen Stoffen überschwemmt (darauf werde ich im nächsten Kapitel eingehen). Da die Energie während des Schlafes regeneriert wird, ist das erste Warnsignal bei beginnender Schwächung des Körpers, daß Sie sich müde oder träge fühlen, öfter das Bedürfnis nach einem Nickerchen haben und/oder nachts mehr Schlaf brauchen. Die Schwächung des Körpers führt direkt zum nächsten Stadium der Krankheit.

Zweites Stadium – Toxämie (Blutvergiftung, Autointoxikation)

Eine Blutvergiftung tritt dann auf, wenn die nicht entsorgten Giftstoffe, die ich oben erwähnte, das Blut, die Lymphe und das Gewebe des Körpers durchdringen. Der Körper erkennt natürlich, daß dieser Zustand geändert werden muß, und beginnt – in dem Versuch, sich zu reinigen und seine Funktionstüchtigkeit aufrechtzuerhalten – die Giftstoffe auszuschwemmen. Dieser Vorgang kann zwei Auswirkungen haben und weitere Warnsignale mit sich bringen. Entweder fühlen Sie sich unbehaglich und unwohl, oder der Vorgang belastet die

Energieversorgung des Körpers noch mehr. Wenn man zusätzlich überarbeitet ist, unter Streß steht oder zu wenig Schlaf und Ruhepausen bekommt – alles »Energiefresser« –, wird das Gefühl der Müdigkeit und Trägheit noch stärker. Ab einem bestimmten Grad der Toxämie – wenn die Giftstoffe ausgeschieden werden müssen –, kommt es zum nächsten Stadium der Krankheit.

Drittes Stadium – Reizung

Während bei der Schwächung des Körpers die einzigen wahrnehmbaren Warnsignale Müdigkeit oder Erschöpfung sind, tauchen bei einer Blutvergiftung und der daraus resultierenden Reizung deutlichere Hinweise auf. Tatsächlich ist es in diesem Stadium die Absicht des Körpers, auf den steigenden Giftstoffpegel im Körper aufmerksam zu machen – in der Hoffnung, daß man die Warnung ernst nimmt und die nötigen korrigierenden Schritte einleitet, um die Giftstoffe zu entfernen.

Reizung ist ein Zustand, in dem der Körper seine Abwehrmechanismen einschaltet und seine internen Aktivitäten beschleunigt, um die Giftstoffe, die sich im Körper angesammelt haben, loszuwerden. Das kann an verschiedenen Körperstellen passieren. Obwohl das Stadium der Reizung nicht so schmerzhaft ist, daß Sie den Arzt aufsuchen, ist es doch unangenehm genug, um Abhilfe schaffen zu wollen. Es ist eine Maßnahme des Körpers, die uns dazu bewegen soll, etwas zu unternehmen.

Ein typisches Beispiel für eine Reizung ist das Bedürfnis, auf die Toilette zu gehen. Das ist kein schmerzhafter Vorgang, es sei denn, wir zögern es zu lange hinaus. Dann tut es so weh, daß man an nichts anderes mehr denken kann als daran, sich endlich zu erleichtern. Bei Darm und Blase wird am deutlichsten, auf welchem Weg Abfall und Giftstoffe aus dem Körper ausgeschieden werden. Weniger offensichtlich ist die Ausscheidung von Giftstoffen an anderen Stellen des Körpers. Bis wir gelernt haben, die Warnsignale unseres Körpers zu erkennen und zu berücksichtigen, kann es leicht passieren, daß wir die Signale nur als kleinere Unannehmlichkeiten im Alltag interpretieren, statt sie als wertvolles Geschenk zu erkennen – was sie auch wirklich sind.

Sicher sind Ihnen weitere Beispiele von klassischen Warnsymptomen, die im Stadium der Reizung auftreten, bekannt. Denn schließlich haben wir alle unseren Körper zum einen oder anderen Zeitpunkt bereits einmal vergiftet und anschließend die Folgen davon zu spüren bekommen. Ein weitverbreitetes, auf Vergiftung zurückzuführendes Warnsignal im Reizungsstadium ist der Juckreiz. Die Haut ist nicht nur das größte Organ des Körpers, sondern auch ein Ausscheidungsorgan. Der Körper nutzt die über vier Milliarden Poren in unserer Haut ausgiebig und regelmäßig, um sich von Kopf bis Fuß von Giftstoffen zu reinigen. Wenn irgendeine Stelle unserer Haut juckt, ist das ein klassisches Zeichen dafür, daß Giftstoffe entfernt werden. Wenn sie die Hautoberfläche erreichen, reizen sie diese Stellen, und es kommt zum Juckreiz. Das ist nicht schlimm und auch nicht besonders schmerzhaft, aber lästig. Auf diesem Weg versucht der Körper, unsere Aufmerksamkeit zu erringen. Nur wenn dieses Stadium ignoriert und nichts unternommen wird, um die Ursache des Problems zu beseitigen, wird aus dem Juckreiz etwas Gravierenderes. Darauf gehe ich bei den Erläuterungen zum vierten Stadium ein.

Nicht bei jedem Menschen kommt es im dritten Stadium zu Juckreiz. Manchen wird ohne ersichtlichen Grund und zu den unterschiedlichsten Zeiten übel, vor allem am Morgen, wenn der Körper sich in seiner Ausscheidungsphase befindet. Ein anderer verspürt ständig ein Prickeln in der Nase – ebenfalls ein Zeichen für Reizung. Wieder ein anderer ist nervös, gereizt oder fühlt sich unbehaglich und wird schließlich ohne ersichtlichen Grund wütend. Ein weiterer Hinweis auf eine Reizung ist, wenn man völlig gegen seinen Charakter plötzlich schlechte Laune bekommt oder sich schnell ärgert. Sie kennen Aussagen wie: »Sie ist immer gereizt« oder: »Ärgere ihn nicht, er hat schlechte Laune«. Ganz einfach: Die Menschen fühlen sich gereizt, weil ihr Körper sich im Stadium der Reizung befindet.

Andere Warnsignale sind Nervosität, Depressionen, Angstzustände und Besorgnis, vor allem dann, wenn diese Eigenschaften eigentlich untypisch für den Betreffenden sind. Vielleicht bekommt man schneller Kopfschmerzen, oder es zwickt hier und da an verschiedenen Stellen des Körpers. Dazu gehören auch Schwierigkeiten einzuschlafen oder daß man sich nach dem Schlafen nicht erholt fühlt, außerdem Gewichtszunahme. Andere klassische Symptome sind eine belegte Zunge, schlechter Atem, starker Körpergeruch, eine blasse Gesichtsfarbe und dunkle Ringe unter den Augen. Bei Frauen kann es zu außergewöhnlichen Menstruationsbeschwerden oder stärkerem Blutverlust während der Regel kommen.

Vielleicht denken Sie jetzt: »Großer Gott, gibt es denn etwas, das *kein* Warnsignal ist?« Nein. Wenn der Körper mit Giftstoffen überfrachtet ist, wird er alles versuchen, um Ihre Aufmerksamkeit zu erringen.

Leider leben viele Menschen jahrelang im Stadium der Reizung, ohne zu wissen, was mit ihnen geschieht. Ihr Zustand ist nicht schlimm genug, um zum Arzt zu gehen, also »muß man halt damit leben«. Doch wenn man die Auswirkungen der Schwächung, der Toxämie und der Reizung lange genug ignoriert hat und die Giftstoffrückstände, die diesen ganzen Prozeß in Gang gesetzt haben, eine noch höhere Konzentration erreichen, kommt es zum vierten Stadium.

Viertes Stadium – Entzündungen

Eine Entzündung stellt die größte Kraftanstrengung des Körpers dar, sich zu reinigen und wieder zu gesunden. In diesem Stadium wird man sich des Problems bewußt, denn jetzt kommen Schmerzen ins Spiel. Schmerzen treten nicht einfach ohne Grund auf. Sie sind keine Strafe für ein kleines »Vergehen«. Schmerzen haben immer einen Grund – sie sind das wirkungsvollste Warnsignal unseres Körpers und sollen uns darauf aufmerksam machen, daß wir uns ohne Korrekturmaßnahmen in Gefahr begeben. Der Körper versucht nun immer verzweifelter, die steigende Giftstoffkonzentration zu reduzieren, bevor die Giftstoffe verheerenden Schaden anrichten können.

Nur wenigen Menschen wird bewußt, daß es sich bei dieser Anstrengung des Körpers um einen Selbstreinigungs- und Heilungsversuch handelt. Statt dessen werden Schmerzen als »Angriff« auf das Wohlbefinden gesehen, und man sucht einen Arzt auf, um sie zu lindern. Der Arzt wird hundertprozentig Anzeichen einer Krankheit finden, die in den meisten Fällen mit Hilfe von Medikamenten behandelt wird. Die Medikamente jedoch tragen nicht dazu bei, die Ursache zu beheben. Sie dienen nur dazu, die Schmerzen zu vertreiben. Während sie das tun und den Eindruck vermitteln, das Problem werde gelöst, erhöhen sie den Giftstoffspiegel im Blut jedoch, *indem* sie die Schmerzen lindern.

Wenn eine Entzündung auftritt, hat der Körper die Giftstoffe bereits in einem bestimmten Organ oder einem Körperteil (zum Beispiel den Brüsten) zusammengefaßt, um sie dort in einem massiven Kraftakt zu eliminieren. Diese Region entzündet sich aufgrund der ständigen Reizung durch die Giftstoffe. Wenn eine Entzündung vorliegt, kommt es zu den sogenannten »-itisen«. Die Endung »-itis« bedeutet wörtlich »Entzündung von«. Eine Tonsillitis ist also eine Mandelentzündung, eine

Appendizitis eine Blinddarmentzündung, eine Hepatitis eine Leberentzündung, eine Nephritis eine Entzündung der Nieren, eine Arthritis eine Entzündung der Gelenke und eine Colitis eine Entzündung des Darmes. Eine Erkältung mit Entzündung der Nasenhöhlen (Sinus Cavitis) ist eine Rhinitis (Nasenschleimhautentzündung) mit Sinusitis (Nasenhöhlenentzündung). Die Liste der »-itisen« geht endlos weiter.

Wenn sich ein Lymphknoten entzündet, wird er größer und schmerzempfindlich. Das nennt man Lymphadenitis.[109] Ein geschwollener Lymphknoten (oder eine Lymphdrüse) ist eines der eindringlichsten Warnsignale des Körpers. Es bedeutet, daß eine Reinigung von lange aufgestauten Giftstoffen längst überfällig ist. (Auf das Lymphsystem werde ich im nächsten Kapitel eingehen.)

Im Abschnitt über das dritte Stadium sprach ich bereits von der Reizung der Haut. Wenn dieses Problem nicht angegangen wird, kommt es zu einer Dermatitis, einer Entzündung der Haut. Ekzeme und Psoriasis (Schuppenflechte) sind besonders schwere Entzündungsformen und sichtbare Beispiele für den Versuch unseres Körpers, mit Hilfe seiner Regenerationsfähigkeiten die Giftstoffe sozusagen mit »Volldampf« über die Haut auszuscheiden. Zu diesem Zeitpunkt können Maßnahmen, mit deren Hilfe die Konzentration der Giftstoffe im Körper reduziert wird, die Krankheit aufhalten. Ich habe das selbst bei unzähligen Gelegenheiten miterlebt.

Unglücklicherweise wird nur selten etwas in dieser Richtung unternommen. Statt dessen bekämpft man die schmerzhaften Symptome meistens mit Hilfe von Medikamenten. Die Schmerzen sind anschließend vielleicht für eine Zeitlang verschwunden, das Problem selbst aber bleibt. Wenn die körpereigenen Reinigungsmaßnahmen mit Hilfe von Medikamenten unterdrückt werden, steigt die Giftstoffkonzentration an, bis auch andere Organe in Mitleidenschaft gezogen werden – und zwar nicht nur wegen der Giftstoffe, die sich bereits im Körper ange-

sammelt haben, sondern auch wegen der zusätzlichen Giftstoffe, die in den eingenommenen Medikamenten enthalten
sind.

Bei diesem vierten Stadium handelt es sich um einen Wende-
punkt, denn hier entscheidet sich, ob man seine Gesundheit
wiedererlangt oder noch kränker wird. Man befindet sich in der
Mitte der sieben Stadien, und die Richtung, die man nun ein-
schlägt, ist entscheidend. Wenn der Zustand der allgemeinen
Vergiftung des Körpers weiter andauert, kommt es zum nächsten Stadium der Krankheit.

Fünftes Stadium – Geschwürbildung

Im fünften Stadium war der Körper den »Angriffen« schon so
lange ausgesetzt, daß es bereits zu einer massiven Zell- und Ge-
websschädigung gekommen ist. Dieser Zustand ist meist sehr
schmerzhaft, da auch Nerven in Mitleidenschaft gezogen werden.

Verletzungen, Funktionsstörungen oder Geschwüre können am
oder im Körper auftreten. Ein klassisches Beispiel für ein Geschwür im Körper ist das Magengeschwür, bei dem es sich einfach um ein Loch im Magen handelt. Wer schon einmal ein Magengeschwür hatte, weiß nur zu gut, welche Schmerzen damit
verbunden sind.

Beispiele für äußerliche Geschwüre sind ein Lippengeschwür
oder ein offenes, nässendes Geschwür an Arm oder Bein. Auch
wenn der Körper ein Geschwür als Öffnung benutzt, um sich
von Giftstoffen zu befreien, kann er das Geschwür wieder
schließen, wenn die Konzentration an Giftstoffen ausreichend
gesenkt wird. Nach der Ausbildung eines Geschwürs folgt dann
häufig die Schließung der Wunden durch den Körper.

Sechstes Stadium – Verhärtung

Die Narbenbildung ist eine Form der Verhärtung, bei der das Gewebe zusammengezogen wird, um die Lücken zu schließen, die zum Beispiel durch ein Geschwür entstanden sind. Aber diese Zusammenziehung von Gewebe ist zielgerichtet und beabsichtigt. Die Giftstoffe, welche die Gesundheit des Körpers bedrohen, werden in einem »Beutel« aus zusammengezogenem Gewebe eingeschlossen. Auf diese Weise werden sie isoliert, damit sie an einer Stelle bleiben und sich nicht im ganzen Körper ausbreiten können. Dieser Beutel wird als Tumor bezeichnet und oft als Krebs diagnostiziert, obwohl in Wirklichkeit gar kein Krebs vorhanden ist.

Diese Verhärtung ist das letzte Stadium, in dem der Körper noch die Kontrolle über seine Zellen hat. Nimmt man jetzt nicht von den zerstörerischen Praktiken, die den Körper in diesen Zustand gebracht haben, Abstand, werden die Zellen langsam »verrückt«. Sie verwandeln sich in Parasiten, das heißt, sie leben von allen Nährstoffen, die in ihre Reichweite gelangen, sind jedoch dem Körper nicht mehr von Nutzen. Das ununterbrochene Überfluten der Zellen mit Giftstoffen führt schließlich zu einer Veränderung ihres genetischen Codes, und sie werden der Kontrolle des Gehirns entzogen. Wenn Zellen auf diese Weise »durchdrehen«, werden sie zu Krebszellen.

Siebtes Stadium – Krebs

Wir sind beim Endstadium einer langen Krankheitsentwicklung angelangt. Wenn die Ursachen, die für diesen Zustand verantwortlich sind, nicht spätestens jetzt beseitigt werden, endet die Krankheit vermutlich tödlich. Der Körper ist bereits sehr geschwächt, die Zellen unterstehen nicht länger der Kontrolle des Gehirns, sondern vermehren sich ungehemmt und unkontrolliert. Auch wenn der Krebs im günstigsten Fall durch eine gesunde Lebensweise zum Rückzug gezwungen werden *kann*, muß man sehr sorgfältig und gewissenhaft vorgehen. Das Anliegen dieses Buches ist es, Ihnen zu zeigen, wie Sie das siebte Stadium verhindern können.

Im Gegensatz zu dem, was viele Frauen denken - vor allem jene, bei denen Krebs festgestellt wurde -, ist der Körper unser bester Freund und Verbündeter im Kampf um unsere Gesundheit und bei der Vorbeugung gegen Krebs. *Hegen Sie daran nie auch nur den geringsten Zweifel!* Ich kann gar nicht aufzählen, wie oft ich gehört habe, daß Frauen ihre Brüste als ihre »Feinde« bezeichnet haben. Als wären sie irgendwie vom Körper abgetrennt oder hätten nichts mit ihm zu tun, sondern würden auf eigene Faust handeln. Das zeigt auch folgende Aussage einer Frau, die bei einem Interview in einer Sendung von PBS über Brustkrebs sagte:»Ich wollte meine Brüste unbedingt loswerden - sie waren zu meinen Feinden geworden. Ich wollte sie nicht mehr, denn sie wollten mich umbringen.«[110] Nichts könnte weiter von der Wahrheit entfernt sein!

Der Mensch mag seinen Körper vielleicht als eine Fülle voneinander unabhängiger Teile betrachten, doch der Körper verhält sich nicht so, wie diese Frau es beschrieb. Jeder Teil ist dem Körper so heilig, wichtig und wird so in Ehren gehalten wie alle anderen und auch genauso beschützt. Die Brüste sind also ebenso wichtig und erhalten genausoviel Aufmerksamkeit, wenn sie heilungsbedürftig sind, wie jedes andere Körperteil, seien dies nun Herz, Lunge, Zähne, Haut, Augen, Eingeweide oder etwas anderes. Keinem Teil wird weniger oder mehr Aufmerksamkeit gewidmet als einem anderen. Wenn irgendwo im Körper etwas nicht stimmt, wird in jene Region Energie entsandt, um das Problem zu beheben. Als Teil der Weisheit, die in jeder Zelle steckt, schickt uns der Körper Nachrichten, um unsere Aufmerksamkeit auf eine drohende Gefahr zu lenken.

Während der ersten sechs Stadien sendet der Körper unablässig Warnsignale aus. Wenn wir sie verstehen und die nötigen Schritte unternehmen, hören die Warnsignale auf. Verstehen wir sie nicht und setzen unsere schädlichen Gewohnheiten fort, werden die Warnsignale immer eindringlicher. Dieser eingebaute Mechanismus funktioniert so automatisch wie ein Blinzeln oder das Fließen des Blutes durch unsere Adern. Dieses Alarmsystem ist ein weiteres wunderbares Beispiel für die Großartigkeit unseres Körpers. Doch unser Körper kann uns nur warnen – etwas zu verändern bleibt dem Menschen überlassen.

Vielleicht sind Sie schon einmal Auto gefahren, als plötzlich ein rotes Licht am Armaturenbrett aufleuchtete, welches Sie darauf aufmerksam machen sollte, daß etwas nicht stimmt. Was tun Sie, wenn Sie dieses rote Licht sehen? Ignorieren Sie es in der Hoffnung, es würde schon wieder ausgehen? Kleben Sie es mit Klebeband zu, damit Sie es nicht sehen müssen? Oder bringen Sie den Wagen so bald wie möglich in die Werkstatt, um kontrollieren zu lassen, wo das Problem liegt?

Die Autokonstrukteure haben es geschafft, ein eingebautes Warnsystem zu erfinden, um die Zerstörung des Autos zu verhindern. Haben Sie in Ihren kühnsten Träumen etwa gedacht, Gott hätte vergessen, dies auch für uns zu tun? Nein, er hat es nicht vergessen! Unvorstellbar, daß Gott in seiner unendlichen Weisheit und Güte solch eine außerordentlich wichtige Komponente unseres Körpers wie ein Alarmsystem vergessen hätte, das uns vor Schaden bewahren soll!

Ihnen sollte immer bewußt sein, daß Gesundsein unser Normalzustand ist, nicht Kranksein. Der Körper strebt immer danach, den gesunden Zustand zu erhalten. Wenn die Gesundheit gefährdet ist und Warnsignale auftauchen, bedeutet das, daß er nicht unter den besten Umständen lebt, um seine Gesundheit gewährleisten zu können, und versucht, mit einer Überbelastung durch Giftstoffe fertigzuwerden. Die Krankheit schreitet nicht fort, die Warnsignale verschwinden, und die Gesundheit wird wiederhergestellt, wenn die Ursachen an diesem Punkt beseitigt werden und die richtigen Umstände für eine Gesundung gegeben sind.

Wenn wir die Warnsignale dagegen unterdrücken oder ignorieren und die Giftstoffansammlung nicht entfernt wird, erkrankt der Körper immer schwerer, und das wird schließlich zu Krebs führen.

Es ist außerordentlich wichtig, daß Sie lernen, auf die Warnsignale zu achten und anschließend die entsprechenden notwendigen Schritte zu unternehmen, auf die ich gleich zu sprechen komme. Dann bestehen die besten Voraussetzungen, daß Sie Krankheiten an ihrer Entstehung hindern können.

Kapitel 6
Der Reinigungsapparat

Wenn Sie einen Wunsch frei hätten, wofür würden Sie sich entscheiden? Vielleicht wäre Ihre erste Reaktion, an einen riesigen Geldbetrag zu denken, so viel Geld, daß man gar nicht alles ausgeben könnte. Doch nach gründlichem Nachdenken würden sich die meisten Menschen wohl für eine andauernde, gute Gesundheit entscheiden. Überlegen Sie mal: Das würde nicht nur bedeuten, daß Sie niemals krank werden, sondern auch, daß Sie niemals Angst davor haben müßten, krank zu werden! Denn was nützt Ihnen ein Haufen Geld, wenn Sie zu krank sind, um sich daran zu erfreuen? Wenn man sich mit Geld Gesundheit erkaufen könnte, gäbe es keine kranken Reichen ...

Jeder möchte gesund sein! Erfreulicherweise hat in letzter Zeit die Zahl derjenigen zugenommen, die bereit sind, die Verantwortung für ihre Gesundheit selbst zu übernehmen. Dazu haben weder die Wissenschaft noch die Medizin beigetragen, sondern nur diese Menschen selbst. Die letzten zehn Jahre haben buchstäblich eine Armee von Menschen hervorgebracht, die die Vorteile von gesunder Ernährung und regelmäßiger körperlicher Betätigung entdeckt haben.

Wenn Sie sich dieser Bewegung nicht schon angeschlossen haben, ist nun der richtige Zeitpunkt, ist Ihre Chance gekommen. Sie *können* den Grad Ihrer Gesundheit selbst bestimmen. Sie *können* ein Wörtchen mitreden, wenn es um Ihre Lebenserwartung und Lebensqualität geht. Sie *können* gegen Brustkrebs vorbeugen! Immer mehr Frauen werden sich dieser Tatsache bewußt.

Das Gute an diesem Fakt ist, daß es überhaupt nicht schwierig ist, die Kontrolle über und die Verantwortung für die Gesundheit zu übernehmen. Oh, natürlich, ich weiß, daß man Ihnen weisgemacht hat, es sei schwierig, aber das stimmt nicht! Darüber hinaus können Sie das Steuer sofort herumreißen – es hängt nur davon ab, wie schnell Sie dieses Buch lesen.

Die ganze Krebsthematik ist bereits so verkompliziert worden, daß die meisten Menschen völlig verwirrt und entmutigt sind. Viele werden meinem Versprechen, mit Hilfe dieses Buches aufzuzeigen, wie man Brustkrebs und Krankheiten generell vorbeugen kann, deshalb skeptisch gegenüberstehen. Kein Problem. Ich kann mit Skepsis leben. Beseitigen will ich nur die Apathie, die aus der Frustration entstanden ist. Wenn Sie mir eine Chance geben und meine Vorschläge einfach ausprobieren, wird mir das auch gelingen – genau wie Ihnen.

Sie werden im folgenden nicht nur erfahren, *was* Sie tun müssen und *warum*, sondern auch *wie*. Die Vorbeugung hat eine Komponente, die absolut notwendig und vermutlich sogar noch wichtiger ist als jede andere, aber erstaunlicherweise offenbar übersehen worden ist. Natürlich werden Sie nun begierig sein, endlich zu erfahren, wovon ich spreche. Was ist dieses gewisse Etwas, diese besondere Zutat, die es Ihnen ermöglichen soll, sich ganz leicht von Ihrer Angst vor dem Krebs zu befreien? Ich möchte Ihnen dies mit Hilfe einer Analogie verdeutlichen, und zwar in einem Vergleich mit einem Auto. Da viele Menschen ein Auto haben oder auf Autos angewiesen sind, wird es dabei keine Verständnisschwierigkeiten geben.

Auf der einen Seite kann es eine echte Herausforderung sein zu verstehen, wie ein komplizierter Automotor funktioniert, wie die einzelnen Teile zusammenarbeiten, damit der Wagen läuft. Andererseits ist die Funktionsweise eigentlich relativ einfach:

Benzin einfüllen, und der Wagen fährt und dient seinem Besitzer eine lange Zeit für die verschiedensten Zwecke. Ihr Körper gleicht einem Auto: Sie geben Nahrung (entspricht dem Benzin) hinein, die in Energie umgewandelt wird; diese wiederum verwendet der Körper dazu, die unzähligen Funktionen auszuführen, die er zur Ausübung seiner täglichen Aufgaben benötigt.

Um ein Auto gut in Schuß zu halten, muß man das Öl regelmäßig wechseln lassen. Tut man das nicht, verschmutzen die Bestandteile des Motors durch den Ölschlamm, und das Auto versagt seinen Dienst. Wenn man den Ölwechsel immer weiter hinauszögert, verdickt das Öl durch den Schlamm, bis es fest wird. Der Wagen kann unter diesen Umständen nicht mehr laufen. Das verschmutzte Öl muß regelmäßig durch sauberes ersetzt werden. Reinigt man das Äußere des Wagens auch noch so oft – das kann diese »Innenreinigung« nicht ersetzen. Sie können ihn waschen, polieren, neuen Lack auftragen oder verzieren, bis er der schönste Wagen der ganzen Straße ist. Wenn das Innere des Motors völlig verschmutzt ist, läuft er trotzdem nicht.

Genau das gleiche gilt für den menschlichen Körper. Das zu verstehen ist der Schlüssel, um erfolgreich gegen Krebs vorbeugen zu können. Das Innere Ihres Körpers muß ebenfalls regelmäßig gereinigt werden, damit es nicht verschmutzt, sonst ist er nicht nur für Krebs anfällig, sondern für jede andere Krankheit auch. So wie das Öl im Motor Ihres Wagens mit der Zeit immer schmutziger wird, wird in unserem Körpersystem unablässig ein bestimmtes Quantum an Giftstoffen als natürliches Produkt unseres Stoffwechsels und unserer Lebensgewohnheiten erzeugt. Diese Abfallprodukte müssen aus den verschiedenen Teilen unseres Körpers entfernt werden. Glücklicherweise verfügt unser Körper über einen Mechanismus, um diese Giftstoffe auszuscheiden. Doch dieses System kann, unter bestimmten Umständen, überlastet werden. Das

Ergebnis ist dann eine gefährliche und schädliche Ansammlung von Giftstoffen.

Wo kommen nun diese Abfallprodukte eigentlich her? Einige stammen aus dem Körper selbst – täglich werden Milliarden alter Zellen ersetzt. Diese alten Zellen sind hochgiftig und dürfen nicht im Körper bleiben. Die anderen Abfallprodukte entstehen durch die Ernährung. Rückstände, die nicht zum Aufbau neuer Zellen verwendet werden können, sind Abfall und müssen aus dem Körper entfernt werden.

Natürlich funktioniert unser Körper um so besser, je sauberer er ist. Wir reinigen und putzen unsere Häuser, unser Werkzeug, unsere Toiletten, unsere Garagen, unsere Computer, unsere Herde, unsere Büros, unsere Kleider, unsere Autos und sind manchmal beinahe fanatisch darauf bedacht, auch unser Äußeres zu reinigen. Es liegt eine beträchtliche Ironie in dem Umstand, daß eine so einfache und grundlegende Vorbedingung für ein gesundes Leben wie das Reinigen unseres Körperinneren so beständig ignoriert wird. In der Schule wird es uns nicht beigebracht, auf der Universität ebenfalls nicht. Es wird uns in unserem ganzen Leben nicht beigebracht!

Jährlich werden viele Milliarden Dollar für die medizinische Versorgung ausgegeben, doch fließen diese Gelder ausschließlich in teure Untersuchungen, teure Medikamente und andere maßlos teure Behandlungen, die alle nur dazu dienen, Probleme *nach* ihrem Auftreten anzugehen. Das gesamte Thema Vorbeugung, über das in Form von Lippenbekenntnissen unablässig gesprochen wird und dessen Kernpunkt in der Entgiftung und Reinigung unseres Körpers von angesammelten Giftstoffen besteht, wird völlig vernachlässigt. Eine Tragödie, wenn man bedenkt, daß die Entgiftung oder – wie ich es zu nennen vorziehe, weil es verständlicher ist – die Reinigung des Körpers wesentlich mehr zur Vorbeugung beiträgt als fast alle anderen Maßnahmen, die Sie ergreifen könnten. Sollte es tatsächlich ein Geheimnis oder einen Schlüssel zur Erhaltung der Gesundheit geben, dann ist es sicherlich die Reinigung unseres Körperinneren. Das ist einer der Gründe, weshalb Institutionen, die Abhängigen beim Drogen- oder Alkoholentzug helfen, ihre Therapien »Entgiftungskuren« nennen. Sie eliminieren die Abhängigkeit ihrer Patienten im wahrsten Sinne des Wortes – durch Reinigung des Körpers von den Drogen.

Mein Ziel ist es, Ihnen deutlich zu machen, daß ein Risiko, Krebs zu bekommen, so lange besteht, bis Ihr Körperinneres gereinigt und verjüngt worden ist. Wenn die Reinigung beendet ist und Sie sich der positiven Auswirkungen erfreuen, werden Sie sich erstaunt fragen, wie Sie jemals auf eine so unschätzbare Maßnahme verzichten konnten.

Ist es nicht interessant, daß es immer dann, wenn man auf die Gesunderhaltung des Körpers zu sprechen kommt, darum geht, was *in* den Körper gelangen sollte? Immer heißt es: Nehmen Sie mehr Ballaststoffe zu sich. Nehmen Sie nicht soviel Fett zu sich. Nehmen Sie nur sauberes Wasser zu sich. Nehmen Sie keine Nahrung mit Chemikalien, Zusatzstoffen oder Pestiziden zu sich. Nehmen Sie diese oder jene Zusatznahrung zu sich. Nehmen Sie keinen raffinierten Zucker und kein raffiniertes Salz zu sich. Haben Sie bemerkt, daß sich die Diskussion nie darum dreht, was *herauskommen* sollte?

Der Schritt, der fehlt, um jene stabile Gesundheit zu erlangen, die alle Menschen anstreben, ist ganz einfach der, daß Sie nicht *fragen*. Sie müssen einfach nur wissen, welche Maßnahmen Sie zu ergreifen haben, um Ihr Körperinneres zu reinigen und zu verjüngen. Wenn Sie in Zukunft in Ihr Auto steigen, lassen Sie sich von dem Gedanken an das Auswechseln des alten, verschmutzten Öls durch neues, sauberes daran erinnern, daß Ihr Körper mindestens genauso viel Aufmerksamkeit verdient wie Ihr Auto. Denken Sie einfach an eine Auto-(Selbst-)Reinigung des Körpers. Keine Sorge: Nachdem Sie dieses Buches gelesen haben, werden Sie über das nötige »Rüstzeug«, also das Wissen, verfügen, um eine schädliche Ansammlung von Abfallprodukten in Ihrem Körper auf ein Minimum begrenzen zu können. Sie werden genau wissen, was Sie regelmäßig für die Reinigung und Verjüngung des Körpers tun müssen, die ich für so wichtig halte.

Eine physische Komponente ist entscheidend, um dieses Ziel – die Reinigung – und auch jedes andere Ziel zu erreichen. Alle Menschen versuchen bewußt oder unbewußt, sich in dieser Hinsicht zu verbessern, denn sie erlaubt es uns, alles zu erlangen, was wir uns im Leben wünschen. Davon können wir nie genug haben. Nein, es geht nicht um Geld, sondern um *Energie*. Energie ist der elementare Bestandteil unseres Lebens. Wenn wir über genug Energie verfügen, ist alles möglich, und wir fühlen uns, als könnten wir jedes Ziel erreichen. Schwindet sie, wird das Leben zur Qual und wir fühlen uns hilflos und fremdbestimmt. Wenn gar keine Energie mehr vorhanden ist, ist das Leben zu Ende.

Ein interessantes Phänomen, diese Energie. Sie können sie nicht sehen oder in die Hand nehmen, aber Sie merken es sofort, wenn jemand voller Energie steckt. Genauso merken Sie natürlich, ob Sie selbst Energie haben. Wir Menschen sind im wahrsten Sinne des Wortes Energiegeneratoren. Kein einziger Vorgang und keine Aktivität im Körper kann ohne Energie ausgeführt werden. Für alles, was wir tun oder was unser Körper tut, benötigen wir Energie.

An dieser Stelle möchte ich noch einmal auf den Vergleich mit dem Auto zurückkommen. Was wäre Ihr Auto ohne einen Motor? Und was nützte Ihnen umgekehrt ein Motor, wenn Sie keinen Wagen hätten, in den Sie ihn einbauen können? Die Reinigung und die Energieebenen des Körpers sind auf dieselbe Weise miteinander verknüpft, und zwar so eng, daß sie sich praktisch gegenseitig bedingen: Für die Reinigung des Körpers wird Energie benötigt, und der Körper muß gereinigt werden, um mehr Energie produzieren zu können. Der Körper stellt in seiner unendlichen Weisheit nicht nur Energie für die Blutzirkulation und das ununterbrochene Schlagen unseres Herzens bereit, sondern weiß auch, daß er sich dringend einer regelmäßigen Selbstreinigung von schädlichen Abfallprodukten unterziehen muß. Damit ihm dies gelingt, produziert er automatisch eine bestimmte Menge Energie beziehungsweise hält diese bereit.

In der Natur kündigt alles Lebendige den Frühling durch Zeichen der Wiedergeburt an. Blumen erblühen, Tiere erwachen aus dem Winterschlaf, überall entsteht neues Leben. Im Frühling wird auch die uralte Tradition des Hausputzes – des sogenannten Frühjahrsputzes – wieder aufgenommen, bei dem das Haus vom Keller bis zum Dachboden auf den Kopf gestellt und das Alte aussortiert und durch Neues ersetzt wird. Dieser lobenswerte Fleiß sollte sich auch auf Ihren wichtigsten Besitz – den Körper – erstrecken. Ich bin mir sicher, daß Sie schon einmal an einen umfassenden Frühjahrsputz für Ihr Zuhause gedacht haben. Ich möchte erreichen, daß Sie Ihren Körper auf die gleiche Art und Weise pflegen und umsorgen. Wenn Sie für Ihren Körper sorgen, sorgt er auch für Sie. Diese Pflege Ihres Körpers sollte sich vor allem darin äußern, daß Sie ihm erlauben, seine Aufgaben nach besten Kräften auszuführen, und das ist nur möglich, wenn Sie alles von ihm fernhalten, was sein reibungsloses Funktionieren beeinträchtigen könnte.

Auf diesem »gegenseitigen Sorgen« – Ihr Körper kümmert sich um Ihr Wohlergehen, Sie kümmern sich um seines – basiert mein *CARE-Programm,* auf das ich in den folgenden Kapiteln näher eingehen werde.

Das Wort »care« hat im Englischen mehrere Bedeutungen: Sorge, Sorgfalt, Besorgnis, Fürsorge, Schutz, Anteilnahme, aufpassen, sich kümmern etc. Englische Wendungen mit dem Begriff »care« können wir wie folgt übersetzen:

- »Meine Mutter ist eine *fürsorgliche* Person.«
- »Sie hat sich um mich *gekümmert.*«
- »Ich *nehme Anteil* an deinem Leben.«
- »Er *paßt* gut auf sich *auf.*«

Alle Begriffe, die im Wort »care« zusammengefaßt sind, drücken etwas Positives, Beschützendes aus: Hilfsbereitschaft, Einfühlungsvermögen, Mitleid, Liebe.

Doch für mich hat das Wort »care« noch eine andere Bedeutung, und sie ist vor allem dafür verantwortlich, daß ich dieses Buch geschrieben habe. Ich habe Ihnen bereits gezeigt, wie wichtig die Reinigung und Verjüngung des Körpers bei der Vorbeugung gegen Brustkrebs ist. Ebenfalls habe ich erwähnt, welche Schlüsselrolle die Energie beim Reinigungsprozeß spielt. Mein Wort »care« läßt sich aus den Anfangsbuchstaben der englischen Begriffe »Cleanse and Rejuvenate Energetically« zusammensetzen, was nichts anderes heißt als »Reinigung und Verjüngung mit Hilfe von Energie«. Das ist die neue Bedeutung des Wortes »care«, der Inhalt des CARE-Programms, mit dessen Hilfe Sie ein langes und gesundes Leben führen können. Wenn Sie Ihren Körper umsorgen, ist das die beste Garantie für die Erhaltung seiner Gesundheit. Dieses Vorgehen, das ich, wie gesagt, CARE nenne, ist die wirkungsvollste Vorbeugung gegen Krebs. Wenn Sie erst einmal verstanden haben, wie sich die Giftstoffe im Körper ansammeln und wie sie wieder ausgeschieden werden, können Sie nachvollziehen, weshalb es so wichtig ist, daß Sie CARE in Ihr Leben integrieren.

Die Ansammlung und Beseitigung von giftigen Abfallprodukten im Körper ist ein physiologischer Vorgang. Folgende Frage stellt sich nun: Wo kommen diese Abfallprodukte her und, noch wichtiger, wo bleiben sie, wenn sich mehr ansammeln, als der Körper beseitigen kann?

Es gibt – ich habe bereits darauf hingewiesen – zwei Quellen, aus denen die Giftstoffe im Körper stammen. Die eine ist eine interne Quelle, die andere eine externe. Erinnern Sie sich an unseren Vergleich mit dem Auto: Der Körper ist, einfach ausgedrückt, ein Maschine, die einen Antriebsstoff benötigt, den er in Energie umsetzt, um seine vielfältigen Aufgaben bewältigen

zu können. Im Verlauf dieses Arbeitsprozesses werden Abfallstoffe gebildet.

Die intern produzierten Abfallstoffe entstehen bei der Erneuerung der Körperzellen. Jeden Tag werden Milliarden von alten
Zellen durch neue ersetzt. Die verbrauchten Zellen sind giftig
und müssen beseitigt werden. Das weiß der Körper. Er benutzt
dazu Ausscheidungsorgane wie Darm, Blase, Lunge und Haut.
Dieser Ersetzungsvorgang der Zellen läuft automatisch ab. Er ist
genauso selbstverständlich wie die Zirkulation des Blutes oder
die Verdauung von Nahrung. Auf diese interne Abfallproduk-
tion haben wir keinen Einfluß. Sie geschieht völlig unabhängig
von uns.

Auf die Produktion der Abfallstoffe, die aus unserer Nahrung
stammen, können wir dagegen einwirken. Dieser Abfall ist sozusagen das Endprodukt aller Stoffwechselprozesse, die in den
Körperzellen ablaufen. Jede Zelle ist ein eigenverantwortlicher
»Miniaturkörper«, der aufnimmt, was er braucht, und die Abfallprodukte später ausscheidet. Erst dann, wenn sich mehr Giftstoffe im Körper angesammelt haben, als er über die Ausscheidungsorgane entsorgen kann, tauchen Probleme auf. Es ist
ganz einfach: Werden mehr Giftstoffe produziert als entsorgt,
verbleibt der Überschuß im Körper, was alle möglichen Probleme hervorrufen kann. (Im nächsten Kapitel komme ich darauf zurück, inwieweit dies mit Knoten in der Brust und Brustkrebs zusammenhängt.)

Ich finde es wirklich traurig, daß die Schulmedizin die Notwendigkeit der inneren Reinigung vollständig ignoriert. Die meisten
Menschen ignorieren den notwendigen Reinigungsprozeß, und
das führt zu verunreinigten, vollgestopften und vergifteten Kör-
pern, die darüber hinaus völlig unnötig mit Medikamenten und
Operationen traktiert werden – eine Tragödie, finden Sie nicht?
Wenn es nur stimmen würde, daß unsere Körper innerlich nicht
verschmutzten und Reinigung nicht notwendig sei! Aber leider
finden sich überall Beweise für das Gegenteil.

Es ist eine unwiderlegbare Tatsache, daß Millionen von Menschen mit einem aufgeblähten Unterleib herumlaufen, weil der Überschuß an Giftstoffen nicht abgeführt worden ist. Sie geben jedes Jahr ein Vermögen für Abführmittel aus, weil sie ohne Medikamente keinen regelmäßigen Stuhlgang mehr haben – eigentlich doch ein so natürlicher und notwendiger Vorgang! Millionen anderer haben Probleme mit ihrer Haut oder leiden unter Bluthochdruck. Wieder andere haben Stirnhöhlen- oder Atembeschwerden. All das läßt sich auf Giftstoffe im Körper zurückführen. Es ist naiv zu glauben, alle Abfallstoffe würden *automatisch* aus dem Körper entfernt.

Der Körper scheidet nur eine bestimmte Menge von Giftstoffen aus. Er *kann* überlastet werden. Stellen Sie sich eine Badewanne voller Wasser vor. Was geschieht, wenn Sie den Stöpsel herausziehen, den Wasserhahn aber aufgedreht lassen, und mehr Wasser hinein- als hinausläuft? Das Wasser wird überfließen. Passiert unserem Körper das gleiche mit Giftstoffen, ruft dies Krankheiten hervor. Wenn es wahr wäre, daß unser Körper alle schädlichen oder ungeeigneten Stoffe ausscheidet, dann würden nicht annähernd eine Million Leute pro Jahr an verstopften Arterien sterben. Diese Arterien sind doch nicht verstopft, weil es uns guttäte! Sie sind aufgrund giftiger Ablagerungen verstopft, die der Körper beseitigen wollte und sollte, aber nicht konnte.

Einmal angenommen, Sie wischen weder den Fußboden Ihres Zuhauses, noch leeren Sie den Abfall oder spülen das Geschirr, und die Fenster putzen Sie auch nicht regelmäßig. Sie könnten in dieser Wohnung zwar leben – aber unter welchen Bedingungen?

Vielleicht fragen Sie jetzt: »Wer würde seine Wohnung mit Absicht denn so verkommen lassen?« Richtig! Aber seien Sie versichert, daß viele Menschen ihren *Körper* unwissentlich auf exakt diese Art vernachlässigen. Die Grundsätze des CARE-Programms, die ich Ihnen später vorstellen werde, sollen dafür sorgen, daß Sie anders denken als diese Menschen. Das Programm ist so aufgebaut, daß Ihr Reinigungsmechanismus optimal arbeiten kann, wenn Sie die Grundsätze von CARE befolgen, und auch die Bildung von Brustkrebs – der entsteht, wenn der Körper von zu vielen Giftstoffen in die Knie gezwungen wird – verhindert.

Kapitel 7
Ihr bester Freund

Ich hoffe wirklich, Ihnen ist bewußt, daß Sie etwas Besonderes sind, wie wunderbar Ihr Körper ist und welche Weisheit er besitzt. Er ist in der Lage, eine gewaltige Menge an Aufgaben zu bewältigen, und zwar mit einer solchen Perfektion, daß man eine Vorstellung von seiner Intelligenz bekommt. Der Mensch ist ein Wunder der Schöpfung.

Manche Physiologen und Biologen sind davon überzeugt, daß wir niemals imstande sein werden, die Intelligenz des menschlichen Körpers in ihrer ganzen Tiefe zu begreifen. Allein schon das Gehirn liegt jenseits unseres Verständnisses. Die kompliziertesten Computer, die jemals entwickelt worden sind, kommen auch nicht annähernd an seine Fähigkeiten heran. Durch das Zusammenspiel der einzelnen Teile unseres Systems ist unser Körper in bezug auf Kraft, Leistungs- und Anpassungsfähigkeit unübertroffen.

Wußten Sie, daß Ihr Körper aus 100 Billionen Zellen besteht, die alle in vollkommener Harmonie zusammenarbeiten? Auch jedes Organ für sich genommen ist ein Wunder. Das Herz pumpt fünf Liter Blut durch etwa 154 000 Kilometer von Blutgefäßen. Der Verdauungstrakt verwandelt Nahrung in Fleisch und Blut. Gleichgewicht und Temperatur werden immer stabil gehalten. Die Lungen versorgen die Zellen mit Sauerstoff. Mehr als 200 Knochen und über 600 Muskeln arbeiten zusammen, um uns jederzeit jede Art von Bewegung zu ermöglichen. Mit Hilfe des Gehörs können wir Musik genießen. Wir haben

Augen, die uns das Betrachten eines Sonnenuntergangs erlauben, einen Geruchssinn, um den wunderbaren Duft einer Rose zu riechen, Geschmacksknospen, um das Essen zu schmecken. Zu viele andere Vorgänge ereignen sich, um sie hier aufzulisten, und alle werden mit außerordentlicher Präzision und *gleichzeitig* ausgeführt – manchmal sogar 100 Jahre lang.

Es ist unmöglich, die außerordentliche Intelligenz zu begreifen, die nötig ist, um die Aktivitäten des menschlichen Körpers so präzise zu koordinieren. Wir können sie nur in ehrfurchtsvoller Scheu registrieren.

In jedem von uns steckt eine Kraft, eine Energie, die die oben beschriebenen Funktionen und alle anderen lenkt und steuert. Diese Energie war es, die aus einem winzigen Stückchen Protoplasma das erstaunliche Wesen machte, das der Mensch heute ist.

Diese Energie »weiß« sofort, was zu tun ist, wenn man sich zum Beispiel in den Finger schneidet. Ohne unsere Intervention gerinnt das Blut, bildet sich eine Kruste, heilt die Wunde, fällt die Kruste ab – et voilà, kein Schnitt mehr zu sehen. Was läßt einen Knochen nach einem Bruch heilen? Der Gips und die Schlinge? Natürlich nicht. Die Weisheit und die Kraft des Körpers heilen ihn. In einem komplizierten Vorgang bildet sich eine neue Knochensubstanz, die mit jener identisch ist, welche zur ursprünglichen Ausbildung des Knochens geführt hat. Die Heilung geschieht aufgrund des Selbsterhaltungstriebes des Körpers. An beiden Enden des Bruchs sondert der Knochen eine Substanz ab, die stärker als jeder Klebstoff ist. Damit werden die beiden Teile genauso fest oder sogar noch fester zusammengefügt als vor dem Bruch. Dies ist von der Natur so vorgesehen! Selbst wenn man hinfällt, sich mehrere Knochen bricht und Schnittwunden zufügt, wird alles gleichzeitig heilen, während parallel dazu unzählige andere Funktionen des Körpers aufrechterhalten werden. So stark ist die dem Körper innewohnende Energie, die seine Aktivitäten steuert.

Diese Energie, diese Kraft, die in uns steckt, seit wir auf die Welt gekommen sind, wird uns nicht verlorengehen, solange wir leben. Sie ist ein fester Bestandteil unseres Lebens. Die Energie, die auf so wunderbare Weise Wunden zu heilen vermag, ist *immer* vorhanden und kann auch schwere Krankheiten heilen. In diesem Punkt können Sie absolut sicher sein – ob Ihre Gesundheit nun intakt oder angegriffen ist, strebt diese Energie *automatisch* und unter allen Umständen danach, den bestmöglichen Gesundheitszustand herbeizuführen. Sie kann nicht anders, denn zu diesem Zweck ist sie da! Sie steckt auch in diesem Moment in Ihnen und wird immer da sein. Mein Ziel ist es zu erreichen, daß Sie dieser kraftvollen Energie Respekt zollen, damit Sie Ihren Körper in seinen Bestrebungen unterstützen und somit gegen Brustkrebs vorbeugen.

Genau hier, wo es um die Anerkennung und Würdigung dieser bemerkenswerten Kraft unseres Körpers geht, sich selbst zu schützen und zu heilen, unterlief den Experten das erstaunlichste Versehen in der Geschichte der Heilkunde. Erinnern Sie sich an die verschiedenen Statements in Kapitel 2, in denen Experten immer wieder »Wir wissen es nicht« gestanden? Dieses Kapitel nun wird aufzeigen, *was* sie nicht wissen. Was sie übersehen haben, ist so offensichtlich, daß es keine Erklärung dafür gibt, *warum* es übersehen wurde. Hier handelt es sich um eines der unerklärlichen Geheimnisse des Lebens.

Vielleicht ist Ihnen auch schon einmal etwas ähnliches passiert wie das folgende, das ich erlebt habe.

Als Kind wurde ich von meiner Mutter gebeten, die Butter aus dem Kühlschrank zu holen und zum Eßtisch zu bringen. »Klar, Mama«, sagte ich, sprang auf und ging zum Kühlschrank. Ich öffnete die Tür, und dann entspann sich folgender Dialog zwischen Küche und Eßzimmer:

»Sie ist nicht hier, Mama.«

»Natürlich. Ich habe sie doch selbst hineingestellt.«

»Ich habe überall nachgesehen. Sie ist nicht da.«

»Mach die Augen auf. Sie steht genau vor deiner Nase.«

»Meine Augen sind offen, Mama. Sie ist nicht hier!«

»Muß ich wirklich aufstehen und sie selbst holen?«

»Mama! Jemand muß die Butter weggenommen haben.«

Also kam meine Mutter in die Küche, griff ohne zu zögern in den Kühlschrank und nahm die Butterschale heraus, die im mittleren Fach stand, direkt vor meiner Nase. Ich konnte nicht glauben, daß ich sie gesehen, aber nicht wahrgenommen hatte. Wäre ich noch ein weniger näher herangetreten, hätte ich mir einen Fettfleck geholt.[111]

Vielleicht ist dies nicht der eleganteste Vergleich der Welt, doch das, was die Experten beim Brustkrebs übersehen haben, stand im Prinzip genauso gut erkennbar vor ihnen wie die Butterschale im Kühlschrank vor mir. Der einzige Unterschied besteht darin, daß mein Versehen keine Menschenleben gekostet hat.

Vermutlich fragen Sie nun: »Mein Gott, was *ist* es denn? *Was* haben sie nicht erkannt?« Ganz einfach: das Wichtigste bei der Vorbeugung gegen Brustkrebs – das, was man die »Dynamik des menschlichen Körpers« nennt. Darin besteht der grundlegende Unterschied zwischen dem Ansatz der Schulmedizin und dem der Natürlichen Gesundheitslehre. Letztere betrachtet den Körper als dynamisch, das heißt, er ist sich möglicher Probleme bewußt und immer bereit, sie anzugehen. Für die herkömmliche Medizin ist der Körper ein passives, unglückseliges Opfer, auf immer und ewig allen möglichen Angriffen ausgeliefert.

Das gilt besonders für das Lymphsystem. Dieses wunderbare System wurde völlig mißverstanden, sein Aufgabenfeld falsch interpretiert. Zahlreiche Systeme beweisen die unglaubliche Intelligenz des menschlichen Körpers und üben bewundernswerte Funktionen aus: das Nervensystem, der Kreislauf, die Atemwege, der Verdauungstrakt, die Fortpflanzungsorgane, der Muskel- und Skelettaufbau und eben das Lymphsystem, das ein fester Bestandteil des körpereigenen Abwehrmechanismus ist.

Ihr Körper ist in höchstem Maße fähig, sich selbst zu verteidigen und zu schützen.

Unser Schöpfer dachte an absolut alles, als er unseren Körper schuf. Natürlich vergaß er auch nicht etwas so extrem Wichtiges und Grundlegendes wie einen Schutzmechanismus gegen Krankheiten. Dieser Mechanismus ist unser Abwehrsystem, fälschlicherweise auch als Immunsystem bezeichnet. Es gibt kein Immunsystem. Natürlich wäre es wunderbar, wenn wir gegen Krankheiten immun werden könnten, aber so einfach ist das nicht. Sie mögen vielleicht denken, ich betreibe Haarspalterei, wenn ich unseren Schutzmechanismus Abwehrsystem nenne statt Immunsystem, doch dem ist nicht so.

Wenn Sie sich einen geladenen Revolver an die Schläfe halten und abdrücken, gibt es keine Immunität dagegen, daß Ihr Hirn herausgepustet wird. Es gibt auch keine Immunität gegen die jahrelange Vergewaltigung von Naturgesetzen – irgendwann muß man den Preis dafür bezahlen. Die Menschen wurden davon überzeugt, daß sie ein Leben nach ihrem Geschmack führen könnten und daß die einzige Konsequenz vielleicht eine Krankheit sei, die der Arzt aber mit einer Spritze oder Tablette wieder kurieren werde – als gäbe es einen Zaubertrank, der Sünden rückgängig machen könnte. Ein verhängnisvolles Wunschdenken, das zum Tode führen kann.

Wann immer ich mich also in diesem Buch auf das »Immunsystem« beziehe, werde ich es Abwehrsystem nennen. Wenn ich trotzdem den Begriff »Immunsystem« verwende, weil es bequemer ist, setze ich ihn in Anführungszeichen, damit Sie wissen, daß ich das Abwehrsystem meine.

Was die Vorbeugung gegen Brustkrebs betrifft, hängt Ihr Erfolg davon ab, ob Sie die Funktionsweise des Lymphsystems verstehen, das Herz und Seele des körpereigenen Abwehrsystems darstellt. Das ist nicht schwer. Sie wissen bestimmt schon einiges darüber. Das meiste, was man in der Regel dem »Immunsystem« zuschreibt, leistet eigentlich das Lymphsystem. Gewiß haben Sie auch schon bemerkt, daß immer dann, wenn man auf Brustkrebs zu sprechen kommt, unweigerlich die Lymphknoten erwähnt werden. Dies ist kein Zufall.

Ich habe die Begriffe »Giftstoffe«, »giftige Abfallprodukte« und »Vergiftung« in diesem Buch bereits so oft erwähnt, daß Sie es vielleicht schon leid sind, erneut auf sie zu stoßen. Doch es bestand ein triftiger Grund dafür, sie immer wieder zu nennen.

Vergegenwärtigen Sie sich noch einmal die sieben Krankheitsstadien. Bereits vom zweiten Stadium an ist unübersehbar, welche Rolle Giftstoffe bei der Entwicklung von Brustkrebs spielen – eine große nämlich. Um diese Tatsache kommt man einfach nicht herum. Wir werden kaum verstehen können, was Krebs ist, wenn wir die Bedeutung der Toxämie dabei nicht berücksichtigen.

Läßt man zu, daß sich Giftstoffe im Körper ansammeln und dort bleiben, werden sie schließlich Schaden anrichten – das kann von allgemeinem Unwohlsein bis hin zu Krebs reichen. Wenn sie jedoch regelmäßig aus dem Körper entfernt werden, so daß die Menge der neu produzierten Giftstoffe die Menge der bereits beseitigten nicht übersteigt, ist der Körper ausreichend gereinigt, um dem Krebs von vornherein keine Chance zu geben. Ist es unter diesen Umständen nicht das Einleuchtendste der Welt, den Körper in jeder erdenklichen Hinsicht zu unterstützen und ihm dadurch zu helfen, die Giftstoffe zu beseitigen?

Wir können uns glücklich schätzen, daß unsere Körper mit einer überragenden Intelligenz ausgestattet sind. Sie haben vielleicht noch nicht darüber nachgedacht, aber ist es nicht absolut erstaunlich, daß unser Körper weiß, wie er zum Beispiel einen Apfel in Blut umwandeln kann? Das ist doch eine Meisterleistung! In unserer hochtechnisierten Welt gibt es keinen Wissenschaftler, der imstande wäre, im Labor Nahrungsmittel in Blut zu verwandeln. Doch unser Körper erledigt diese schwierige Aufgabe genauso selbstverständlich wie alle anderen. Alle Funktionen - inklusive der Beseitigung von Giftstoffen - übt er mit der gleichen Intelligenz und Präzision aus. Hier tritt das Lymphsystem auf den Plan.

Vor Jahren streikte die Müllabfuhr in New York. Ich kann mich zwar nicht mehr erinnern, wie lange der Streik dauerte, aber ich weiß noch, daß es lange genug war, um die Situation für die New Yorker unerträglich werden zu lassen. Allein die Aussicht auf die riesigen Abfallberge, die sich fast überall auftürmten, war schon deprimierend genug. Schließlich hatte sich so viel Müll angesammelt, daß die Gehsteige für Fußgänger unpassierbar wurden. In manchen Gegenden quoll der Müll sogar auf die Straßen und behinderte den Verkehr. Noch schlimmer war der Übelkeit erregende Gestank, der den Passanten die Haare zu Berge stehen ließ.

Jeden Tag wurden in den Nachrichten Aufnahmen gezeigt, die bezeugten, daß die Situation sich weiter verschlimmerte, und Kommentare frustrierter und empörter New Yorker gesendet. Es herrschte ein großes, häßliches, stinkendes Chaos, und die Stadt wäre dem Untergang geweiht gewesen, wenn es nicht behoben worden wäre. Verstehen Sie, worauf ich hinauswill? Das Lymphsystem ist sozusagen die Müllabfuhr Ihres Körpers. Wir können es zwar überlasten und von ihm verlangen, mehr zu bewältigen, als ihm möglich ist, aber zu unserem Glück tritt unsere Müllabfuhr nie in Streik. 24 Stunden pro Tag arbeitet das Lymphsystem in seinem immerwährenden Bestreben, unser Körperinneres sauber und gesund zu erhalten.

Ich habe nach besten Kräften versucht, Ihnen ein Gefühl für die Großartigkeit Ihres Körpers und die unglaubliche Weisheit, mit der er gesteuert wird, zu vermitteln. Sie können sicher sein, daß die unvergleichliche Intelligenz, mit der das Lymphsystem seine Aufgaben wahrnimmt, keine Ausnahme darstellt. Bei diesem System handelt es sich um ein erstaunliches »Netzwerk« aus Lymphflüssigkeit, Organen, Knoten und Knötchen, Kanälen,

Drüsen und Gefäßen, das unermüdlich und voller Elan unser Körpersystem von Abfallstoffen reinigt. Millionen über Millionen Knoten – einige winzig, andere groß – schützen die Körperöffnungen vor dem Eindringen schädlicher Substanzen. Reihte man alle Lymphgefäße des Körpers aneinander, würden sie eine Strecke von über 160 000 Kilometern abdecken und damit die Erde *viermal* umfassen![112] Wir haben dreimal so viel Lymphflüssigkeit in unserem Körper wie Blut.[113] Das sollte ausreichen, um uns die Bedeutung des Lymphsystems aufzuzeigen.

Anders als der Blutkreislauf führt das Lymphsystem nur Flüssigkeit vom Gewebe weg.[114] Es übernimmt die Abfallstoffe der Zellen, zerkleinert sie in einer komplexen Abfolge von Schritten und sorgt für ihre Ausscheidung aus dem Körper. Außerdem trägt es zur Bildung von weißen Blutkörperchen (Lymphozyten) bei, die körperfremde Substanzen wie Bakterien und andere Eindringlinge aufspüren, fangen, zerstören und wieder aus dem Körper entfernen.

Abgesehen von den Knorpeln, Nägeln und Haaren ist unser ganzer Körper in Lymphflüssigkeit gebadet. Wenn Sie einen Blick in Ihr Körperinneres werfen und das Netz der Drüsen und Knoten sehen könnten, würden Sie gleichzeitig auch eine Art hauchdünnes Netz erblicken, mit dem alles bedeckt und durchtränkt ist. Einige Lymphknoten kann man sogar ertasten, und zwar diejenigen, die knapp unter der Hautoberfläche liegen wie zum Beispiel jene an den Nackenseiten, unter dem Kinn, unter den Armen und in der Leiste.

Wenn Sie extrem große Lymphknoten sehen wollen, öffnen Sie Ihren Mund und betrachten Sie Ihre Mandeln. Für einen Großteil der Menschheit wird das nicht möglich sein, da die Mandeln – bevor man wußte, wie außerordentlich wichtig und nützlich sie sind – bei ihnen einfach entfernt wurden, als wären sie ein Irrtum der Natur. Heute, da bekannt ist, welchen unverzichtbaren Bestandteil des Lymphsystems sie darstellen und daß sie einen »Ring« aus Lymphgewebe um die Öffnung zwischen dem Nasen- und Rachenraum bilden, der als Schutz vor Bakterien und anderen potentiell schädlichen Substanzen dient[115], werden sie dort belassen, wo Gott sie plazierte.

Die Mandeln sind ein perfektes Beispiel für das mangelnde Verständnis für das Lymphsystem und den fehlenden Respekt, den es eigentlich verdient hätte. Die Vorstellung, man könne auf die so wichtigen Mandeln verzichten, bestätigt meine Überzeugung, daß die Bedeutung des Lymphsystems, dieses Meisterwerkes der Schöpfung, heruntergespielt wird und man übersehen hat, daß es der eigentliche Bewahrer unserer Gesundheit ist.

Als ich 1988 in London eine Lokalzeitung las, sprang mir ein Artikel mit dem Titel »Mandeln im Sonderangebot« ins Auge. Einige Ärzte hatten sich entschlossen, ihre Freizeit zu opfern, und eine Art Fließbandoperationssaal eingerichtet, damit an zwei Wochenenden insgesamt 152 Kindern zu einem günstigen Preis die Mandeln – jene offenbar nutzlosen Organe – entfernt werden konnten. Der Leiter des Gesundheitsamtes, der die Aktion initiiert hatte, wurde mit folgenden Worten zitiert: »Wir haben vergangene Ostern 128 Operationen ausgeführt. Es war ein solcher Erfolg, daß wir uns entschlossen, diese Aktion zu wiederholen.«[116]

Mir selbst wurden beide Mandeln herausgenommen, als ich drei Jahre alt war. In jenen Tagen (Ende der 40er Jahre) war das fast eine Selbstverständlichkeit. Man betrachtete die Mandeln als Organe, die Gott uns nur so zum Spaß mitgegeben hatte. Die Einstellung dazu war etwa: »Die sind wir zum Glück los.« Wirklich tragisch.

In der Tatsache, daß man schlecht schlucken kann, wenn die Mandeln anschwellen, liegt, wie ich finde, einige Ironie. »He, kannst du vielleicht mal eine Weile mit dem Essen aufhören, damit ich mich wieder erhole und die Sache in den Griff bekomme?« scheint der Körper uns mitzuteilen. Statt daß man uns lehrt, diese Mitteilung unserer Mandeln zu verstehen und die entsprechenden Maßnahmen zu ergreifen, reißt man sie mitsamt ihrer Wurzel aus. Als Entschädigung für unsere Kooperationsbereitschaft bekommen wir eine große Schale Eiscreme. Unglaublich.

Es ist nicht nötig, daß Sie die physiologischen Vorgänge im Lymphsystem bis ins Detail verstehen. Eigentlich wissen Sie bereits alles, was Sie wissen müssen, um gegen Brustkrebs vorbeugen zu können – das Wichtigste ist, daß sich im Körper Giftstoffe ansammeln. Wenn sie nicht entfernt werden, machen sie irgendwann bestimmte Zellen »verrückt«, verwandeln sie in Krebszellen. Die spezielle Funktion unseres Lymphsystems besteht darin, die Giftstoffe zu zerkleinern und aus dem Körper zu entfernen, bevor sie Schaden anrichten können.

Auf ein bestimmtes Thema möchte ich allerdings näher eingehen. Wenn Sie die drei Grundsätze des CARE-Programms, die ich später anführen werde, in Ihr Leben integrieren, sollen Sie nicht nur wissen, weshalb, sondern dies aus eigener Überzeugung heraus tun. Zwei Bereiche tauchen unweigerlich auf, wenn das Gespräch auf Brustkrebs kommt: Knoten in der Brust und Lymphknoten.

Lassen Sie mich Ihnen zuerst versichern, daß es keinen Grund zur Panik gibt, wenn man einen Knoten in Ihrer Brust entdeckt. Außerdem bitte ich Sie, mir zu glauben, daß ich nicht die Absicht habe, das Thema Brustkrebs in irgendeiner Weise zu verharmlosen oder mich darüber lustig zu machen. Zu viele Frauen haben zu sehr gelitten, als daß ich dies auch nur in Erwägung ziehen könnte. Nein, ich will Ihnen klarmachen, daß Sie aufgrund der Natur und der Dynamik des Lymphsystems höchstwahrscheinlich bereits etliche Knoten in der Brust gehabt haben, ohne es zu bemerken.

Lymphknoten schwellen ständig an und ab; wie oft dies geschieht, hängt vom Grad der Toxämie und der zur Verfügung stehenden Menge Lebensenergie Ihres Körpers ab, mit der er diese Vergiftung bekämpft. Aus diesem Grund sagte Dr. Susan

Love, die ich bereits mehrmals zitiert habe: »Wenn Sie einen Knoten ertasten (in Ihrer Brust), sollten Sie erst einmal tief Luft holen. Überstürzen Sie nichts. Selbst wenn Brustkrebs diagnostiziert wird, liegt noch kein Notfall vor. Und mit Sicherheit ist die Entdeckung eines Knotens kein Notfall. Bei jeder Art von Krebs gibt es zwölf gutartige Wucherungen.«[117]

Ich finde es kriminell, daß die Frauen in den USA bezüglich der Suche nach Knoten in der Brust in solche Panik versetzt wurden, daß sie, wenn tatsächlich einer auftaucht, fast automatisch an den Tod denken. Man hat die Frauen buchstäblich dazu erzogen, sich vor normalen Vorgängen in ihrem Körper zu fürchten, statt ihnen zu zeigen, wie man seinen Körper verstehen und schätzen lernt. Man fürchtet immer das Unbekannte. Wenn man erst einmal weiß, was Knoten bedeuten, warum sie auftauchen und wie leicht man ihre Rückbildung bewerkstelligen kann, dann entläßt uns auch die Furcht aus ihren Klauen.

Da ich zur Erläuterung ausgesprochen gern Analogien verwende, möchte ich hier wieder einen Vergleich heranziehen, um Ihnen Knoten und Lymphknoten zu erklären. Stellen Sie sich eine Art Brunnen zu Dekorationszwecken vor, bei dem das Wasser in einer Säule hochsteigt und sich, wenn es den höchsten Punkt erreicht, in kleinen Kaskaden in eine Reihe flacher Schalen ergießt. Der Brunnen ähnelt einem Weihnachtsbaum: Die oberste Schale hat den kleinsten Durchmesser, die folgenden werden immer größer. Nachdem das Wasser die oberste Schale gefüllt hat, fließt es über und füllt die darunterliegende. Wenn die voll ist, fließt sie ebenfalls über – und so weiter, bis alle Schalen voll sind und sich das restliche Wasser in das Becken ergießt, von wo aus eine Pumpe es in der Mitte wieder nach oben befördert. Ich habe schon solche Brunnen in Miniaturausgabe gesehen, mit deren Hilfe man Punsch ausschenkt. Sie halten einfach Ihr Glas unter eine der Schalen, aus denen der Punsch überfließt.

Das ist natürlich ein stark vereinfachender Vergleich, doch das

Lymphsystem mit seinem Netzwerk aus Lymphknoten funktioniert ähnlich wie dieser Brunnen. Die Abfallprodukte in unserem Körper kann man mit dem Wasser gleichsetzen und die Schalen, die sich füllen und überfließen, mit den Lymphknoten.

Erinnern Sie sich noch daran, daß die unablässig produzierten Abfall- und Giftstoffe vom Lymphsystem eingesammelt und aus dem Körper befördert werden? Lymphknoten sind im wahrsten Sinne des Wortes kleine Aufbereitungsanlagen. Als unverzichtbarer Bestandteil des körpereigenen Abwehrsystems filtern sie Bakterien und andere körperfremde Substanzen aus der Lymphflüssigkeit heraus, die ununterbrochen die Knoten umspült. Diese Abfallstoffe werden zerkleinert, abgebaut und zur Vernichtung weitergeleitet. Wenn sich die Abfallprodukte im Körper schneller ansammeln, als sie entsorgt werden können, sind die Lymphknoten überlastet und wachsen. Sie können einfach nicht mehr Schritt halten. Wenn ein Lymphknoten anschwillt und bis zur maximalen Aufnahmekapazität gefüllt ist, werden die Abfallprodukte zum nächsten Knoten weitergeleitet. Häufig werden diese geschwollenen Lymphknoten operativ entfernt, vor allem dann, wenn Krebszellen in ihnen entdeckt werden. Aber durch die Entfernung der Knoten allein wird das Problem noch nicht gelöst. Das liegt in den sich weiter ansammelnden Abfallprodukten und nicht in den Knoten, die nur versuchen, sie aufzunehmen.

Vergegenwärtigen Sie sich noch einmal unseren Brunnen. Glauben Sie auch nur eine Sekunde daran, daß Sie das Wasser davon abhalten können, sich in die nächste Schale zu ergießen, wenn Sie eine der oberen Schalen entfernen? Selbst die Entfernung aller Schalen würde das Wasser nicht aufhalten. Der einzige Weg zu verhindern, daß sich die Schalen mit Wasser füllen, besteht nicht darin, sie zu entfernen, sondern darin, den Wasserfluß aufzuhalten.

Die einzige Methode, das Anschwellen der Lymphknoten zu

verhindern, besteht analog dazu nicht darin, sie zu entfernen, sondern zu verhindern, daß sie mit zu vielen Abfallstoffen belastet werden. Stellen Sie sich die entsetzlichen Folgen vor, wenn alle Lymphknoten entfernt werden würden, nur weil sie sich vergrößert haben. Das Abwehrsystem würde so aus dem Gleichgewicht gebracht, daß unweigerlich der Tod die Folge wäre, weil die Giftstoffe den ganzen Körper ungehindert durchdringen könnten. Unser Körper ist unsere Festung, und unsere Lymphknoten sind die Krieger, die uns beschützen und uns einen unschätzbaren Dienst erweisen, indem sie uns vor Schaden bewahren. Ohne sie können wir nicht leben!

Ich möchte Ihnen etwas im Vertrauen mitteilen. Immer wenn ich – während ich an diesem Buch schrieb – eine Information oder Hilfe brauchte, bekam ich wie durch göttliche Fügung genau das, was ich benötigte, und zwar oft auf den ungewöhnlichsten Wegen. Es mag vielleicht etwas überspannt klingen, aber ich bekam so oft wichtige Informationen von unerwarteter Seite, daß ich kaum noch an Zufälle glauben konnte. Ein Beispiel: Dieses Buch war eines von drei möglichen Projekten, die ich angehen wollte, doch es fiel mir schwer, mich zu entscheiden – ein Buch über Abnehmen, AIDS oder Brustkrebs?

Gerade als ich nach einem Wink Ausschau hielt, der mir bei der Entscheidung helfen sollte, brachte ABC eine höchst interessante Sendung über Brustkrebs. Knapp zwei Wochen danach strahlte »60 Minutes« einen umfangreichen Beitrag über Brustkrebs aus. Wieder zwei Wochen später brachte PBS eine interessante Sendung über Brustkrebs, fünf Tage später eine hochinformative Reportage. Ich nahm sie alle auf Video auf, sah sie mir zweimal an, und schließlich ging mir so viel zum Thema Brustkrebs im Kopf herum, daß ich an nichts anderes mehr denken konnte.

Exakt zu diesem Zeitpunkt traf ich jene Frau, deren Leidensgeschichte ich am Anfang dieses Buches wiedergab, und damit war die endgültige Entscheidung gefallen. So ging es weiter. Ich kann nicht auf alle Zufälle eingehen, die geschahen, denn es waren einfach zu viele, sowohl kleinere als auch größere. Wenn ich eine bestimmte Information brauchte, tauchte sie plötzlich in der Post auf – in Form eines Artikels, den mir jemand zusandte, weil er dachte, das könnte mich interessieren. Oder ich suchte ein bestimmtes Zitat, das mir dann plötzlich von der Titelseite einer Zeitschrift in einem Buchladen entgegenlächelte.

Manchmal hatte ich das Gefühl, nicht genügend Material zu einem bestimmten Thema zur Verfügung zu haben, an dem ich gerade arbeitete. Telefonierte ich in einer solchen Situation mit einem Bekannten, mit dem ich über ein völlig anderes Thema sprach, fand ich mich am Ende des Gespräches im Besitz der Telefonnummer eines Services, der Talkshows zu verschiedenen Themen im Fernsehen aufnahm und die Mitschnitte verkaufte. Plötzlich lag ein dicker Stapel Material mit genau jenen Informationen auf meinem Tisch, die ich gesucht hatte.

An einem bestimmten Punkt hatte ich den Eindruck, daß mir alles über den Kopf wuchs. Damals kam es zu der bemerkenswertesten Verkettung von Zufällen in meinem ganzen Leben. An jenem Tag, da ich noch grübelte, ob es sich nun um einen Zufall oder eine göttliche Fügung handelte, erzählte mir eine Freundin von einem Buch, an dem ich ihrer Meinung nach Gefallen finden würde. Es handelte sich um »Die Prophezeiungen von Celestine« von James Redfield. Ich las damals nicht viel über andere Themen als jene, an denen ich gerade arbeitete. Aber ich nahm das Buch zur Hand, um einen Blick hineinzuwerfen, denn langsam war mir der Verdacht gekommen, daß es sich bei diesen »Zufällen« vielleicht doch nicht um Zufälle handelte. In dem Buch waren die neun »wesentlichen Einsichten des Lebens« beschrieben, mit deren Hilfe der Leser auf eine tiefere, spirituelle Bewußtseinsebene gelangen sollte. Die erste Einsicht, stand da, sei, daß alles im Leben nach einem gewissen Plan und mit Absicht geschehe – daß es also keine Zufälle gebe. Das hat mich im wahrsten Sinne des Wortes umgehauen.

»Was hat das alles mit meinem Lymphsystem zu tun?« mögen Sie nun fragen, und ich kann es Ihnen nicht verdenken.

Schon ganz am Anfang dieses Projektes wußte ich, daß dieses Kapitel eines der wichtigsten werden würde. Wichtig aus zwei Gründen: Erstens wird darin erklärt, was Knoten in der Brust eigentlich bedeuten und warum sie auftauchen, außerdem wird das Lymphsystem erläutert, welches das Auftauchen und Verschwinden von Knoten sowie das Anschwellen der Lymphknoten steuert. Um die drei Grundsätze des CARE-Programms zu verstehen, mit deren Hilfe Sie gegen Brustkrebs vorbeugen können, ist ein tieferes Verständnis der Vorgänge in unserem Körper notwendig. Zweitens ist es keine unerhebliche Angelegenheit zu behaupten, daß die Experten es versäumt haben zu erkennen, welche wichtige Rolle das Lymphsystem bei der Vorbeugung gegen Brustkrebs spielt und daß es nicht, wie vermutet, dessen Opfer ist.

Um die Richtigkeit meiner Behauptungen zu untermauern, werde ich noch einmal mit aller Deutlichkeit aufzeigen, wie wichtig das Lymphsystem ist. Das überzeugendste (Anti-)Beispiel ist die Tatsache, daß Lymphknoten so häufig und routinemäßig aus den Brüsten, Armen und Seiten von Frauen entfernt werden, und die Geschwindigkeit, mit der solche Maßnahmen eingeleitet werden. Ich kenne viele Frauen, deren Ärzte sie davon überzeugt haben, sich die Lymphknoten unter den Armen als »Vorsichtsmaßnahme« entfernen zu lassen. Das ist ungefähr so, als würden Sie als Vorsichtsmaßnahme gegen einen Einbruch bei sich zu Hause die Alarmanlage abschalten.

Eines Tages, als ich am Schreibtisch saß und an diesem Kapitel arbeitete, rief mich ein Freund an, den ich lange nicht gesprochen hatte und der weit entfernt wohnte. Wir unterhielten uns ein wenig, und dann erwähnte ich, an welchem Projekt ich arbeitete. Daraufhin sagte er fast beiläufig, er habe gerade ein wirklich ausgezeichnetes Physiologiebuch entdeckt, das als Lehrbuch verwendet werde und hervorragend geschrieben und illustriert sei. Er meinte, er habe darin einige sehr interessante Dinge über das Lymphsystem gelesen. Nach all den vorangegangenen Erfahrungen betrachtete ich auch dieses Telefonat und die Erwähnung des Buches als einen weiteren jener besonderen »Zufälle«. Da es sich um ein Lehrbuch handelte, konnte ich es in den Buchläden meiner Heimatstadt nicht auftreiben, fand aber schließlich eine Buchhandlung in einem anderen Teil des Staates, die es mir zuzusenden bereit war.

Sofort nach Erhalt des Buches setzte ich mich hin und las das Kapitel über »Lymphatische Organe und Immunität«. Stellen Sie sich einen Film vor, einen richtig spannenden Thriller, in dem jemand versucht, den entscheidenden Beweis zu finden, der zur Lösung eines Verbrechens führt. Nach etlichen Irrwegen kommt der Zeitpunkt, an dem die gesuchte Information endlich auftaucht. Die Spannung hat sich bis zum nervenzermürbenden Höhepunkt immer mehr gesteigert. In dem Moment, da dem Helden die Bedeutung einer Tatsache bewußt wird, zeigt die Kamera eine Nahaufnahme seines Gesichtes. Plötzlich setzt theatralische Musik ein, und die Person, die so lange nach dem Beweisstück gesucht hat, reckt die Faust in die Luft und schreit »Ja!«. Genauso ging es mir, als ich einen bestimmten Absatz in dem Kapitel über das Lymphsystem las. Der Eindruck, daß ich mich in einem Film befände, war so stark, daß ich mich nach den Kameras umsah, in der Erwartung, gleich würde Musik einsetzen. In jenem Augenblick hätte es mich nicht im geringsten verwundert, wenn Steven Spielberg höchstpersönlich hinter mir gestanden und gerufen hätte: »Schnitt! Das war's!«

Es handelte sich nur um einen kurzen Absatz, der jedoch Bände sprach. Zuerst konnte ich nicht glauben, was ich da sah, deshalb las ich es wieder und wieder. Fast schien es, als würden meine ganze Arbeit und meine Bemühungen mit einem einzigen kleinen Satz gewürdigt, den ich dort gefunden hatte, wo ich ihn zuletzt erwartet beziehungsweise erhofft hätte: in einer Definition in einem Lehrbuch!

Im folgenden zitiere ich diesen Absatz, der vom restlichen Text optisch abgesetzt und mit einer anderen Farbe unterlegt war, damit er sich besser abhob:

»Krebszellen können sich, von einem Tumor ausgehend, über das Lymphsystem im ganzen Körpers ausbreiten. Wenn sie das Lymphsystem passieren, werden sie jedoch zuerst von den Lymphknoten, die die Lymphe filtern, ›gefangengenommen‹. Bei einer Operation werden die bösartigen (karzinogenen) Lymphknoten oft entfernt und ihre Gefäße abgetrennt, um ein weiteres Ausbreiten des Krebses zu verhindern.«[118]

Zugegeben, das klingt nicht so überwältigend, daß Sie wie ich denken werden, Sie hätten den Stein der Weisen gefunden. Doch lassen Sie mich noch einmal den Satz herausgreifen, der mir sofort ins Auge sprang, und Ihnen erklären, warum er von solcher Bedeutung ist: »Wenn sie das Lymphsystem passieren, *werden sie jedoch zuerst von den Lymphknoten, die die Lymphe filtern, ›gefangengenommen‹.*« Dieser kleine Satz bestätigt exakt meine Behauptung.

In dem Moment, da ich diese Passage des Buches niederschrieb, war ich so aufgeregt, daß ich kaum wußte, wo ich beginnen sollte, um Ihnen die Großartigkeit dieser Behauptung zu erklären. Zunächst einmal zeigt sie auf, daß man zwar genau weiß, wie das Lymphsystem rein technisch gesehen funktioniert, aber leider nicht, was dies in der Praxis bedeutet. Ich habe bereits früher erwähnt, daß die Natürliche Gesundheitslehre den Körper als etwas Dynamisches, als Handelnden, begreift, die traditionelle Medizin in ihm hingegen das passive Opfer sieht. Man hört oft, daß der Krebs sich ausbreite, sich in einen Lymphknoten hineinfresse und dadurch dessen Entfernung notwendig mache. Doch in dem Lehrbuchtext steht klar und deutlich, daß Krebszellen sich nicht in einen Lymphknoten hineinfressen, sondern von ihm »gefangen« werden.

Eine Krebszelle frißt sich genausowenig in einen Lymphknoten hinein, wie sich der Schmutz in den Staubsauger frißt. Der

Lymphknoten stellt etwas mit den Krebszellen an, nicht umgekehrt. Kein Wunder, daß die Experten ratlos sind. Sie haben die Reihenfolge der Vorgänge umgekehrt. Um auf das Beispiel mit dem Kühlschrank und der Butter darin zurückzugreifen: Was ist, wenn man noch nicht einmal den Kühlschrank sähe? Das wäre, als beschriebe man unser Sonnensystem, stellte dann fest, daß die Sonne im Mittelpunkt stehe und die Planeten um sie herum kreisten, und behauptete anschließend, die Sonne bewege sich über den Himmel, weil man dies *beobachten* könne. Es sieht nur so aus, als bewege sich die Sonne, in Wirklichkeit tut sie es nämlich nicht – und es sieht nur so aus, als würden die Krebszellen die Lymphknoten attackieren. In Wirklichkeit tun sie es nicht.

Da Krebszellen sich über die Lymphflüssigkeit ausbreiten, werden sie zu den Lymphknoten gebracht, die sie schließlich »gefangennehmen«. Lassen Sie mich dies ein wenig genauer ausführen. Ich habe schon ein Dutzend Male erwähnt, wie außerordentlich intelligent unser Körper ist. Er »weiß«, was er tut. Er koordiniert Milliarden von Aktionen und Reaktionen. Keine Tätigkeit ist umsonst, keine überflüssig, alle haben einen Sinn. Der Körper ist viel zu beschäftigt, um sich um Dinge zu kümmern, die nicht direkt zu seinem Überleben beitragen. Also können Sie ohne den geringsten Zweifel sicher sein, daß der Körper einen sehr guten Grund dafür haben muß, wenn er Krebszellen von den Lymphknoten »gefangennehmen« läßt!

In den Lymphknoten sitzen die sogenannten Phagozyten. »Phago« bedeutet »fressen«, »Zyten« heißt »Zellen«. Freßzellen fressen und zerlegen körperfremde Substanzen. Die Krebszellen werden sozusagen an der hintersten Verteidigungslinie »gefangengenommen«. Sie erinnern sich, daß Krebs das siebte und letzte Stadium der Krankheit ist? Während der ersten sechs Stadien, in denen man dem Krebs durch eine veränderte Lebensweise noch hätte vorbeugen können, folgte unweigerlich ein Stadium dem vorangehenden, wenn man keine

Maßnahmen ergriff, bis schließlich Krebs auftrat. Als letzte Kraftanstrengung, den Krebs in den Griff zu bekommen, der sich von seinem Ursprungsort entfernt hat und sich nun über das Lymphsystem ausbreitet, versucht der Körper, die Krebszellen »gefangenzunehmen« und ihrer doch noch Herr zu werden.

Es gibt keinen anderen Grund, warum der Körper diese Anstrengungen sonst unternehmen sollte. Er gibt niemals auf, egal, wie schlimm es um ihn steht, wie gravierend die Situation sein mag oder wie lange er vernachlässigt wurde. Solange er lebt, strebt der Körper nach Homöostase – nach Gleichgewicht. Genau wie Wasser in einer Schüssel ein Gleichgewicht findet – und zwar unabhängig davon, in welcher Lage sich die Schüssel befindet –, versucht auch der Körper, sein Gleichgewicht unter allen Umständen wieder herzustellen und beizubehalten. Selbst angesichts der Tatsache, daß er so lange mißbraucht und vernachlässigt wurde, daß sich Krebs entwickeln konnte, verfügt der Körper noch über die nötigen Reserven, um seine Wachposten, die die Einheit des Körpers bewahren sollen, zu den Waffen zu rufen: die erstaunlichen, beschützenden Lymphknoten, welche die Krebszellen gefangennehmen.

Und wie werden diese wertvollen Lymphknoten nun von denjenigen behandelt, die »es nicht wissen«? *Sie werden herausgeschnitten!* Und aus welchem Grund? Weil sie genau das tun, für das sie geschaffen und gedacht sind!

Nichts, gar nichts, könnte rückständiger sein. Würden Sie es zulassen, daß man Ihre Blase entfernt, weil sich Urin in ihr befindet? Würden Sie es zulassen, daß man Ihren Darm entfernt, weil Fäkalien darin sind? Würden Sie es zulassen, daß man Ihre Lungen entfernt, weil sie Kohlendioxyd enthalten? Können Sie sich einen absurderen Vorschlag vorstellen, als eines unserer lebenswichtigen Organe zu entfernen, weil es genau das tut, für das es gedacht ist? Es ist ebenso absurd, einen Lymphknoten zu entfernen, der nur seine ihm zugedachten Funktionen erfüllt, wie die Blase, den Darm oder die Lunge, weil sie ihre Aufgaben erfüllen.

Mit Erstaunen und Ungläubigkeit reagieren wir heute auf die Tatsache, daß Ärzte früher die Funktionen des Körpers so wenig verstanden haben, daß sie die Kranken regelmäßig zur Ader ließen. Diese Vorgehensweise war absolut üblich und allgemein akzeptiert – dahinter stand die Idee, mit dem Blut verlasse auch die Krankheit den Körper. Doch die Entfernung von Lymphknoten, die nur ihre Arbeit verrichten, just zu einem Zeitpunkt, da der Körper sie am dringendsten braucht, um nämlich das ungezügelte und unkontrollierte Ausbreiten von Krebszellen zu verhindern – das läßt den Aderlaß beinahe als den Grundstein der modernen Wissenschaft erscheinen.

Wohin wandern die Abfallprodukte und Krebszellen, wenn ein Lymphknoten entfernt worden ist? Natürlich zu den nächsten verfügbaren Lymphknoten. Denken Sie daran: Entfernen wir eine Schale, hindern wir das Wasser nicht daran, in die nächste verfügbare Schale zu fließen. Entfernen wir einige Lymphknoten, hindern wir den Krebs nicht daran, zum nächsten verfügbaren Lymphknoten weiterzuwandern. Aus diesem Grund hört man so oft die beiden berühmten Sätze. »Sie haben einen Rückfall erlitten« oder: »Wir haben wohl nicht alles erwischt«. Wenn weder der Fluß noch der Rückstau von Abfallprodukten und Giftstoffen eingedämmt werden, kann man jeden Lymphknoten im Körper herausschneiden, und es wird doch nichts nützen. Darum ist ein geschwollener Lymphknoten nur das Symptom eines Zustandes, dessen Ursachen nicht beseitigt worden sind. Unter solchen Umständen ist ein »Rückfall« unvermeidlich.

Haben Sie zufällig mitbekommen, daß sich O. J. Simpson während der Untersuchungshaft einen Lymphknoten aus der Achselhöhle entfernen ließ, weil er befürchtete, dieser enthalte Krebszellen? Wie sich herausstellte, war das nicht der Fall. Der zuständige Arzt diagnostizierte die Schwellung des Lymphknotens als »gutartige, reaktive, lymphozytische Hyperplasie« – das unnatürlich schnelle Wachstum normaler weißer Blutkörperchen, was zur Vergrößerung eines Organs, in diesem Fall der Lymphknoten, führt.

Selbst wenn man nur über die elementarsten Kenntnisse der Aufgaben verfügt, die den Lymphknoten innerhalb des Lymphsystems zufallen – nämlich den Körper zu reinigen –, kann man erklären, was geschehen ist: Der Körper erhöhte die Produktion der weißen Blutkörperchen, um mit dem Übermaß an Giftstoffen im Körper, die sich bereits in den Lymphknoten angesammelt hatten, fertig zu werden. Das Abwehrsystem war in Aktion getreten. So einfach ist das, so offensichtlich – und so natürlich. In den Nachrichtensendungen und in den Zeitungen wurde berichtet, daß »weitere Untersuchungen« vorgenommen werden würden, um nach »der Ursache für das Anschwellen« der Knoten zu suchen.[119] Untersuchungen? Das ist, als würde man jemanden aus dem Schwimmbad ziehen und »weitere Untersuchungen« vornehmen, um herauszufinden, warum er so naß ist.

Ich war äußerst betrübt, als Jacqueline Kennedy Onassis starb. Nicht unbedingt, weil sie die Witwe eines der Präsidenten der Vereinigten Staaten oder eine Frau mit Mut, Stil und Würde war, die privat und öffentlich einiges durchzustehen hatte. Nein, mich stimmte die Tatsache traurig, daß auch sie zu einem der Opfer in jener endlosen, traurigen Reihe von Opfern geworden war, die ihr Leben verloren haben, weil man die Grundbedürfnisse des Körpers nicht verstanden hat. Die Geschichtsbücher werden berichten, daß Jacqueline Kennedy Onassis an Krebs gestorben sei. Sicherlich hat der Krebs in ihrem Körper zu ihrem Tod beigetragen. Doch ich würde mich aus der Verantwortung stehlen, wenn ich nicht wenigstens darauf hinweisen würde, daß die Nichtbeachtung der Aufgaben des Lymphsystems viel zu ihrem frühen Tod beigetragen hat.

In der Natürlichen Gesundheitslehre gibt es einen einfachen, einleuchtenden, logischen und vernünftigen Grundsatz. Er ist so einfach, daß es fast lächerlich ist, ihn auch nur zu erwähnen: »Man kann nicht durch eine weitere Vergiftung seine Gesundheit wiedererlangen.« Erscheint Ihnen dies nicht auch vernünftig? Doch siehe da, er basiert auf einem medizinischen Grundsatz, der auf lateinisch »ubi virus ibi virtus« lautet, zu deutsch ungefähr: »Wo Gift ist, ist auch eine Wirkung.« Wenn Sie in einem Buchladen ein Buch mit dem Titel »Wie Sie durch Gift wieder gesund werden« sähen, wären Sie dann so interessiert, daß Sie es kauften? Vermutlich würde sich jede Faser in Ihrem Körper gegen einen solchen Vorschlag sträuben; trotzdem werden bei einer medizinischen Behandlung – aus unerfindlichen Gründen – gerade die Kränksten am meisten vergiftet.

Bestrahlung und Chemotherapie sind Gift für den Körper, denn sie vergiften und zerstören nicht nur Krebszellen, sondern auch gesunde Zellen. Zudem sind diese Behandlungen selbst karzinogen, sprich krebserregend. Tatsächlich – die Behandlung von Krebs *verursacht* Krebs. In den frühen 80er Jahren wurden Angestellte im Gesundheitswesen, die mit der Herstellung und Verabreichung von Medikamenten gegen Krebs zu tun hatten, dazu angehalten, spezielle Sicherheitsvorkehrungen zu beachten, wenn sie mit den Medikamenten in Berührung kamen, da sonst ein erhöhtes Risiko bestand, Krebs zu bekommen. In einem Artikel in einer von der »Amerikanischen Krebsgesellschaft« herausgegebenen Zeitschrift hieß es, daß das erhöhte Risiko »für jene, die mit Antikrebsmedikamenten in Berührung kommen, ernst genommen werden sollte«.[120]

Stellen Sie sich das vor! Diejenigen, die mit den *Medikamenten* in Berührung kommen, sollen sich Gedanken machen. Und was ist mit den Menschen, die diese Medikamente in die Venen gespritzt bekommen? Müssen sich die keine Gedanken machen? Wenn man eine starke, gesunde, körperlich fitte und vor Leben sprühende Frau intensiver Bestrahlung und Chemotherapie aussetzte, wäre sie schnell geschwächt, erschöpft und krank. Wie soll dann dieselbe Behandlung eine Frau gesund machen, die bereits krank *ist*? Welchen Grund hat man, so vorzugehen? Wo bleiben Logik und Menschenverstand? Wenn ein Stoff einen gesunden Menschen krank macht, wird ein kranker Mensch davon hundertprozentig noch kränker. Wie sollte es auch anders sein?

Die Zeitungsartikel über das Krebsleiden und die Behandlung von Frau Onassis erfüllten mich mit Trauer und Mitleid. Ich erinnere mich, daß ich, als sie unter einer neuen Krebsattacke zu leiden hatte, zu einem Freund sagte, vermutlich werde sie diese Woche nicht überleben. Sie starb am nächsten Tag.

Frau Onassis hatte zwar keinen Brustkrebs, aber doch eine so ähnliche Krebsart, daß ich ihren Fall einfach aufgreifen muß: Sie litt an einem Lymphom. Die Silbe »-om« bedeutet Tumor. Sie hatte also einen Tumor in ihrem Lymphsystem, was bedeutet, daß einer – oder mehrere – ihrer Lymphknoten Krebszellen enthielt. Ohne Zweifel wurden sie von ihrem Körper, der nach besten Kräften versuchte, mit dem Resultat einer bereits seit Jahren andauernden Vergiftung fertigzuwerden, dort »gefangengehalten«. Hätten sich die befallenen Lymphknoten in ihrer Brust befunden, wäre Brustkrebs diagnostiziert worden. Sitzt ein Krebsgeschwür in einem Lymphknoten, nennt man es Lymphom. Man könnte also auch einen Tumor im Lymphknoten der Brust als Lymphom bezeichnen.

Einige der Zeitungsberichte, die ihren Leidensweg verfolgten, beschrieben den Krebs, den sie hatte, und die Behandlung ausführlich. Es hieß, der Krebs habe ihr Lymphsystem »angegriffen«, und »Tumore könnten überall auftauchen, wo sich Lymphknoten und Lymphkanäle befänden«.[121] Erstmals sei ihr aufgefallen, daß etwas nicht stimmte, als sie im Dezember 1993 »eine Schwellung in ihrer rechten Leiste bemerkte«[122]. Ein Arzt diagnostizierte einen geschwollenen Lymphknoten. Einige Wochen später kamen »ein geschwollener Lymphknoten im Nacken, Husten und Schmerzen im Unterleib«[123] hinzu. Sie flog nach New York, um sich untersuchen zu lassen, und ihr Arzt diagnostizierte »vergrößerte Lymphknoten im Nacken und in ihrer Achselhöhle«[124]. Eine CAT-Aufnahme (eine Röntgenaufnahme mit dem Computer) zeigte »geschwollene Lymphknoten in ihrer Brust und ihrem Unterleib«[125].

Für einen Vertreter der Natürlichen Gesundheitslehre, der weiß, wie der Körper funktioniert und wie wichtig das Lymphsystem ist, hätten die Symptome nicht klarer sein können. Ihr Körper hätte dringend einer Reinigung von Giftstoffen und Abfallprodukten bedurft, und zwar schnellstens. Unglücklicherweise kam niemand auf diese Idee. Hätte man dies in Erwägung gezogen, könnte Frau Onassis heute durchaus noch leben.

Statt zu erkennen, daß die Krebszellen in den Lymphknoten »gefangengehalten« wurden, um sie vom Rest des Körpers zu isolieren, bis der sich ihnen widmen konnte, wurden die Lymphknoten als hilflose Opfer gesehen, die den Angriffen marodierender Krebszellen ausgesetzt waren. Als Antwort wandte man die aggressiven Behandlungsmethoden der Bestrahlung und Chemotherapie an, und damit war Frau Onassis' Schicksal besiegelt. Sie wurde buchstäblich mit Medikamenten bombardiert – mit einer Unmenge starker, krankmachender, energieentziehender, lebensverkürzender Medikamente. Es hieß, sie habe »zuerst auf die Therapie angesprochen, aber der Krebs kehrte im Kopf zurück und breitete sich von dort im Körper aus«.[126]

Gegen die erbarmungslosen Schmerzen in ihrem Nacken erhielt sie zusätzliche Medikamente, gegen die akute Lungenentzündung, die sie in ihrem geschwächten Zustand bekam, noch mehr. Die Steroide – Teil der Chemotherapie – führten zu einem durchgebrochenen Magengeschwür. Inmitten ihres Martyriums mußte sie sich auch noch einer Operation unterziehen, um das Loch in ihrem Magen zunähen zu lassen. Es ging ihr immer schlechter, und um das Maß voll zu machen, erhielt sie noch mehr Bestrahlungen und Chemotherapie – diesmal direkt am Kopf. Die Stoffe verteilten sich und befielen ihre Wirbelsäule, die Leber und schließlich den restlichen Körper. Sie wurde schwächer, verlor die Orientierung, nahm ab, bekam Schüttelfrost, ihre Sprache wurde schleppend, und sie hatte Schwierigkeiten beim Gehen.

Daß Jacqueline Onassis einem solchen Bombardement von giftigen Chemikalien überhaupt so lange Widerstand leisten konnte, zeugt von ihrer Stärke und ihrem ausgeprägten Lebenswillen. Tatsache ist, daß sie bereits durch den Kampf ihres Körpers geschwächt war, der versuchte, mit dem Krebs in ihrem Lymphsystem fertigzuwerden. Als dann noch der unbarmherzige Angriff der grauenvollen Gifte hinzukam, schmolzen ihre Chancen dahin wie ein Eiswürfel in der Sonne. Nachdem die Krankheit ihren Höhepunkt erreicht hatte und klar war, daß sie niemals wieder gesund werden würde, verkündete die New York Times in einer Schlagzeile:»Die Ärzte teilten Frau Onassis mit, daß sie nichts mehr tun können.« Damit hatten sie wahrlich recht!

Wieviel bittere Ironie steckt in der Tatsache, daß in erster Linie der ständige Kontakt mit Toxinen, also Giften, normale Zellen in Krebszellen verwandelt und daß man mit noch mehr Giften versucht, diese entarteten Zellen zu zerstören. Gesunde Stoffe stabilisieren und erhalten unsere Gesundheit und lassen uns von Krankheiten genesen – nicht Gifte.

Ich habe so etwas schon einmal erlebt, als mein Vater 1963 mit 57 Jahren Krebs bekam. Der Krebs war schlimm, aber er war nichts im Vergleich zu den Folgen, die Bestrahlung und Chemotherapie nach sich zogen. Ich war damals erst 18 und wußte noch nicht, was ich heute weiß, deshalb konnte ich keinen Einfluß auf die Entscheidungen nehmen, die damals gefällt wurden. Was meinem Vater passierte, ist einer der Gründe, warum ich es als meine Lebensaufgabe ansehe, andere Menschen vor einem ähnlichen Schicksal wie dem seinen zu bewahren.

Einige Tage nach Jacqueline Onassis' Tod stand in der New York Times ein langer Artikel, dessen Überschrift mich in ohnmächtiger Wut den Kopf schütteln ließ: »Lymphome in den USA auf dem Vormarsch, und niemand weiß, warum.«[127] In dem Artikel standen Aussagen wie: »Niemand weiß genau, warum«, »Die Experten sind ratlos«, »Die Ärzte wissen zu wenig«, »Die Ursachen liegen weitgehend im dunkeln«. Es erstaunt mich immer wieder, daß Wissenschaftler jedesmal, wenn sie etwas nicht wissen, behaupten, *niemand* wisse es. Das stimmt nicht.

Glücklicherweise sind viele meiner Freunde Ärzte, die sich nicht durch die Tatsache abschrecken lassen, daß ich keine medizinische Ausbildung habe, wenn ich ihr Interesse auf einige fragwürdige Aspekte der traditionellen Schulmedizin lenke und sie dadurch zum Nachdenken anrege. Einer von ihnen, den ich nun schon über zwölf Jahre kenne und mit dem ich sehr eng befreundet bin, fragte mich, wie ich den Frauen erklären wolle, daß sie gegen Brustkrebs vorbeugen könnten.

Ich antwortete, das Wichtigste sei das Verständnis für die Funktionsweise des Lymphsystems – wie es arbeite und wie man es so sauber halten könne, daß Tumore erst gar nicht aufträten. Nachdem ich ihm einige Details über die Aufgaben und Funktionen des Lymphsystems aufgezählt hatte, fragte ich ihn offen: »Wie ist es möglich, daß die Ärzte, zu denen du auch gehörst, eine Ausbildung erhalten, die zwölf Jahre dauert, und hinterher immer noch nicht verstehen, welch außerordentlich wichtige Rolle das Lymphsystem bei der Vorbeugung gegen Brustkrebs spielt?«

Er dachte einige Zeit nach und antwortete dann: »Weißt du was, Harvey? Ich weiß es nicht. Es wird einfach kein Wert darauf gelegt. Wir lernen, wie es in der Theorie funktioniert, aber nicht, wie es tatsächlich arbeitet.«

Dieses »schlichte Versehen« ist dafür verantwortlich, daß so viele Experten »nicht wissen«, wie sie mit dem Thema Brustkrebs umgehen müssen.

Meine Botschaft an Sie, liebe Leserin, lautet: Machen Sie sich keine Sorgen. Wenn Sie die drei Grundsätze des CARE-Programms anwenden, werden *Sie* wissen, wie Sie mit dem Thema Brustkrebs umgehen müssen. Verständnis für und Respekt vor der Arbeitsweise und den Bedürfnissen unseres Lymphsystems werden Sie in die Lage versetzen, die nötigen Schritte zu unternehmen, um vom Krebs und zahlreichen anderen Leiden verschont zu bleiben.

Kapitel 8
Zu fett oder nicht zu fett?

Ich esse für mein Leben gern und liebe den Vorgang Essen. Das war schon immer so. Ich liebe alles, was mit Essen zusammenhängt. Ich genieße es, ans Essen zu denken, es anzusehen, darüber zu reden, es zuzubereiten, es zu riechen, es zu schmecken und zu essen. In ein Restaurant zu gehen, in dem ich vorher noch nie war, und die Küche dort auszuprobieren, ist für mich ebenso aufregend wie für einen anderen vielleicht ein spannendes Sportereignis. Deswegen bin ich auch nicht im geringsten überrascht, daß sich mein Leben um das Studium und die Lehre von den Auswirkungen der Ernährung auf unseren Körper dreht, was ich darüber hinaus als große Bereicherung betrachte. Ich freue mich darüber, mit der Gabe gesegnet zu sein, die Bedeutung der Nahrung für eine gute Gesundheit erkannt zu haben, und es macht mir nichts aus, dies öffentlich auszusprechen. Denn wahrscheinlich wäre ich bereits gestorben oder todkrank, hätte ich so weitergemacht wie früher und diese Bedeutung *nicht* erkannt.

Was meine Gesundheit betrifft, ist der Unterschied zwischen den ersten und den letzten 25 Jahren meines Lebens so groß wie der Unterschied zwischen einer kahlen Abraumhalde und einem üppigen Regenwald. Die ersten 25 Jahre hatten aus einem ständigen Kampf gegen Schmerzen, Übergewicht und Lethargie bestanden. Ich litt an fürchterlichen Magenschmerzen, hatte häufig Kopfschmerzen und Migräne, ständig Schnupfen und Probleme mit den Nasennebenhöhlen, nie Energie und brachte schließlich ein Gewicht von über 100 Kilo auf die Waage. Und all dies nur, weil ich in meiner Liebe zum Essen kein Maß halten konnte. Weder in meiner Kindheit noch später hatte mir jemand auch nur andeutungsweise erklärt, welche Auswirkungen das Essen auf meine Gesundheit haben konnte. Das einzige, worüber ich mir in bezug auf Essen Gedanken machte, war, ob ich den nächsten Bissen noch hinunterbekommen würde.

Mit 25 hatte ich dann das unglaubliche Glück, Bekanntschaft mit der Natürlichen Gesundheitslehre zu machen, und seit damals – 1970 – hatte ich keine Magenschmerzen, Kopfschmerzen oder Probleme mit den Nasennebenhöhlen mehr. Ich verfüge über eine unglaubliche Energie, und die 25 Kilo, die ich damals verlor, habe ich nie wieder zugenommen. Das Schöne daran ist, daß ich mir meine Liebe zum Essen trotzdem die ganze Zeit über nicht versagen mußte. Der Unterschied besteht darin, daß ich gelernt habe, das Essen zu genießen und mir gleichzeitig eine gute Gesundheit zu erhalten.

Viele Faktoren tragen zur Entstehung einer Krankheit bei, sei es nun Brustkrebs oder eine andere. Die wichtigsten sind die Qualität von Nahrung, Luft und Wasser, die körperliche Betätigung, Erholung und Schlaf, Sonne, enge und liebevolle Beziehungen, Zuneigung zu sich selbst, innerer Frieden und die Einstellung. Ich weiß, daß alle diese Faktoren und sicher auch noch mehr eine Rolle dabei spielen, ob wir krank werden oder nicht, aber für mich steht ohne Zweifel fest, daß der wichtigste Faktor die Nahrung ist, die wir tagtäglich zu uns nehmen. Ich glaube nicht einfach, daß dem so ist, sondern ich bin davon überzeugt – und zwar sowohl aufgrund meiner eigenen Erfahrungen und Beobachtungen als auch aufgrund von wissenschaftlichen Beweisen.

Würden wir die Qualität aller Nahrungsmittel, die wir zu uns nehmen, vergleichen, gäbe es natürlich eines, das für unsere Gesundheit am besten, und eines, das am schädlichsten ist, während die anderen irgendwo in der Mitte anzusiedeln wären. Später werde ich auf die besten Nahrungsmittel eingehen, aber an dieser Stelle ist es erst einmal notwendig, über jene zu sprechen, die am anderen Ende der Skala liegen – Nahrungsmittel, die, im Übermaß genossen, mehr als alle anderen zur Entstehung von Brustkrebs beitragen.

Dies ist das fünfte Buch, das ich seit 1978 geschrieben habe. In all meinen Büchern widme ich mich der meines Erachtens früher wie heute größten Bedrohung unserer Gesundheit: den Tierprodukten. Mit Tierprodukten sind alle Sorten von Fleisch, einschließlich Fisch und Geflügel, Eier und Milchprodukte gemeint. Ich bin davon überzeugt, daß der übermäßige Genuß dieser Nahrungsmittel die Hauptursache für »verstopfte« Körper, Übergewicht, Schmerzen, schlechten Gesundheitszustand, Krankheit, Leiden und Tod in diesem Land ist.

Natürlich wird einige Organisationen wie den Verband der Fleischhersteller und die Vereinigung der Milchproduktehersteller angesichts dieser Behauptung fast der Schlag treffen. Die Fleisch- und Milchproduktindustrie macht jährlich einen Gewinn von über einer Viertelbillion Dollar und will aus diesem Grund verständlicherweise vermeiden, daß man die Wahrheit über ihre Produkte erfährt. Eine ihrer bevorzugten Strategien ist es, die für sie arbeitenden »Experten« zu aktivieren, um jeden, der auch nur eine Diät mit wenigen oder gar keinen Tierprodukten in Erwägung zieht, das Fürchten zu lehren. Diejenigen, die mit dem Verkauf von Tierprodukten Milliarden von Dollars einnehmen, wollen uns einreden, daß die nächsten drei Generationen unserer Nachfahren an allen möglichen Mangelerscheinungen und Krankheiten leiden werden, wenn wir auch nur bei einer Mahlzeit das Fleisch oder die Milch weglassen. Zugegeben, das ist leicht übertrieben, aber diese Organisationen reagieren zum Teil schon sehr heftig, wenn unser Streben nach Gesundheit ihrem Profitstreben in die Quere kommt.

Tatsächlich wird es für sie immer schwieriger, uns davon abzubringen, weniger von ihren Produkten zu essen, da die vorliegenden, eindeutigen Zahlen beweisen, daß unsere Vorliebe für tierische Produkte wesentlich zu unserem schlechten Gesundheitszustand beigetragen hat, und das hat sich auch heute nicht geändert. Aber bevor ich mit diesem Thema fortfahre, möchte ich in unmißverständlichen Worten erklären, wie ich zum *Vegetarismus* stehe, um meinen Standpunkt deutlich zu machen und einem Angriff von seiten der Fleisch- und Milchproduktindustrie vorzubeugen, die mich zu etwas abstempeln wollen, was ich nicht bin.

Im Prinzip ist Vegetarismus die gesündeste Art der Ernährung, doch ist er schlichtweg nicht für jeden geeignet. Ich kenne Vegetarier, denen der Verzicht auf Fleisch und Milchprodukte das Leben rettete. Aber ich kenne auch einstmals strenge Vegetarier, deren Gesundheit immer instabiler wurde, bis sie wieder einige tierische Produkte in ihren Speiseplan integrierten. Jeder, der behauptet, vegetarische Kost sei die einzige Art von Ernährung, mit der man gesund bleibe, liegt genauso falsch wie jemand, der behauptet, man könne nicht gesund sein, wenn man Vegetarier ist.

Manche Menschen haben verstandesmäßig begriffen, daß es von Vorteil ist, Fleisch und Milchprodukte vom Speiseplan zu streichen. Da sie aber mit diesen Nahrungsmitteln aufgewachsen sind und sie jahrzehntelang zu sich genommen haben, besteht bereits eine große körperliche und emotionale Abhängigkeit. Die Entscheidung, Vegetarier zu werden, ist sehr persönlich und hängt von vielen Faktoren wie zum Beispiel individuellen Charakteristika und Lebensumständen ab. Wenn vegetarische Kost für den einen genau das Richtige ist, bedeutet das noch lange nicht, daß dies bei jedem anderen auch so sein muß. Es ist genauso unmöglich, von einem Menschen zu verlangen, er solle Vegetarier werden, wie von ihm zu verlangen, er solle seine Religion wechseln.

Allerdings gibt es etwas, das jeder tun kann und das viele Menschen bereits tun, wie die neuesten wissenschaftlichen Untersuchungen beweisen: den Verbrauch von tierischen Produkten einschränken. Jahrzehntelang haben wir zu viele Tierprodukte gegessen. Studien über die Auswirkungen dieses übermäßigen Konsums haben eindeutig gezeigt: Dieses Verhalten bringt uns um!

In »Fit for Life« und vor allem in »Fit for Life II« habe ich bereits ausführlich dargelegt, in welchem Ausmaß tierische Produkte zu allen schwereren Krankheiten beitragen. Darüber hinaus habe ich darin den Kampf gegen verschiedene »Ernährungsmythen« aufgenommen: den Mythos von den »vier grundlegenden Nahrungsmittelgruppen«; den Mythos, man benötige täglich riesige Mengen an Eiweiß; den Mythos, Fleisch sei die beste Eiweißquelle; und schließlich den Mythos, Milchprodukte seien unabdingbar notwendig, da sie Kalzium enthalten und somit helfen würden, der Osteoporose vorzubeugen.

Inzwischen lautet die Frage nicht mehr, ob der Konsum dieser Nahrungsmittel reduziert werden soll oder nicht, sondern um *wieviel* er reduziert werden soll. Wie bei allen anderen wichtigen Themen variieren auch hier die Meinungen sehr stark – das reicht von der Empfehlung, den Verbrauch tierischer Produkte eher mäßig, also um 15 % bis 20 %, zu reduzieren, bis hin zu dem Rat, völlig darauf zu verzichten. Für was Sie sich entscheiden, um gegen Brustkrebs vorzubeugen, hängt davon ab, mit welcher Lösung *Sie* sich bei Ihrer Lebensweise am wohlsten fühlen. Doch eines steht zweifelsfrei fest: Wenn Sie weniger tierische Produkte zu sich nehmen, wird das, abhängig vom Grad der Reduzierung, eine sehr positive Auswirkung auf Ihre Gesundheit haben. Warum? Wie kommt es, daß sich plötzlich so viele Ernährungswissenschaftler in dieser Hinsicht einig sind?

Klingen die Wörter »Cholesterin« und »gesättigte Fettsäuren« in Ihren Ohren vertraut? Noch vor einem Jahrzehnt tauchten sie nur sehr selten auf. Heute vergeht kaum ein Tag, an dem man nicht etwas über sie liest oder hört, und das aus gutem Grund. Sie bringen die Menschen um! Viele Menschen! Tatsächlich sprechen eine Menge Anzeichen dafür, daß Cholesterin im Verbund mit Fetten in den USA mehr Menschen tötet als irgend etwas anderes.

Woher stammen diese »Killer« nun? Das Cholesterin kommt ausschließlich aus tierischen Produkten. Es wird in der Leber und den Zellen von Tieren produziert und sonst nirgendwo auf der ganzen Welt. Über die pflanzliche Kost nimmt man Cholesterin *nicht* zu sich, auch wenn manche Menschen daran noch zweifeln und Fragen stellen wie: »Und was ist mit Avocados, Nüssen und Öl?« Da keines dieser Nahrungsmittel eine Leber hat, enthalten sie auch kein Cholesterin. Haben Sie Probleme mit dem Cholesterin, dann sollten Sie sich verdeutlichen, daß diese auf die Tierprodukte auf Ihrem Speiseplan zurückzuführen sind. Reduzieren Sie die, und Ihr Cholesterinspiegel wird sinken. Eine ganz einfache Gleichung.

Die überwältigende Mehrheit der Fette, inklusive gesättigter Fettsäuren, stammt ebenfalls aus diesen Nahrungsmitteln. Auch wenn Cholesterin eine sehr wichtige Rolle spielt, weiß man heute, daß der Fettkonsum der Amerikaner mindestens ebensoviel Anlaß zur Sorge bietet wie Cholesterin, wenn nicht sogar noch mehr.

Bevor ich Ihnen erläutere, in welchem Zusammenhang Tierprodukte mit Brustkrebs stehen, möchte ich ihren Einfluß auf die Krankheiten beschreiben, die in diesem Land zu den häufigsten Todesursachen gehören. Es wäre unverzeihlich, wenn wir nicht wenigstens kurz darauf zu sprechen kämen. Kreislauferkrankungen – zu denen Herzkrankheiten, sämtliche arteriosklerotische Krankheiten der Blutgefäße und Schlaganfall zählen – bringen mehr Menschen um als alle anderen Todesursachen zusammen![128] Sie töten jährlich annähernd eine Million Menschen – das sind 2500 pro Tag! Wenn das Blut am Fließen gehindert wird und nicht mehr zum Herzen gelangen kann, kommt es zu einem Herzinfarkt. Erreicht es das Gehirn nicht mehr, ist ein Schlaganfall oder Hirnschlag die Folge.

Was führt nun zur Verstopfung der Venen? Die Plaque. Das ist ein dicker Belag aus Cholesterin und Fett, der sich in den Arterien festsetzt, weil ihn der Körper nicht entfernen konnte. Sie dürfen mir glauben: Wenn diese Stoffe den Kreislauf überlasten können, gelingt ihnen das gleiche auch beim Lymphsystem, wie ich Ihnen noch erläutern werde. Natürlich spielen bei Herz- und Gefäßerkrankungen auch viele andere Faktoren eine Rolle, sind Tierprodukte nicht die einzige, doch zweifellos die Hauptursache.

Die Flut von wissenschaftlichen Veröffentlichungen, die eine direkte Verbindung zwischen Fett und Cholesterinspiegel und Herzkrankheiten nachweisen, kann nicht mehr ignoriert werden. Beide gelten als Hauptverursacher der Arteriosklerose (Arterienverkalkung) und der dadurch bedingten Herzkrankheiten.[129] Ich möchte Sie mit Dr. Marc Sorenson, dem unglaublich sportlichen und gesunden Gründer des »Nationalen Institutes für Fitneß« (»National Institute of Fitness«) in Ivins, Utah, bekanntmachen. Im Institut, zu dem Hunderte von Menschen aus der ganzen Welt pilgern, um ihre Gesundheit wiederzuerlangen, nennt man ihn »Doktor Fit«. Er hat drei gut verständliche und informative Bücher geschrieben. Zum Thema Herzkrankheiten sagt er folgendes: »Herzkrankheiten sind heimtückisch und völlig unnötig; sie sind ausschließlich auf den Konsum tierischer Produkte und gesättigter Fettsäuren zurückzuführen. Sie sind vorhersehbar, vermeidbar, reversibel und völlig überflüssig.«[130]

Trotzdem sterben über 50 % der Amerikaner an Herzkrankheiten[131], werden jährlich zwölf Milliarden Dollar für Bypass-Operationen ausgegeben[132], was erstaunlicherweise schlimmer ist, als gar nichts zu tun![133] Sie sollten unbedingt wissen und nie vergessen, daß tierisches Eiweiß den Cholesterinspiegel erhöht, pflanzliches Eiweiß ihn jedoch senkt![134]

Die zweithäufigste Todesursache in den USA ist Krebs. Bezüglich Krebs gibt es ein weitverbreitetes Mißverständnis, das ich hier richtigstellen möchte. Einfach ausgedrückt kann man sagen: Krebs ist Krebs, egal, in welchem Körperteil er auftritt. Eine Krebszelle ist eine Zelle, die »verrückt« geworden ist, und das kann überall im Körper passieren. Angesichts der Tatsache, daß sich Krebs entwickelt hat, ist es nebensächlich, in welchem Teil des Körpers dies geschehen ist. Man spricht von Brustkrebs, Darmkrebs, Prostatakrebs oder Krebs in anderen Körperregionen, als handele es sich um völlig verschiedene Krankheiten. Das stimmt nicht. Krebs ist Krebs, egal, wo er auftritt. Werden die Zellen im Körper eines Menschen aufgrund einer falschen Ernährung jahre- und jahrzehntelang ununterbrochen einem nie endenden Bombardement von Giftstoffen ausgesetzt, dann ist die Wahrscheinlichkeit sehr groß, daß einige Zellen im Körper »verrückt« werden.

Wo das passiert, ist nicht so wichtig. Wichtig ist nur, *weshalb*. Aus diesem Grund ist es eine solche Tragödie, wenn gesunde Brüste entfernt werden, ohne daß das geringste Anzeichen von Krebs oder auch nur eines geschwollenen Lymphknotens vorhanden ist. Läßt sich eine Frau die Brüste amputieren, kann sie niemals Brustkrebs bekommen, das ist schon richtig. Aber das Risiko, Krebs zu bekommen, wird dadurch nicht vermindert. Das erreicht man nur durch eine Lebensweise, die auf ein gereinigtes und gesundes Lymphsystem abzielt. Zu behaupten, Brustkrebs sei eine völlig andere Krankheit als Lymphkrebs oder Darmkrebs, wäre in etwa so, als behaupte man, Regen, Schnee, Eis, Graupel, Frost, Tau und Hagel bestünden aus unterschiedlichen Materialien, während sie doch in Wirklichkeit einfach Wasser in verschiedenen Aggregatszuständen sind. Regen und Schnee mögen zwar nicht gleich aussehen, bestehen jedoch beide aus Wasser und liegen jeweils nur in einer anderen Form vor. Brustkrebs und Darmkrebs mögen zwar dem Aussehen nach verschieden sein, sind aber beides ein und dieselbe Krankheit in unterschiedlicher Ausprägung.

In der hiesigen Lokalzeitung las ich einmal einen Artikel über die Erfahrungen, die drei Frauen mit Brustkrebs gemacht hatten. Eine Frau sprach von ihren »drei Arten von Krebs«[135]. Sie verlor 1983 einen Lungenflügel wegen Krebs, 1986 wurde ihr wegen Krebs eine Brust abgenommen, und 1992 wurden Hauttumore entfernt. In dem Artikel stand, daß sie sich zwar für den Lungenkrebs verantwortlich fühle, da sie 35 Jahre lang geraucht habe. »Aber mein Brustkrebs – was habe ich getan, daß ich Brustkrebs bekommen habe? Was habe ich nur getan?«

Weiter oben zitiert der Artikel sie mit folgendem Satz: »Rauchen war wahrscheinlich das Grausamste, was ich meinem Körper je angetan habe.« Genau das ist der Schlüsselsatz, auch wenn es ihr nicht bewußt war: *was sie ihrem Körper angetan hat.* Das Rauchen, das meiner Überzeugung nach mit Abstand der bösartigste Anschlag auf Leben und Gesundheit darstellt, da es Hunderte von giftigen Stoffen enthält, griff ihren ganzen Körper an, nicht nur ihre Lunge. Natürlich ist die Lunge der Teil des Körpers, der unter dem Rauchen am meisten leidet, doch bestimmt die gesamte Lebensweise eines Menschen mit, ob Krebs entsteht oder nicht. Etwas derart Giftiges wie Rauch greift alle Zellen des Körpers an, nicht nur die in der Lunge. Das Rauchen war *ein* – größerer – Faktor, der zu ihrem Lungenkrebs, Hautkrebs und Brustkrebs beigetragen hat. Das Rauchen in Verbindung mit anderen schlechten Angewohnheiten ließ ihren Körper ganz einfach an seinen schwächsten Stellen zusammenbrechen.

Aus eigener Erfahrung weiß ich, daß jemand, der raucht, auch ernährungstechnische Verfehlungen begeht, was stark zu einem schlechten Gesundheitszustand beiträgt. Nebenbei bemerkt ergab eine Studie der »Amerikanischen Krebsgesellschaft«, bei der mehr als 600 000 Frauen beteiligt waren, daß Rauchen das Risiko der Frauen, an Brustkrebs zu sterben, um mindestens 25 % erhöht. Je mehr und je länger eine Frau raucht, desto größer wird das Risiko. Laut dieser Studie kann es auf Null reduziert werden, wenn das Rauchen aufgegeben wird.[136]

Es ist außerordentlich wichtig zu verstehen, daß man Brustkrebs nicht vom Rest des Körpers losgelöst betrachten kann. Die Vorstellung, es handele sich um einen Stoff, der irgendwie in den Körper gelangt und zu den Brüsten wandert, ist falsch. Die Faktoren, die Krebs in einem Teil des Körpers auslösen, können dies auch an jeder anderen Stelle tun.

Auf den Lungenkrebs folgt gleich der Darmkrebs als zweithäufigste Todesursache durch Krebs. 1990 wurden zwei größere Studien über den Zusammenhang zwischen Ernährung und Darmkrebs veröffentlicht. Bei beiden beobachtete man eine große Anzahl von Personen über einen langen Zeitraum hinweg. Beide Untersuchungen kamen zu ähnlichen Schlußfolgerungen. Sie zeigten auf, daß der Genuß von Fleisch einer der größten Risikofaktoren für diese Krankheit darstellt.[137] Bei einer dieser Studien, die im New England Journal of Medicine erschien, beobachtete man 88 000 Personen über sechs Jahre hinweg. Die Ergebnisse zeigten, daß die Wahrscheinlichkeit, an Darmkrebs zu erkranken, steigt, je mehr tierisches Fett man zu sich nimmt. Bei den Probanden, die am meisten tierische Fette aßen, war die Wahrscheinlichkeit fast doppelt so hoch wie bei jenen, die am wenigsten tierische Fette konsumierten.

Dr. Walter Willet, unter dessen Aufsicht die Studie durchgeführt wurde, schloß daraus: »Angesichts dieser Zahlen sollte die maximale Menge an rotem Fleisch, die man ißt, gleich Null sein.«[138] Wie alle Studien, die ich gelesen habe, verlor auch diese kein Wort darüber, wie wichtig es ist, den Darm zu *reinigen*. Die Reinigung ist die beste Methode, um gegen alle Arten von Krebs, auch den Darmkrebs, vorzubeugen. Tierprodukte, die sehr fetthaltig sind, aber so gut wie keine Ballaststoffe enthalten, dienen nur dazu, den Darm zu verstopfen und zu vergiften. Pflanzliche Kost – reich an Ballaststoffen – schützt den Darm am besten vor Krebs. Außerdem reduziert sich die Brustkrebshäufigkeit bei Frauen, die sehr viel Gemüse essen, auf ein Zehntel des Risikos jener Frauen, die sehr wenig Gemüse essen.[139]

In den späten 80er Jahren wurde zum Großangriff auf Tierprodukte geblasen. Im Oktober 1988 schlug der »Gesundheits- und Ernährungsreport« des Stabsarztes der Armee wie eine Bombe ein. Die Titelseiten fast aller Zeitungen in den USA berichteten darüber. Nach Durchsicht von 2500 wissenschaftlichen Studien zu diesem Thema machte der oberste Militärarzt des Landes jegliche Hoffnungen der Fleisch- und Milchproduktindustrie zunichte, sie könne ungeschoren davonkommen. In dem Bericht und in seinen Interviews stellte der Stabsarzt unmißverständlich klar: Cholesterin und Fett (aus Tierprodukten) richten große Zerstörungen an. Sein Rat: den Genuß dieser Nahrungsmittel einschränken, mehr Ballaststoffe in Form von Früchten, Gemüse, Vollkornprodukten und Hülsenfrüchten essen. Auch wenn er sie natürlich nicht so bezeichnete, handelt es sich dabei um die *reinigenden* Nahrungsmittel.

Dem Bericht des Stabsarztes folgten 1989 die Empfehlungen der »Nationalen Akademie der Wissenschaften«. Nach einer sich über drei Jahre erstreckenden Durchsicht von 6000 Forschungsberichten veröffentlichte die Akademie die, wie man es nannte, »maßgeblichsten Ernährungsempfehlungen in der Geschichte dieser Institution«.[140] Sie entsprachen exakt den Empfehlungen des Stabsarztes der Armee.

Dann brachten die nationalen Gesundheitsbehörden ihre Empfehlungen heraus – dasselbe Resultat. Wir wollen auch nicht die Empfehlungen des »Komitees des US-Senates zu Ernährung und Lebensgewohnheiten« von 1977 vergessen, die der »Amerikanischen Herzgesellschaft« von 1979, die des »Nationalen Krebsinstitutes« von 1979 und die der »Amerikanischen Krebsgesellschaft« von 1984 und weitere Empfehlungen von mindestens 20 anderen amtlichen Institutionen und Organisationen in den Vereinigten Staaten und im Ausland. In allen stand das gleiche.

Wenn unter führenden Autoritäten einmal eine solche Einigkeit herrscht, wird es Zeit aufzumerken. Pflichten so viele Mitglieder der Ärzteschaft nachdrücklich und übereinstimmend den Ergebnissen bei, die sie erst vor kurzem noch verneint haben, ist eines wohl offensichtlich: Die Beweise, auf die sich die Empfehlungen stützen, den Genuß von Tierprodukten einzuschränken, müssen erdrückend sein. Sollte es den Ärzten schließlich gelingen, eine Verbindung zwischen der Reduzierung von Tierprodukten und der Fähigkeit des Menschen herzustellen, Krankheiten durch eine Reinigung des Körpers vorzubeugen, dann wird sich ihr Bild der medizinischen Versorgung insgesamt ändern und die Vorbeugung endlich im Zentrum stehen.

Bei der Vermittlung von Informationen, die für manche Leser neu sind, habe ich Sie stets gebeten, sich ebenso auf Ihren gesunden Menschenverstand wie auf die sogenannten »wissenschaftlichen Beweise« zu verlassen. Wir haben ja schon darüber gesprochen, daß Wissenschaftler unter bestimmten Umständen und mit der richtigen finanziellen Rückendeckung alles »beweisen« können, was sie beweisen wollen. Medizinische Bibliotheken sind voll von solchen »wissenschaftlichen Studien«, die entweder beweisen, daß etwas nicht so ist, wie es sein sollte, oder genau das Gegenteil von dem belegen, was bereits in einer anderen Studie bewiesen worden ist.

Ich habe als Beispiel jene beiden Studien erwähnt, die in der gleichen Ausgabe einer Zeitschrift »nachgewiesen« haben, daß Östrogen Herzkrankheiten verhindere beziehungsweise verursache. Ein anderes Beispiel: Denken Sie an Eier. In Eiern findet man eine der höchsten Cholesterinkonzentrationen, die ein Nahrungsmittel überhaupt haben kann. Es liegen genügend Zahlen vor, die das beweisen. Forscher verwenden Eier, wenn sie bei ihren Experimenten ein rasches Ansteigen des Cholesterinspiegels erreichen wollen.[141] Tatsächlich können Eier den

Cholesterinspiegel im Blut schneller erhöhen als reines, in Öl gelöstes Cholesterin![142] Trotzdem versucht die Eier- und Geflügelindustrie, diese Tatsache zu verschleiern, indem sie sich immer wieder auf fünf »wissenschaftliche« Studien beruft, die »beweisen«, daß – ausgerechnet – Eier den Cholesterinspiegel im Blut nicht anheben würden.[143] Diese fünf Studien wurden – wen wundert's – von der Eier- und Geflügelindustrie finanziert.[144]

Diese Beispiele machen deutlich, warum es so schwierig ist, den wissenschaftlichen Studien und den Wissenschaftlern zu vertrauen, und warum der eigenen Beobachtung und dem gesunden Menschenverstand das gleiche Gewicht eingeräumt werden sollte, wenn es darum geht, Entscheidungen zu treffen. Das ist vor allem dann wichtig, wenn man berücksichtigt, daß ein hoher Fettanteil in der Nahrung einen großen Risikofaktor bei der Entstehung von Brustkrebs darstellt. Genau an diesem Thema hat sich zur Zeit ein Streit unter den Wissenschaftlern entzündet.

Wieder einmal sind die »Experten« geteilter Meinung: Die einen behaupten, es gebe bereits schlüssige Beweise, die anderen halten mit der Behauptung dagegen, die Beweise seien noch nicht überzeugend genug. Eine solche Haltung ist mir unbegreiflich. Für mich gibt es genauso wenig Zweifel daran, daß Fett tatsächlich einen größeren Risikofaktor darstellt, wie daran, daß die Erde rund ist und keine Scheibe. Ich werde mein Bestes tun, um Ihnen dies mit Hilfe wissenschaftlicher Daten und des gesunden Menschenverstandes zu beweisen.

Wer davon überzeugt ist, daß genügend Beweise vorliegen, die das Fett »belasten«, will erreichen, daß der Fettkonsum sofort eingeschränkt wird, damit keine weiteren Risiken eingegangen werden. Die Wissenschaftler, die nicht davon überzeugt sind, geben zwar zu, daß manche Beweise auf Fett als möglichen »Bösewicht« hindeuten. Da es ihrer Ansicht nach aber keine Studien gibt, die dies zweifelsfrei beweisen, solle – so verlangen sie – zuerst noch mehr geforscht werden. Erst dann könnten sie sicher sein und entsprechende Empfehlungen herausgeben. Da ich zu jenen gehöre, die keine weiteren Beweise brauchen, werde ich Ihnen nun die Gründe nennen, weshalb Sie meiner Meinung nach Ihren Fettkonsum sofort einschränken sollten. Dann können Sie selbst entscheiden.

Es gibt bereits zahlreiche Studien, in denen eine eindeutige Verbindung zwischen Brustkrebs und der Aufnahme von Fett aus der Nahrung hergestellt wird.[145] Eine fettreiche Ernährung hat ebenfalls Einfluß auf eine Reihe anderer vermuteter Risikofaktoren. Einer dieser Faktoren ist das weibliche Sexualhormon Östrogen. Laut eines Artikels in Science News »wissen die Wissenschaftler zwar nicht genau, wie Östrogen die Entstehung von Brustkrebs fördert«[146], aber es herrscht Einigkeit darüber, daß die Wahrscheinlichkeit, Brustkrebs zu bekommen, mit einem hohen Östrogengehalt im Blut steigt. Eine fettreiche Ernährung sorgt bei Frauen für eine Erhöhung des Östrogenspiegels.[147] Vergleiche haben ergeben, daß Frauen, die Fleisch verzehren, einen wesentlich höheren Östrogenspiegel im Blut haben als Frauen, die sich vegetarisch ernähren.[148] Wenn Frauen auf eine fettarme Ernährung umsteigen, sinkt der Östrogenspiegel erheblich.[149]

Ein weiterer vermuteter Risikofaktor ist eine spät eintretende Menopause. Man konnte bereits eine Verbindung zwischen einer späten Menopause und zu fettreicher Nahrung nachweisen.[150]

Einer der überzeugendsten Beweise dafür, daß Fett in der Nahrung einen Risikofaktor bei der Entwicklung von Brustkrebs darstellt, ist das Auftreten von Brustkrebs bei Japanerinnen, die sich entweder in den Vereinigten Staaten niederlassen und dort ihre Ernährung umstellen oder in ihrem Heimatland bleiben und dort ihre traditionelle Ernährungsweise an die der Frauen in den Vereinigten Staaten anpassen. In einem Artikel in der Zeitschrift FDA Consumer wird berichtet, daß »die Todesrate bei

Brustkrebs in Ländern wie beispielsweise den Vereinigten Staaten, in denen am meisten Fett und tierisches Protein verzehrt wird, am höchsten ist«[151]. Weiter heißt es dort, daß bei Japanerinnen schon immer nur eine geringe Anfälligkeit für Brustkrebs zu beobachten gewesen sei, diese Anfälligkeit jedoch mit der »Verwestlichung« der Eßgewohnheiten – und damit einer Umstellung von fettarmer auf fettreiche Nahrung – sprunghaft gestiegen sei. Andere Studien über den Fettkonsum von Frauen, die in Japan leben oder in die USA ziehen und dort ihren Fettkonsum steigern, bestätigen ebenfalls, daß die Brustkrebshäufigkeit mit zunehmendem Fettkonsum ansteigt.[152]

Die Zeitschrift Newsweek veröffentlichte ebenfalls einen Artikel über die Erhöhung der gesundheitlichen Risiken bei Japanern durch eine »westliche« Ernährung mit ihrem hohen Anteil an Fleisch, Milchprodukten oder fetthaltigen Speisen. Der Artikel trug den Titel »Tod durch Fried Chicken«.[153]

Diese Beweise sind schlüssig genug. Doch nicht nur japanische Frauen sind betroffen. Ein Blick auf die unten folgende Übersicht zeigt den Zusammenhang zwischen Fettkonsum und Auftreten von Brustkrebs in verschiedenen Ländern deutlich auf. Es ist kein Zufall, daß die Brustkrebshäufigkeit in Abhängigkeit vom steigenden Fettkonsum zunimmt.

Forscher des »Nationalen Krebsinstitutes« werteten Hunderte von Tierexperimenten erneut aus, in denen der Zusammenhang zwischen Fett, Kalorien und Brustkrebs untersucht worden war. Sie kamen zu dem Schluß, daß von jeder überflüssigen, vom Fett stammenden Kalorie ein um 67 % höheres Risiko ausgehe als von Kalorien, die aus anderen Quellen stammten.[154] In einer Studie über Finninnen fand man heraus, daß die Beteiligten, die später Brustkrebs bekamen, einen »wesentlich höheren« Prozentsatz an von Fett stammenden Kalorien aufwiesen.[155]

Es ist wichtig zu wissen, welche Nahrungsmittel das Brustkrebsrisiko vergrößern (wie zum Beispiel Tierprodukte). Ebenso

Zusammenhang zwischen dem über die Nahrung aufgenommenem Fett und der Todesrate durch Brustkrebs

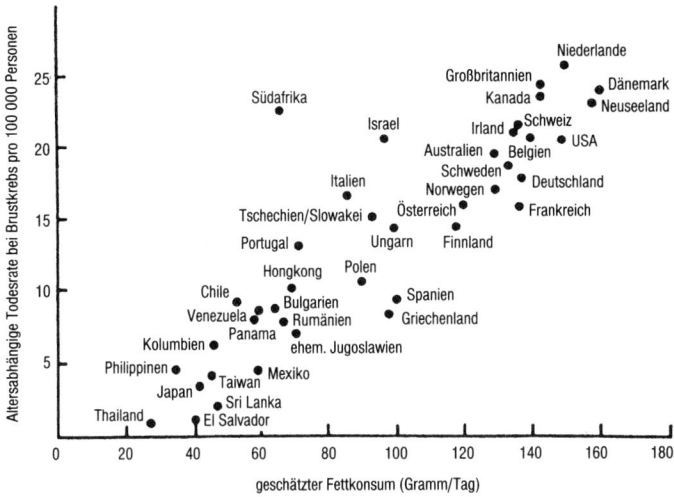

wichtig ist es allerdings, auch jene Nahrungsmittel zu kennen, deren Stoffe möglicherweise dazu beitragen können, den Krebs aufzuhalten. Je mehr die Wissenschaftler über die Inhaltsstoffe von Früchten, Gemüse und anderen pflanzlichen Nahrungsmitteln herausgefunden haben, desto beeindruckter waren sie von der Fähigkeit dieser Stoffe, den Zusammenbruch des Körpers aufzuhalten, der schließlich zu Krebs führt.[156] Dazu ein Auszug aus einem Artikel der New York Times: »Ernährungswissenschaftler und Epidemiologen wissen bereits seit langem, daß Personen, die eine vorwiegend aus pflanzlichen Nahrungsmitteln bestehende Ernährung bevorzugen, weniger häufig an Krebs erkranken als jene, die gerne Fleisch essen.«[157]

Ich kann Ihnen hundertprozentig versichern, daß Sie nie eine Überschrift finden werden, in der steht, es sei ein bestimmter Stoff in einem Schweinekotelett oder einem Hamburger gefunden worden, mit dem man Brustkrebs oder einen anderen

Krebs bekämpfen kann. Solche Stoffe, die immer häufiger in den Medien erwähnt und uns zunehmend vertrauter werden, stammen alle von pflanzlichen Nahrungsmitteln, nicht von tierischen. Begriffe wie »Flavonoide«, »Karotin«, »Antioxidantien« und »Ballaststoffe« sowie viele weitere stehen alle mit pflanzlichen Nahrungsmitteln in Beziehung. Jede neue, vielsilbige Substanz, die gerade entdeckt wurde und die man bei der Krankheitsbekämpfung einsetzen kann, stammt aus Früchten, Gemüse, Getreide oder anderen pflanzlichen Nahrungsmitteln.

Haben Sie schon einmal von Sulfonaphan gehört? Seine Entdeckung führte zu folgender Schlagzeile: »Brokkoli-Extrakt kann Brustkrebs stoppen«[158]. Forscher an der Johns-Hopkins-Universität hatten den Wirkstoff entdeckt und die Medien darüber informiert. Sulfonaphane findet man in den sogenannten Kreuzblütlergewächsen wie Brokkoli, Blumenkohl, Rosenkohl und anderen Kohlarten. In Steaks konnte dieser Wirkstoff dagegen noch nicht entdeckt werden.

Dr. Gladys Block von der Universität von Kalifornien in Berkeley wertete etwa 90 Studien zur Verbindung zwischen einer Vitamin-C-Einnahme und Krebs aus. Sie fand heraus, daß »es unwiderlegbare Beweise für die vorbeugende Wirkung von Vitamin C und anderen Antioxidantien in bezug auf Brustkrebs gibt«[159]. Früchte und Gemüse wie Zitrusfrüchte, Tomaten, grünblättrige Gemüsesorten und Kartoffeln sind reich an Vitamin C und anderen Nährstoffen. Weiter wertete Dr. Block 170 Studien aus 17 Ländern aus und kam zu dem Schluß, daß durchgängig die Probanden, die am meisten Früchte und Gemüse essen, im Vergleich zu jenen, die am wenigsten davon essen, zu 50 % weniger krebsgefährdet sind.[160] Dabei erwähnte sie ausdrücklich Brustkrebs. Die Beweise waren so überzeugend, daß Dr. Block in Früchten und Gemüse hervorragende Mittel zur Vorbeugung sieht, die wesentlich zur Verhinderung von Krebs beitragen können, so wie einst die Reinigung des Wassers Cholera-Epidemien Einhalt gebot.

Dazu äußerte sich Dr. Greenwald, Leiter der Abteilung für Krebsvorsorge und -kontrolle des »Nationalen Krebsinstitutes«, wie folgt: »Je mehr Früchte und Gemüse man ißt, desto geringer ist die Gefahr, Krebs zu bekommen – ob Darmkrebs, Magenkrebs, Brustkrebs oder selbst Lungenkrebs. Das Risiko der Menschen, die viele Früchte und Gemüse essen, ist bezüglich vieler Krebsarten sogar nur halb so hoch wie bei denen, die nur wenig davon essen.«[161]

Dr. David Kritchevsky schreibt in der Zeitschrift Cancer folgendes: »Vielleicht könnte gegen Brustkrebs vorgebeugt werden, wenn mehr Frauen ausreichend Vitamin A, Betakarotin und andere Karotenoide zu sich nähmen.«[162] Karotenoide sind in Petersilie, Karotten, Kürbissen, Süßkartoffeln, Yamswurzeln, Cantaloupe-Melonen, Aprikosen, Spinat, Kohl, Rübenblättern und Zitrusfrüchten enthalten.

Geoffrey R. Howe vom »Nationalen Krebsinstitut Kanadas« wertete zwölf Fälle mit Kontrollstudien über die Zusammenhänge zwischen Ernährung und Brustkrebs aus und stellte fest, daß Früchte und Gemüse eine vorbeugende Wirkung haben. Bei Vitamin C zeigte sich am konstantesten eine statistisch signifikante Umkehrwirkung des Brustkrebsrisikos bei allen Frauen.[163]

In einer Ausgabe der Medical Tribune wurden zwei Studien vorgestellt, die darauf hinwiesen, daß Nährstoffe, Ballaststoffe und Antioxidantien in Früchten und Gemüse Frauen vor Krebs schützen. In einer dieser Studien wurde festgestellt, daß von 310 Frauen mit Brustkrebs und 316 Frauen ohne Brustkrebs jene ohne Krebs mehr Früchte und Gemüse aßen.[164]

Dr. Bruce N. Ames, Mitglied der »Nationalen Akademie der Wissenschaften«, ist Biochemiker und Molekularbiologe an der Universität von Kalifornien in Berkeley, wo er das »Nationale Institut für Umweltmedizin« (»National Institute of Environmental Health Center«) leitet. Dr. Ames ist einer der zwei Dutzend meistzitierten Wissenschaftler der Welt.[165] Seine Kollegen bezeichnen ihn als »einen der innovativsten Denker unter den

Wissenschaftlern«.[166] Dr. Ames stellte fest, daß die Antioxidantien in Früchten und Gemüse »Krebs in allen Wachstumsstadien aufhalten können« und daß »eine falsche Ernährung mindestens ebensoviel Bedeutung bei der Entstehung von Krebs hat wie das Rauchen«.[167]

Die neueste Studie über Krebs, die ich in dieses Buch mit einbeziehen konnte, wurde vom »Sloan-Kettering-Institut für Krebsforschung« (»Memorial Sloan-Kettering Institute for Cancer Research«) in New York durchgeführt und erschien im Oktober 1995 im Journal of the National Cancer Institute. Dr. William R. Fair vom »Sloan-Kettering-Institut« erklärte: »Was wir herausgefunden haben, überraschte uns.«[168] Was fand Dr. Fair so überraschend? Menschliche Prostatatumore wuchsen bei Mäusen, die Nahrung mit 21 % Fettgehalt bekamen, nur halb so schnell wie bei jenen mit einem Fettgehalt in der Nahrung von 40 %.

Erkennen Sie die Zusammenhänge allmählich? Kann noch irgend jemand Zweifel daran hegen, daß es wirklich eine gute Idee wäre, den Fettkonsum auf ein Minimum zu beschränken und dafür so viel pflanzliche Kost wie nur möglich zu sich zu nehmen? Wie viele Beweise sind denn noch nötig?

Auch hier wieder einige Aussagen von Personen, die in irgendeiner Form mit der Forschung zu tun haben:

»Frauen, die eine fettarme Ernährung bevorzugen, haben seltener Brustkrebs als Frauen, die von fettreicher Kost leben, und Frauen, die eine ballaststoffreiche Nahrung zu sich nehmen, bekommen seltener Brustkrebs als jene, die eine ballaststoffarme Nahrung essen.«

Dr. Lawrence Power, Autor und freier
Ernährungs- und Fitneß-Redakteur[169]

»Wenn ich etwas nennen müßte, das meiner Ansicht nach für den leichten Anstieg der Brustkrebsrate verantwortlich und nicht mit der Früherkennung in Zusammenhang zu bringen ist, dann würde ich das Fett in der Nahrung angeben.«

Dr. Ernst Winder, Präsident der
»Amerikanischen Gesundheitsstiftung«
(»American Health Foundation«)[170]

»Was das Fett in der Nahrung betrifft, gibt es zwar keine endgültigen Beweise, aber zahlreiche Hinweise, die alle darauf hindeuten, daß eine Verbindung zwischen einer fettarmen Ernährung und dem selteneren Auftreten von Brustkrebs besteht. ›Fettarm‹ bedeutet etwa die Hälfte an Fett, sprich nur noch 20 % der Kalorien, die eine Amerikanerin durchschnittlich zu sich nimmt.«

Cindy Pearson, »Nationales
Gesundheitsnetzwerk für Frauen«
(»National Women's Health Network«)[171]

»Viele Forscher haben bezüglich der Ernährung zwar nach einer Verbindung zwischen Fett und Brustkrebs Ausschau gehalten, doch hat sich keiner von ihnen der viel wichtigeren Tatsache gewidmet, daß Fett und fettes Fleisch hohe Konzentrationen von Pestiziden, Sexualhormonen und Steroiden aufweisen, die als Ursachen von Krebs, inklusive Brustkrebs, bekannt sind.«

Dr. Samuel Epstein, Professor der
Medizin am »Medizinischen Zentrum der
Universität von Chicago«[172]

»Es gibt keine ›Krebspersönlichkeit‹, auch wenn jemand, der raucht und fettes Essen bevorzugt, durchaus sein Risiko erhöht, an Krebs zu erkranken.«

Dr. Jimmie Holland, »Sloan-Kettering-
Institut für Krebsforschung«[173]

Eine Sechs-Jahres-Studie, an der 14 000 Frauen beteiligt waren, war vor allem der Untersuchung des Konsums von Fleisch, Fett, Eiweiß und anderen Tierprodukten gewidmet. Paolo Toniolo vom »Medizinischen Zentrum der Universität New York«, der die Studie leitete, sagte: »Es scheint, als wäre für Frauen, die häufiger Fleisch essen, das Risiko, an Brustkrebs zu erkranken, höher. Ich weiß nicht, ob dies am Fett oder an anderen Bestandteilen der Nahrung liegt, aber mit Sicherheit hängt es mit der Ernährung zusammen.«[174]

Ein letztes Zitat, diesmal von Dr. Timothy Johnson, der in der landesweit ausgestrahlten Talkshow »Nightline« mit der Stimme der Vernunft und des gesunden Menschenverstandes sagte: »Sie können das Risiko (Brustkrebs zu bekommen) vermutlich verringern, wenn Sie den Fettanteil in Ihrer Ernährung reduzieren. Selbst wenn wir dies nicht beweisen können, würde es doch in vielerlei anderer Hinsicht Sinn machen; also, warum sollte man es nicht tun?«[175]

Hört, hört. Ja, warum nicht?

Michael Sporn, Leiter eines neu eingerichteten Labors des »Nationalen Krebsinstitutes«, der sich der Aufgabe verschrieben hat, mittels einer Kombination neuer Therapien bereits im Vorkrebsstadium einer Krankheit einzugreifen, behauptet: »Innerhalb der nächsten 25 Jahre wird Brustkrebs verschwinden und kein Thema mehr sein.«[176] Ich bin positivem Denken nun wirklich nicht abgeneigt, aber Brustkrebs wird nicht einfach »verschwinden«. Es gibt keinen Zaubertrank dagegen. Natürlich ist es möglich, daß er in 25 Jahren kein Thema mehr ist, aber nur dann, wenn die Frauen jetzt Maßnahmen ergreifen, um sich vor Brustkrebs zu schützen und dagegen vorzubeugen.

Auch wenn ich Ihnen mittels Beispielen aufgezeigt habe, daß man Studien mit Vorsicht genießen sollte, da sich beinahe jede These »beweisen« läßt, gibt es doch hin und wieder eine Untersuchung, die einfach nicht ignoriert werden kann.

Im Laufe der Jahre wurden Tausende von Studien publiziert, die alle auf etwas verweisen, das heute fast schon Allgemeinwissen ist: daß Tierprodukte in der Nahrung negative Auswirkungen auf den Menschen haben. Damit eine Studie glaubhaft und zuverlässig ist, müssen mehrere Voraussetzungen erfüllt sein. Sie beziehen sich zum Beispiel auf ihren Umfang, darauf, wie breit angelegt sie ist, wie viele Personen mit einbezogen werden, wie exakt die gesammelten Daten sind, nach welchen Maßstäben sie ausgewertet werden, mit welcher Genauigkeit die Studie durchgeführt wird und bis zu welchem Grad jeder einzelne Faktor das Gesamtergebnis beeinflussen kann.

Es ist außerordentlich schwierig, alle diese Voraussetzungen in einer einzigen Studie zu erfüllen. Dennoch hoffte man jahrzehntelang auf *die* Untersuchung über Ernährung und Gesundheit; eine Studie, die so breit angelegt wäre und jedem Aspekt gerecht werden würde, daß jeder Wissenschaftler sie als absolut präzise und exakt einstufen würde.

Nun, diese Hoffnung hat sich erfüllt. Mit einer solchen Studie wurde 1983 begonnen, und Mitte der 90er Jahre wurden die Daten der ersten sieben Jahre veröffentlicht. Es handelt sich um das »Cornell-Oxford-China-Projekt über Ernährung, Gesundheit und Umwelt« (»Cornell-Oxford-China Project on Nutrition, Health and Environment«), kurz »China Health Project« (CHP) genannt.[177] In zahlreichen Besprechungen zu dieser außerordentlichen Studie wurde sie als »Grand Prix der Epidemiologie«[178] gelobt, als »Die Meister-Diät«[179] oder als »eine der genauesten und aufschlußreichsten Studien in der Geschichte der Gesundheitsforschung«.[180]

In meinen Seminaren frage ich meine Zuhörer immer, wie viele von ihnen schon vom »China Health Project« gehört haben. Selbst bei über tausend Anwesenden werden selten mehr als ein Dutzend Hände, und die auch nur zögernd, gehoben. Was für eine Ungerechtigkeit! Was für eine Tragödie! Wenn man die Bedeutung und den möglichen Nutzen dieser Studie für die amerikanische Bevölkerung bedenkt, hätte sie buchstäblich auf der Titelseite jeder Zeitung in diesem Land erscheinen und mindestens eine Woche lang – oder eben so lange, bis wirklich jeder Amerikaner davon gehört hat – das Hauptthema jeder Nachrichtensendung sein müssen.

Falls Amerika im Bereich Forschung einen »wahren Helden« hat, der sich mit den Zusammenhängen von Ernährung und Gesundheit beschäftigt, dann ist dies sicherlich Dr. T. Colin Campbell, ein Ernährungswissenschaftler und Biochemiker an der »Cornell-Universität«. Er ist der führende Kopf und Koordinator des »China Health Project«.

Über ein Vierteljahrhundert lang hat Dr. Campbell Ernährung und ihre Auswirkungen auf die Gesundheit studiert. Er war maßgeblich an der Erstellung des 1982 erschienenen, aufsehenerregenden Berichtes »Nahrung, Ernährungsweisen und Krebs« beteiligt, in dem erstmals von »offizieller« Seite aus eine Reduzierung des Fettkonsums um 25 % empfohlen wurde und der zu den Richtlinien führte, die das »Nationale Krebsinstitut«, die »Amerikanische Krebsgesellschaft« und das »Amerikanische Institut für Krebsforschung« dann übernahmen.

Obwohl seine innovativen und bahnbrechenden Forschungen im Laufe der Jahre oft angefeindet wurden, blieben seine Beharrlichkeit und sein Engagement davon unbeeinflußt. Mit Hilfe dieser Eigenschaften gelang es ihm, in die vorderste Reihe der Experten dieses Forschungsgebietes vorzustoßen, und heute gehört er zu den führenden Ernährungsspezialisten der Welt. Dr. Campbell ist einer jener seltenen Menschen, die ihrer Arbeit wirklich ergeben sind und sie sehr ernst nehmen, und ich betrachte es als ein Privileg, ihn kennengelernt zu haben.

Einer der Gründe für die Einzigartigkeit des »China Health Project« ist der Umfang der Studie. Zusammen mit Forschern der englischen »Oxford-Universität« und von der chinesischen Regierung zur Verfügung gestellten Wissenschaftlern beobachtete Dr. Campbell 6500 Chinesen über sechs Jahre hinweg, um die größtmögliche Datenmenge über die Todesraten bei mehr als

50 Krankheiten zu sammeln. So wurde diese Studie zur umfassendsten, die man je über die Bevölkerung eines einzigen Landes durchführte.

Das Bemerkenswerteste an dieser Studie, das ihr zudem eine hohe Glaubwürdigkeit verleiht, hängt mit den Lebensgewohnheiten der Chinesen zusammen. Zwei interessante Aspekte, die zur Exaktheit der Studie beigetragen haben, sind hier besonders wichtig. Erstens wechseln die Chinesen äußerst selten ihren Wohnort; sie werden an einem Ort geboren, leben und sterben dort. Zweitens ändern sich ihre Eßgewohnheiten nicht. Sie nehmen ihr Leben lang weitgehend die gleiche Nahrung zu sich und verändern sie, wenn überhaupt, nur äußerst geringfügig. Ihre Ernährung basiert auf den Grundnahrungsmitteln, die je nach Jahreszeit variieren. Diese Faktoren erlaubten es den Forschern erstmals, Menschen und ihre Lebensweise über einen langen Zeitraum hinweg sozusagen unter Laborbedingungen zu erforschen.

Vielleicht kennen Sie die sogenannten »Zivilisationskrankheiten«, zu denen Herzkrankheiten, Krebs, Diabetes, Osteoporose und Fettleibigkeit (Adipositas) zählen. Überall auf der Welt, wo der Wohlstand es den Menschen erlaubt, mehr als ihre Grundbedürfnisse zu befriedigen, nehmen diese Krankheiten überhand. In den Vereinigten Staaten sind Zivilisationskrankheiten fast schon zu einer Volksseuche geworden. In China dagegen existieren sie entweder gar nicht oder sind äußerst selten. Je mehr Wohlstand es in einer Gesellschaft gibt, desto mehr tierische Produkte und raffinierte Nahrungsmittel konsumiert sie. Das ist kein Geheimnis. Wir Amerikaner verzehren pro Tag 16 Millionen Tiere, 165 Millionen Eier, elf Millionen Pfund Fisch und 345 Millionen Pfund Milchprodukte![181] In bezug auf die Zivilisationskrankheiten sind wir weltweit führend.

Die Chinesen dagegen essen primär reinigende Nahrungsmittel: Gemüse, Getreide und Hülsenfrüchte, etwas Fisch und keine Milchprodukte. Von unschätzbarer Bedeutung ist die Tatsache, daß sie nur 7% ihres Eiweißbedarfs aus Tierprodukten beziehen, die Amerikaner hingegen 70% – zehnmal soviel!

Der Hauptgrund, weshalb wir Amerikaner soviel tierisches Eiweiß zu uns nehmen, liegt darin, daß wir im Laufe der Jahre dahingehend manipuliert wurden zu glauben, es sei lebenswichtig, jeden Tag oder sogar bei jeder Mahlzeit Eiweiß zu konsumieren, und daß Tierprodukte die beste Quelle für dieses Eiweiß darstellten. Das ist ungefähr so, als würde Sie ein Automobilhersteller wie General Motors oder Ford durch irreführende Werbung davon überzeugen wollen, daß die einzig sicheren Autos wirklich nur bei diesen Unternehmen zu bekommen seien. Am Ende hätten Sie tatsächlich Angst davor, ein Auto eines anderen Herstellers zu kaufen, selbst wenn dieser Wagen genauso sicher oder sogar noch sicherer wäre als der, den man Ihnen erfolgreich angepriesen hat.

Die Behauptung, mittels pflanzlicher Kost könne man seinen Eiweißbedarf kaum decken, ist schlichtweg falsch. Sie wird von der Industrie, die mit dem Verkauf von Tierprodukten ihr Geld verdient, und den ihr verpflichteten »Experten« laufend verbreitet. Millionen von Dollars wurden in die Werbung gesteckt, um uns dahingehend zu manipulieren, automatisch an Fleisch und andere Tierprodukte zu denken, wenn die Rede auf Eiweiß kommt. Vegetarier sehen sich am häufigsten mit der Frage »Woher beziehen Sie denn Ihr Eiweiß?« konfrontiert. Als könnte man den Eiweißbedarf nur decken, indem man Tierprodukte konsumierte! Die Manipulation ist nur allzugut gelungen.

Das »China Health Project« hat diesen aus Profitstreben hervorgegangenen »Ernährungsmythos« mit lautem Getöse zum Einsturz gebracht. In dem Buch »Eat For Life: The Food & Nutrition Board's Guide to Reducing Your Risk of Chronic Disease«*, das kürzlich von der renommierten »Nationalen Akademie der

---

* Anm. d. Übers.: dt. etwa »Iß fürs Leben: Leitfaden der Behörde für Ernährung und Lebensmittel zur Reduzierung des Risikos chronischer Krankheiten«.

Wissenschaften« publiziert wurde, schreibt Dr. Paul R. Thomas, einer der Mitherausgeber: »Aus ernährungstechnischer Sicht hat Fleisch keine besonderen Inhaltsstoffe, die nicht auch in anderen Nahrungsmitteln vorhanden sind.«

Dr. William E. Connor, Autor und Leiter der Abteilung für Endokrinologie, Stoffwechsel und Ernährung der Universität für Gesundheitswissenschaften von Oregon in Portland, faßt es überzeugend zusammen, wenn er sagt: »Der Öffentlichkeit wurde die Idee verkauft, das von Tieren stammende Eiweiß sei das beste, und kaum einem ist bewußt, daß Pflanzen hochwertiges Eiweiß enthalten. Alles, was wächst, enthält Eiweiß.«[182] Und das muß ja auch so sein – beziehen es die Tiere, die wir essen, nicht auch von dort?

Herzkrankheiten kommen in China kaum vor, da Blutfett- und Cholesterinspiegel niedrig sind. Die Studie zeigt, daß niedrige Blutfett- und Cholesterinwerte nicht nur vor Herzkrankheiten schützen, sondern auch vor Darmkrebs. Je mehr Tierprodukte gegessen werden, desto höher ist das Risiko.

Fettleibigkeit ist in China selten. Obwohl die Chinesen 20% mehr Kalorien zu sich nehmen als die Amerikaner, sind Amerikaner um 25% fettleibiger. Ich vertrete seit langem die Meinung, daß Kalorien bei der Gewichtszunahme nicht ausschlaggebend sind. Wegen dieser Äußerung wurde ich heftig angegriffen. Die Daten des »China Health Project« und anderer Untersuchungen (zum Beispiel der »T-Factor Diet«) bestätigen sie jedoch. Schließlich ist eine Kalorie nur eine Meßgröße für Wärme. Wärme macht nicht fett – *Fett* macht fett. Doch nicht nur das. Leider zeigt sich immer wieder, daß es auch töten kann. Forschungsergebnisse belegen, daß einem Anstieg der Fettleibigkeitsrate auch ein Anstieg der Todesfälle folgt.

Eine andere Krankheit, die in den USA und vielen anderen Ländern vor allem Frauen Sorge bereitet, ist die Osteoporose. Bei Osteoporose verlieren die Knochen Kalzium und werden schließlich so porös und spröde, daß eine Rippe oder das

Becken schon brechen können, wenn man mit dem Auto über ein Schlagloch fährt. Wir wurden, wie gesagt, dahingehend manipuliert, sofort an Fleisch zu denken, wann immer das Wort Eiweiß fällt. Genauso wurden wir manipuliert zu glauben, Milchprodukte seien nicht nur die beste Kalziumquelle für uns, sondern darüber hinaus das beste Mittel zur Vorbeugung gegen Osteoporose.

Das möchte uns die Milchproduktindustrie, die mit dem Verkauf ihrer Erzeugnisse Milliarden Dollar einnimmt, immer noch gern glauben machen, doch auch diese Behauptung ist offenkundig unwahr. Seit langem ist bekannt, daß der hohe Eiweißanteil in Fleisch und Milchprodukten unser Blut übersäuert, was wiederum den Knochen Kalzium entzieht. Dadurch verliert der Körper mehr Kalzium oder scheidet mehr aus, als er aufnimmt. Das Defizit muß durch die Kalziumreserven des Körpers ausgeglichen werden, die sich hauptsächlich in den Knochen befinden. Das Resultat: Osteoporose. Auch das ist nichts Neues. Bereits seit 1920 ist bekannt, daß die Eiweißaufnahme durch Fleischverzehr einen Nettoverlust an Kalzium hervorruft.[183] Glücklicherweise verursacht das von Pflanzen stammende Eiweiß kein Ungleichgewicht im Kalziumhaushalt, sondern kann sogar gegen Knochenschwund vorbeugen.[184]

Frauen, die Milchprodukte als Vorbeugemaßnahme gegen Osteoporose zu sich nehmen, sollten bei folgendem Satz aufmerken: In den Ländern, in denen die meisten Milchprodukte verzehrt werden, tritt Osteoporose am häufigsten auf, in jenen Ländern, in denen am wenigsten Milchprodukte verzehrt werden, am seltensten![185] Die Vereinigten Staaten gehören weltweit zu den Ländern, die im Verbrauch von Milchprodukten führend sind, und dort tritt Osteoporose am häufigsten auf. Zwischen 15 und 20 Millionen Menschen sind von dieser Krankheit betroffen, und mindestens 20 000 Menschen pro Jahr verlieren ihr Leben durch Beckenbrüche.[186]

Die Chinesen haben in ihrer Sprache noch nicht einmal ein

Wort für Osteoporose. Sie ist in China schlichtweg kein Problem. Und wie viele Milchprodukte nehmen die Chinesen zu sich? Laut Dr. Thierry Brun, einem Agrar- und Ernährungswissenschaftler des »Nationalen Institutes für Gesundheits- und medizinische Forschung« in Frankreich, »konsumieren die Chinesen weder Kuhmilch noch Milchprodukte, und trotzdem tritt Osteoporose dort im weltweiten Vergleich am seltensten auf«[187]. Er weist darauf hin, daß »kein Kalzium aus Milchprodukten nötig (ist), um gegen Osteoporose vorzubeugen. Die meisten Chinesen nehmen keinerlei Milchprodukte zu sich, sondern beziehen ihr gesamtes Kalzium aus Gemüse. Die bisher gesammelten Daten aus dem Projekt deuten darauf hin, daß wir weniger Kalzium benötigen, als wir annehmen, und daß die im Gemüse vorhandene Menge völlig zur Bedarfsdeckung ausreicht.«[188]

Wie lange sind Sie nun schon der aggressiven Werbung der Milchproduktindustrie und ihrer bezahlten »Experten« ausgeliefert, die Ihnen, vor allem wenn Sie eine Frau sind, so zugesetzt haben, daß Sie nun eifrig Milchprodukte konsumieren, um der Horrorvision, an Osteoporose zu erkranken, zu entgehen? In welchem Licht erscheint Ihnen diese irreführende Werbung jetzt, da immer offensichtlicher wird, daß Eiweiß und die verkauften Milchprodukte zur Osteoporose *beitragen*?

Eine andere Einschüchterungstaktik, die von der Fleisch- und Milchindustrie eingesetzt wird, besteht darin zu behaupten, rotes Fleisch und andere Tierprodukte stellten die beste Quelle für Eisen dar, und bei Verzicht auf Tierprodukte riskiere man es, anämisch (blutarm) zu werden. In Wahrheit tritt Blutarmut – sprich Eisenmangel – bei Vegetariern selten auf. Im Gegenteil, Studien belegen sogar, daß diese Menschen genauso hohe – oder sogar höhere – Eisenwerte haben wie andere, die häufig Tierprodukte essen.[189] Auch Vitamin C, das die Eisenaufnahme aus der Nahrung erleichtert, findet man nur in Pflanzen und nicht in Tierprodukten.[190]

Das »China Health Project« hat auch in das Dunkel, das um dieses Thema herrscht, dringend benötigtes Licht gebracht. Personen, die »die größte Menge an Ballaststoffen zu sich nahmen, wiesen auch den höchsten Eisengehalt im Blut auf«.[191] Sie müssen wissen, daß rotes Fleisch ebenso wie jedes andere Tierprodukt keine Ballaststoffe enthält. Die Studie belegt außerdem, daß »der Konsum von Fleisch zur Vorbeugung einer auf Eisenmangel beruhenden Anämie nicht nötig ist. Der durchschnittliche Chinese, bei dem keine Anzeichen einer solchen Anämie vorliegen, nimmt doppelt so viel Eisen zu sich wie ein Amerikaner, wobei jedoch der weitaus größte Teil aus pflanzlicher Kost stammt.«[192]

Die Ergebnisse dieser großartigen Studie könnten nicht deutlicher sein. Die Menge an aggressiver, profitorientierter und von der Industrie initiierter Werbung, der wir jahrelang ausgesetzt waren und die versuchte, uns die angeblichen Vorzüge einer vorwiegend auf Tierprodukten basierenden Ernährung zu suggerieren, hat wesentlich zur Vergiftung unserer Körper und zur Verschlechterung unserer Gesundheit beigetragen. Die Unternehmen haben davon profitiert. Wir nicht. Je mehr Tierprodukte wir essen, desto kränker werden wir. Im »China Health Project« zeigt Dr. Campbell auf, daß »in den wenigen Regionen in China, in denen der Fleisch- und Milchproduktverbrauch gestiegen ist – vor allem in den stark ›verwestlichten‹ Städten –, parallel auch Krebs, Herzkrankheiten und Diabetes stark zunahmen. Das Unheil begann damit, daß diese Menschen mehr Tierprodukte zu sich nahmen.«[193]

Das äußerst sorgfältig durchgeführte »China Health Project« bestätigt die Tatsache – und das kann weder durch die Behauptungen noch durch die Werbung der Fleisch- und Milchproduktindustrie widerlegt werden –, daß bei den Menschen, die am wenigsten Tierprodukte zu sich nehmen, das geringste Risiko zu erkranken besteht. Am häufigsten treten Zivilisationskrankheiten bei jenen auf, die am meisten Tierprodukte konsumieren. Interessanterweise gehören die zusammengesetzten Kohlenhydrate, die nur in Pflanzen, nicht aber in Tierprodukten enthalten sind, zu den einzigen Bestandteilen in der Nahrung, die nicht in irgendeiner Weise mit grauenhaften Krankheiten in Verbindung gebracht werden können.[194]

Die Empfehlungen, die uns von den verschiedensten Seiten gegeben werden, lauten, den Konsum von stark cholesterin- und fetthaltigen Nahrungsmitteln (wie Tierprodukten) einzuschränken und den Konsum von ballaststoffreichen Nahrungsmitteln (wie Früchten, Gemüsen, Hülsenfrüchten und Vollkornprodukten) zu erhöhen. Denken Sie daran, daß Tierprodukte extrem viel Cholesterin und Fett enthalten, die unsere Arterien verstopfen, aber nahezu keine Ballaststoffe, die eine reinigende Wirkung haben! Mit anderen Worten: Tierprodukte enthalten exakt das Gegenteil von dem, was uns Wissenschaftler aus der ganzen Welt zu essen raten.

Was schlägt Dr. Campbell vor – nachdem er das »China Health Project« ins Leben gerufen, sieben Jahre mit dem Sammeln und Auswerten der Daten zugebracht und nun die Ergebnisse dieses Projektes vorliegen hat –, um gegen Krankheiten vorzubeugen und die Gesundheit zu erhalten? Zum Thema Ernährung rät er folgendes: »Stellen Sie Ihre Ernährung um – 80 % bis 90 % des Eiweißes sollten von Pflanzen bezogen werden und nur 10 % bis 20 % aus Tierprodukten stammen. Die Grundlage eines Gerichtes sollten pflanzliche Nahrungsmittel wie Früchte, Gemüse, Getreideprodukte und Teigwaren bilden. Tierprodukte sollten höchstens zum Abschmecken verwendet werden oder als Beilage dienen, aber nicht Hauptbestandteil des Essens sein.«[195] Zur sportlichen Betätigung meint er: »Bewegen Sie sich mehr. Chinesen haben wesentlich mehr Bewegung als Amerikaner. Sie fahren jeden Tag Fahrrad.«[196] Das sind bereits die wichtigsten Grundlagen des Programms, das ich Ihnen in Kürze vorstellen werde.

Dr. Campbell faßt seine Erkenntnisse aus dem »China Health Project« folgendermaßen zusammen: »Wir sollten uns langsam klarmachen, daß wir eine Spezies sind, die vorwiegend auf vegetarische Kost ausgerichtet ist. Die Studie läßt den Schluß aufkommen, für die Gesundheit der Weltbevölkerung sei es letztendlich wesentlich wichtiger als alle Ärzte, Krankenversicherungen und Medikamente zusammengenommen, daß hochentwickelte Länder wie unseres sich von ihrer ›Fleischabhängigkeit‹ lösen können.«[197]

Die eigentlichen Gründe, weshalb ich mich so lange beim »China Health Project« aufhalte, sind die Erkenntnisse, die Dr. Campbell über Brustkrebs gewonnen hat. Erinnern Sie sich noch, daß Chinesinnen nur 7 % ihres Eiweißes aus Tierprodukten beziehen, Amerikanerinnen hingegen 70 %? Die Brustkrebssterberate ist bei Amerikanerinnen nicht zweimal, dreimal oder viermal so hoch wie bei den Chinesinnen, sondern *fünfmal*. Die Todesrate liegt also um 500 % höher! Verlieren Sie keine Zeit mehr damit, herumzusitzen und auf weitere Beweise zu warten. Unternehmen Sie jetzt etwas, ergreifen Sie jetzt Maßnahmen zu Ihrem Schutz!

Eine Studie des »Nationalen Institutes für Gesundheit« zur Gesundheit von Frauen testet demnächst 4000 Frauen, um herauszufinden, ob eine Reduzierung des Fettkonsums um die Hälfte die Brustkrebsrate senken kann. Die Ergebnisse werden vermutlich im Jahre 2006 vorliegen.[198] So lange können Sie nicht warten! Sie müssen *jetzt* etwas unternehmen!

Wenn Sie in Ihrem Bekanntenkreis herumfragen, werden Sie feststellen, daß sich immer mehr Menschen über den Konsum von Tierprodukten Gedanken machen und ihr Eßverhalten umstellen, also deren Verzehr einschränken. Der Verbrauch ist deutlich zurückgegangen, egal, ob das nun auf ein instinktives »Wissen« darüber zurückzuführen ist, daß man weniger Fleisch und Milchprodukte essen sollte, oder auf die Tatsache, daß immer mehr fortschrittlich denkende Ärzte dies häufiger empfehlen, oder darauf, daß neue Erkenntnisse zahlreicher Studien, die eine solche Änderung des Eßverhaltens befürworten, an die Öffentlichkeit gelangen. Wie oft haben Sie schon jemanden sagen hören oder es selbst gesagt: »Ich habe meinen Verbrauch an rotem Fleisch stark eingeschränkt und esse nun mehr Fisch und Geflügel«? Das ist auf einen Trend zurückzuführen, der von einer schnell wachsenden Zahl von Experten aus dem medizinischen und anderen Bereichen befürwortet und unterstützt wird.

Wenn Sie sich diesem Trend bisher noch nicht angeschlossen haben, weil Sie das Gefühl hatten, die Beweise seien noch nicht aussagekräftig genug oder die »Experten« seien sich noch nicht einig, dann sollten Sie es jetzt tun. Es wäre doch großartig, wenn alle es eines Tages für eine weise Entscheidung hielten, weniger Tierprodukte zu essen – außer denen, die mit deren Verkauf Geld verdienen. In Ernährungsfragen richten sich viele meiner Landsleute nach den Empfehlungen der »Amerikanischen Gesellschaft für Ernährung« (»American Dietetic Association«). In einer Stellungnahme zum Vegetarismus streicht diese Institution deutlich heraus, daß man ohne Bedenken streng vegetarisch leben, sich also ausschließlich von der breiten Palette nichttierischer Produkte ernähren könne.[199] Wenn selbst der radikale Vegetarismus völlig »sicher« ist, dann wird wohl eine Einschränkung des Tierproduktkonsums keinerlei Probleme aufwerfen.

Inzwischen kommen sogar von jenen Seiten positive Kommentare zum Vegetarismus, von denen man sie noch vor zehn Jahren am wenigsten erwartet hätte. Von wem, glauben Sie, stammt das folgende Zitat? »Obwohl wir glauben, wir seien Fleischesser, und uns auch so verhalten, als seien wir welche, sind wir Menschen doch von Natur aus keine. Wir töten Tiere, um sie zu essen, doch letzten Endes töten sie uns, da ihr Fleisch nie zum Verzehr durch den Menschen, der von Natur aus ein Pflanzenesser ist, bestimmt war.«[200] Stammen diese Worte etwa von jemandem, der noch dem Geist der 60er Jahre verhaftet ist? Sind dies die Worte des Pressesprechers eines der großen Tierschutzvereine Amerikas?

Nein, sie stammen von Dr. William C. Roberts, Professor für Klinische Medizin an der »Georgetown-Universität« und Verantwortlicher für Herz- und Kreislauferkrankungen bei den »Nationalen Gesundheitsbehörden«. Außerdem gibt er das American Journal of Cardiology, eine konservative, angepaßte medizinische Fachzeitschrift heraus. Das Zitat stammt aus einem Editorial dieser Zeitschrift und sollte uns die Augen darüber öffnen, wie wir uns derart täuschen lassen konnten.

Manchmal ist es schwierig, Veränderungen vorzunehmen, vor allem dann, wenn sie unseren jahrzehntelangen Gewohnheiten zuwiderlaufen. Doch eine Änderung unserer Eßgewohnheiten in bezug auf Tierprodukte kann eine großartige Langzeitwirkung haben: *ein längeres, gesünderes Leben ohne Krankheiten.* Darum beschäftigt sich auch einer der Grundsätze des CARE-Gesundheitsprogramms ausschließlich damit, wie man dies am besten und bequemsten erreichen kann.

Bevor ich dieses Kapitel abschließe, möchte ich noch kurz auf einen äußerst interessanten Zusammenhang zwischen dem, worüber ich hier geschrieben habe, und dem Lymphsystem eingehen. Ich habe bereits verdeutlicht, welch unschätzbare Rolle das Lymphsystem bei der Vorbeugung spielt. Aus diesem Grund sollten Sie zwei Dinge nie vergessen: alle nur erdenklichen Anstrengungen unternehmen, um Ihr Lymphsystem soweit wie möglich zu entlasten, und alles tun, um seine Funktionstüchtigkeit zu verbessern.

Zu ersterem: Eine der wichtigsten und grundlegenden Aufgaben des Lymphsystems ist es, Fette aus dem Verdauungstrakt herauszuziehen.[201] Je mehr Fett man konsumiert, desto härter muß das Lymphsystem arbeiten, desto mehr verstopft es, und desto weniger Energie steht ihm für die Reinigung und die Beseitigung von Abfallstoffen zur Verfügung. Nicht zufällig ist eine der Hauptaufgaben des Lymphsystems die Beseitigung von Fett. Je weniger es zu entfernen hat, desto besser.

Was die Optimierung der Funktionstüchtigkeit des Lymphsystems betrifft: Sie können etwas Wesentliches tun, um zu seinem optimalen und reibungslosen Funktionieren beizutragen. Etwas, das untrennbar mit einer gesunden Lebensweise verbunden und für die Aktivitäten des Lymphsystems unverzichtbar ist...

Kapitel 9
Bewegung

Halt! Bevor Sie dieses Kapitel mit den Worten »Ja, ja, ich sollte ein bißchen Sport treiben, ich weiß. Zu dem Abschnitt komme ich später zurück« übergehen, lesen Sie bitte ein wenig weiter. »Später« hat die seltsame Angewohnheit, sich in »nie« zu verwandeln. Ich verspreche Ihnen auch, Sie nicht mit dem Fitneß-Video eines Stars zu belästigen. Natürlich weiß ich, daß Aufforderungen meinerseits Sie vermutlich auch nicht dazu bringen werden, demnächst prustend und schnaufend durch die Gegend zu hetzen, falls Sie keinen Sport treiben.

Also werde ich Ihnen etwas über Sport und körperliche Betätigung allgemein erzählen, das Sie wahrscheinlich nicht wissen, und Ihnen ebenso einfache wie wirkungsvolle Mittel und Wege aufzeigen, wie Sie Ihr Bewegungsbedürfnis stillen können, so daß Sie gar nicht mehr untätig sitzen bleiben *wollen*. Abgesehen davon kann ich kaum ein Buch über Vorsorgemaßnahmen schreiben, ohne auch das Thema Bewegung anzuschneiden. Schließlich ist die Todesrate bei Sportlern (also allen, die sich regelmäßig sportlich betätigen) um ein Drittel niedriger als bei Nichtsportlern.[202]

Der Grund, weshalb ich Ihnen an dieser Stelle mit Bewegung und Sport auf die Nerven gehe, ist folgender: Eine gewisse Form der regelmäßigen körperlichen Betätigung, sei sie auch noch so geringfügig, ist unabdingbar notwendig, um gegen Brustkrebs vorzubeugen. Ich habe bereits am Ende des letzten

Kapitels angedeutet, warum – es hängt mit der optimalen Funktionsfähigkeit Ihres Lymphsystems zusammen.

Anders als der Blutkreislauf, dessen Zentrum – das Herz – als Pumpe fungiert, um das Blut in Fluß zu halten, verfügt das Lymphsystem über keine solche Pumpe. Doch auch die Lymphflüssigkeit muß ununterbrochen durch den Körper fließen, genau wie das Blut. Wer oder was übernimmt nun für das Lymphsystem die Aufgabe, die das Herz für den Blutkreislauf erfüllt? Körperliche Betätigung, Bewegung![203] Zwar tragen auch die Muskeln in den Wänden der Lymphgefäße und die Atmung (das Ein- und Ausatmen) dazu bei, die Lymphflüssigkeit in Fluß zu halten, doch auf Bewegung kann trotzdem nicht verzichtet werden. Das läßt die Bedeutung regelmäßiger körperlicher Betätigung in einem völlig neuen Licht erscheinen.

Die meisten Menschen, ob sie nun Sport treiben oder nicht, sind sich dessen bewußt, wie sehr Bewegung zu einer gesunden Lebensweise beiträgt. Eine der wichtigsten und überzeugendsten Studien, die das auch wissenschaftlich beweisen, wurde im Journal of the American Medical Association veröffentlicht und von einer Gruppe höchst angesehener Forscher durchgeführt (unter ihnen Dr. Kenneth H. Cooper, der oft als Amerikas »Sportguru« bezeichnet wird). Sie untersuchten acht Jahre lang über 13 000 Männer und Frauen, deren Kondition anhand einer Übung auf dem Laufband festgestellt wurde. Die Todesrate bei den Männern mit der schlechtesten Kondition war dreimal so hoch wie bei jenen mit sehr guter Kondition, bei Frauen betrug das Verhältnis sogar 5 : 1. Die Ergebnisse zeigten, daß ein Mann mit schlechter Kondition sein Risiko um fast 37 % senken kann, wenn er sich mehr bewegt, eine Frau sogar um 48 %! Diese Zahlen sind schwerlich zu ignorieren.[204]

Doch obwohl diese und viele andere Studien eindeutig die lebensverlängernde Wirkung von Sport belegen, treiben nach letzten Umfragen weniger als 10 % der amerikanischen Erwachsenen mindestens dreimal die Woche aktiv Sport.[205] Weshalb? Auf ein Kommunikationsproblem ist das sicher nicht nur zurückzuführen. Jemand, der keinen Sport treibt, weiß, daß er Bewegung braucht.

Wie oft haben Sie schon andere sagen hören oder selbst gedacht: »Ich weiß, ich sollte Sport machen, aber ...« Seien wir einmal ehrlich: Es gibt vermutlich viele Gründe – körperliche, emotionale und psychologische –, weshalb man keinen Sport treibt. Auf alle diese Gründe einzugehen ist an dieser Stelle nicht notwendig. Wichtig ist vor allem, die Bequemsten unter Ihnen soweit zu motivieren, daß sie wenigstens *etwas* tun. Falls Sie bereits irgendeine Art von Sport machen, und sei es auch noch so wenig oder noch so selten, ist das wunderbar. Mir geht es hier vor allem um die Leser/innen, die praktisch gar nichts tun – sie will ich aufrütteln, in Bewegung setzen. Es geht ja nicht um Hochleistungssport. Bitte fühlen Sie sich nicht eingeschüchtert. Ich verlange nicht, daß Sie einem Fitneßclub beitreten, Aerobic-Stunden nehmen oder Spitzensportler werden. Aber eines muß ich Ihnen sagen, und das werde ich in klaren und deutlichen Worten tun.

Haben Sie Angst davor, Krebs zu bekommen? Wollen Sie wirklich alles unternehmen, um den Schmerzen, den Qualen und dem Leid vorzubeugen, die damit verbunden sind? Wenn Ihre Antwort »Ja« lautet und Sie es wirklich ernst meinen, dann müssen Sie alles tun, was in Ihrer Macht steht, um Ihrem Lymphsystem zu ermöglichen, nach besten Kräften zu arbeiten. Regelmäßige Bewegung trägt außerordentlich viel dazu bei – das ist einfach eine Tatsache.

Eine ganz bestimmte Art körperlicher Betätigung bringt Ihnen bereits alle nötigen Vorteile der Bewegung. Man kann sie zu jeder Zeit und nahezu an allen Orten ausüben, und fast jeder ist – unabhängig von seiner Kondition – dazu in der Lage. Sie erfordert keine besonderen Geräte oder Ausrüstungsgegenstände, ist angenehm und einfach. Es handelt sich ums *Gehen*. Laut »Nationaler Vereinigung der Sportartikelhersteller« (»Natio-

nal Sporting Goods Manufacturing Association«) ist das Gehen
der Breitensport auf dem ganzen amerikanischen Kontinent geworden, der den größten Zulauf verzeichnet.[206]

Was ist am Gehen so besonderes, daß sich bereits 70 bis 100
Millionen Menschen für diese Art der Bewegung entschieden
haben? Vielleicht liegt das vor allem an der Tatsache, daß das
Gehen schon nach kurzer Zeit Ergebnisse und auf lange Sicht
gesehen gesundheitliche Vorteile bringt, die denen jeder anderen sportlichen Betätigung in nichts nachstehen – nicht einmal
Joggen ist gesünder[207]. Beim Joggen setzt man mit dem drei-
oder vierfachen Körpergewicht auf dem Boden auf. Beim
Gehen hingegen macht man keine Sprünge, sondern bleibt
immer mit einem Fuß auf dem Boden. Man setzt immer nur mit
einem Fuß auf, maximal also mit dem anderthalbfachen Körpergewicht. Je älter ein Jogger ist, desto schneller treten Knie-,
Knöchel- und Rückenverletzungen auf. Das Gehen ist für Gelenke und Knochen viel besser.

Auf der ganzen Welt ist das Gehen inzwischen eine beliebte
und allgemein anerkannte Sportart, um fit zu bleiben. Um die
Jahrhundertwende gab es in den USA das »Sechstagegehen«,
eines der nervenaufreibendsten Sportereignisse jener Zeit. Edward Payson Weston war in jener Zeit der bekannteste und er-
folgreichste Geher. Er schaffte während der Wettbewerbe über
600 Kilometer; seine Fans säumten die Straßen und jubelten
ihm auf der ganzen Strecke zu. 1904, im Alter von 71 Jahren,
legte er in 104 Tagen die Strecke San Francisco–New York zu
Fuß zurück, wobei er im Durchschnitt 40 Kilometer pro Tag
ging. Mr. Weston verstarb im Alter von 91 Jahren; sein berühm-
ter »Abendspaziergang« wurde zu einem Teil des American
Way of Life.[208]

Zur selben Zeit war Teddy Roosevelt Präsident der Vereinigten
Staaten, der als der Präsident mit der besten körperlichen Kon-
stitution gilt, den das Land je hatte. Regelmäßige sportliche
Betätigung half ihm, schwere gesundheitliche Probleme, die

noch aus Kindheitstagen herrührten, zu überwinden. Sein ganzes Leben trieb er Sport und förderte ihn auch. 1909, gegen Ende seiner Präsidentschaftszeit, demonstrierte er seine Kondition, indem er in drei Tagen 50 Kilometer ging.[209]

Mit Beginn dieses Jahrhunderts traten Herzinfarkte immer häufiger auf. Dieses schwerwiegende gesundheitliche Problem wurde so gründlich mißverstanden, daß die Ärzte tatsächlich glaubten, körperliche Aktivitäten würden das Herz *erschöpfen*. So rieten sie – mehr als erstaunlich – ehemaligen Herzinfarktpatienten davon ab, Sport zu treiben.[210] Den Betroffenen wurde Ruhe empfohlen und körperliche Anstrengung untersagt – der schlechteste Rat, den man ihnen geben konnte. Das Herz ist ein Muskel und benötigt regelmäßige Bewegung, um kräftig zu bleiben beziehungsweise kräftiger zu werden. Doch mußten noch 50 Jahre ins Land gehen, bevor dieser Zusammenhang erkannt und verstanden wurde.

1924 gründete Dr. Paul Dudley White die »Amerikanische Herzgesellschaft« (»American Heart Association«). White gilt als der »Vater der amerikanischen Kardiologie«. Er versetzte seine Kollegen in Erstaunen, indem er das Gehen nicht nur als nicht gefährlich einstufte, sondern im Gegenteil als absolut nützlich, und vorschlug, jeder Mensch sollte dazu angehalten werden, täglich Spaziergänge zu unternehmen. Und das zu einer Zeit, als Herzpatienten gezwungen wurden, sechs Wochen lang flach auf dem Rücken zu liegen und sich so wenig wie möglich zu bewegen, weil die Ärzte glaubten, daß es so lange dauere, bis sich das Herz wieder erholt habe.

Dr. White zog diese Theorie von der lebensrettenden Bettruhe in Zweifel, weil er beobachtet hatte, daß bei einer längeren Inaktivität des Körpers viele Komplikationen aufgetreten waren. Schließlich ist der menschliche Körper dafür geschaffen, sich zu bewegen, und kommt mit einer erzwungenen sechswöchigen Inaktivität nur schlecht zurecht. Trotzdem dauerte es noch einmal drei Jahrzehnte, bis in der medizinischen

Behandlung von Herzinfarkten tatsächlich Veränderungen vorgenommen wurden, sieht man von Dr. White ab, der seine Patienten ermunterte, aufzustehen und mit einem Gehprogramm zu beginnen.

Die vermutlich bekanntesten Studien zum Thema Risikofaktoren, die zu Herzkrankheiten beitragen, waren die Framingham-Studien, mit denen in den 50er Jahren begonnen wurde. Die Wissenschaftler beobachteten über 30 Jahre lang nahezu 10 000 Personen und trugen eine Fülle an Informationen zusammen, die klar zeigten, welche entscheidende Rolle die Bewegung bei der Vorbeugung gegen Herzkrankheiten spielt. Zahlreiche weitere Studien folgten; heute ist es eine unumstößliche und allgemein anerkannte Tatsache, daß regelmäßige körperliche Bewegung notwendig ist, um eine gute Gesundheit zu behalten und den Herzkrankheiten, der Todesursache Nummer eins in den USA, vorzubeugen. Schließlich wies eine Studie, die vom »Zentrum für Krankheitsüberwachung« (»Center for Disease Control«) durchgeführt wurde, darauf hin, daß Menschen, die keinen Sport treiben, ein doppelt so hohes Risiko haben, eine Herzkrankheit zu bekommen, wie Menschen, die sich sportlich betätigen.[211] So gesehen ist das Gehen eine der angenehmsten sportlichen Betätigungen, mit der man sich eine gute Gesundheit erhalten kann.

Gehen ist eine ideale Aerobic-Übung, denn dadurch wird das Blut mit Sauerstoff angereichert; das Blut wiederum versorgt alle Zellen des Körpers mit Sauerstoff. Die wichtigste Voraussetzung für Leben ist Luft. Man kann wochenlang hungern und tagelang ohne Wasser auskommen, aber nur wenige Minuten ohne Luft, bevor man stirbt. »Aerobic« bedeutet wörtlich »in Anwesenheit von Luft«. Herz, Lungen und Blutgefäße arbeiten in vollkommener Harmonie zusammen, um den lebensnotwendigen Sauerstoff in jeden Teil des Körpers zu transportieren.

Wenn Sie gehen, werden die großen Muskeln des Körpers in Bewegung versetzt, was es dem gesamten »Aerobic-Mechanismus« des Körpers erlaubt, härter zu arbeiten, als wenn Sie sich in Ruhe befinden. Gehen Sie regelmäßig, wird Ihr Kreislauf mit der Zeit gestärkt und kann seine ihm zugedachten Funktionen wesentlich effektiver ausüben. So ist das Gehen über das ganze Leben betrachtet die beste Möglichkeit, das Risiko von Kreislauferkrankungen drastisch zu reduzieren. Wenn Sie dann noch bedenken, daß das Gehen die Aktivitäten des Lymphsystems unterstützt, haben Sie mit dem Gehen sozusagen das große Los gezogen.

Faszinierend und ermutigend sind kürzlich veröffentlichte Studien, die aufzeigen, daß selbst das gemäßigste und unsystematischste Gehprogramm deutliche Vorteile bringt.[212] Natürlich sagt Ihnen Ihr gesunder Menschenverstand, daß Sie um so mehr profitieren, je öfter und regelmäßiger Sie sich körperlich betätigen. Doch die Neuigkeit, daß selbst geringe körperliche Aktivitäten schon positive Auswirkungen haben, ist wirklich großartig. In einer der ersten klinischen Studien dieser Art wird, wie das Journal of the American Medical Association berichtet, gezeigt, daß regelmäßige, stundenlange Spaziergänge bei Frauen das Risiko, eine Herzkrankheit zu bekommen, verringern.[213] Beim Gehen wird am meisten Fett »verbrannt«, also abgebaut.[214] Bei einem Spaziergang über sechs Kilometer wird mehr Fett verbrannt, als wenn Sie dieselbe Strecke in weniger Zeit joggen würden![215]

In einem Leitartikel des Journal of the American Medical Association heißt es, dreimal die Woche einen 20minütigen Spaziergang in forschem Tempo zu machen, sei für die Gesundheit äußerst vorteilhaft.[216] Dr. James Gavin, Autor des Buches »The Exercise Habit«, stellt fest, daß »zehn Minuten körperliche Betätigung pro Tag das Risiko, eine Herzkrankheit zu bekommen, um 80 % senken«.[217]

Bedenken Sie das Thema dieses Buches und dieses Kapitels, können Sie sich meine Begeisterung vorstellen, als ich eines morgens die New York Times durchblätterte und mir folgende

Schlagzeile ins Auge sprang: »Studie bringt Sport mit sinkender Brustkrebsrate in Verbindung«. Die Ergebnisse dieser Untersuchung wurden im Journal of the National Cancer Institute veröffentlicht. Dort heißt es: »Bei einer neuen, sehr sorgfältig durchgeführten Studie fand man heraus, daß mäßige, aber regelmäßige körperliche Betätigung das Risiko von Frauen, nach der Menopause Brustkrebs zu bekommen, um 60 % senkt.«[218] Um 60 %!

In einer Diskussion über diese Studie in »NBC Network News« hieß es: »Die Forscher sagen, Sport sei die wichtigste Maßnahme, die eine Frau ergreifen könne, um ihr Brustkrebsrisiko zu verringern.«[219] Es gibt wirklich keinen Grund, nicht wenigstens ab und zu spazierenzugehen.

In diesem Kapitel will ich Ihnen ein Programm vorschlagen, das unkompliziert und relativ einfach ist und Ihrem Körper jenes Maß an Bewegung verschafft, das er braucht und das Sie in Ihren Bemühungen, gegen Brustkrebs vorzubeugen, generell gesünder zu werden, unterstützt. Es handelt sich dabei nicht um einen Wettbewerb. Ihre Leistungen werden nicht bewertet, und niemand wird Ihnen »über die Schulter sehen«, um zu prüfen, wie gut Sie sind. Dies ist Ihre Chance, etwas zu tun, das, wie Sie tief in Ihrem Inneren selbst wissen, immens wichtig ist – und zwar ohne Druck und ohne Schuldgefühle. Tun Sie soviel oder sowenig, wie Sie wollen. Auch die minimalste Aktivität hilft!

Was Sie brauchen, ist eine Art »Abkommen« mit sich selbst, etwas zu tun. Ihr Ziel sollte sein, drei- oder viermal pro Woche 30 bis 35 Minuten spazierenzugehen, und zwar in einem Tempo, das Sie bestimmen. Das ist alles! Vielleicht hilft es Ihnen anfangs, etwas Nützliches damit zu verbinden, zum Beispiel etwas abzuholen und am Schluß noch einzukaufen oder zur Post zu gehen. Oft gewöhnt man sich schneller an das Gehen, wenn man einen Grund oder ein bestimmtes Ziel hat.

Natürlich können Sie das Gehen oder Spazierengehen auch auf andere Art und Weise in Ihr Leben integrieren. Wenn Sie nicht zu Hause arbeiten, verlassen Sie doch morgens gelegentlich das Haus etwas früher, parken Sie etwa einen Kilometer vom Büro entfernt und legen Sie den Rest des Weges zu Fuß zurück. Dieser Spaziergang am Morgen in Verbindung mit dem am Abend liefert nicht nur ausreichend Bewegung für Ihren Körper; Sie werden sich zudem morgens gestärkt fühlen, wenn Sie an Ihrem Arbeitsplatz ankommen, und abends erfrischt, wenn Sie nach Hause zurückkehren. Sie können auch in der Mittagspause regelmäßig einen Spaziergang unternehmen, vor allem im Winter, wenn es morgens kalt und abends nach der Arbeit schon dunkel ist und Sie deshalb weniger Lust haben, zu diesen Zeiten spazierenzugehen.

Zudem sollten Sie bei jeder Gelegenheit Treppen steigen, statt den Fahrstuhl zu benutzen. Treppensteigen ist eine hervorragende Übung, die auch Ihre Beine in Form hält; selbst hin und wieder Treppen zu steigen wird Ihnen gut tun. Fahren Sie in einen Park, um einen Spaziergang an der frischen Luft und in einer schönen Umgebung zu unternehmen. Nutzen Sie jede Gelegenheit, zu Fuß zu gehen, egal, wie kurz oder lang die Strecke sein mag! Es macht sich für den Körper bezahlt und ist auch psychologisch gesehen wertvoll, da Sie stolz auf Ihre Leistungen sein können.

Damit Ihnen die Spaziergänge auch wirklich guttun und Sie sie so angenehm wie möglich gestalten können, möchte ich Ihnen ein paar Tips geben:

• Ganz oben auf der Liste stehen die *richtigen Schuhe,* vermutlich das Wichtigste fürs richtige Gehen. Im Gegensatz zu dem, was die meisten Leute glauben, ist Gehen nicht einfach eine Art langsames Laufen. Die Bewegungen beim Gehen unterscheiden sich von denen beim Laufen grundsätzlich. Die Gewichtsverlagerung ist ganz anders. Beim Gehen rollt man den Fuß langsam ab, beim Laufen landet man mit viel Gewicht auf der Ferse. Laufschuhe müssen deshalb weicher sein, Gehschuhe fester. Sprint-, Tennis-, Fußball- und andere Sportschuhe sind nach bestimmten Gesichtspunkten entworfen und haben eine spezielle Form, und auch für das Gehen benötigt man die passenden Schuhe. Nehmen Sie das Gehen ernst, und kaufen Sie sich bitte die richtigen Schuhe! Es wäre ein großer Fehler, hier am falschen Ende zu sparen. Das ist sehr wichtig! Kaufen Sie sich ein gutes Paar Schuhe – davon gibt es unzählige –, und es wird sich für Sie nicht nur im Tragekomfort auszahlen, sondern Ihnen auch guttun und Genuß bereiten.

Ich persönlich bevorzuge die Gehschuhe von ASICS. Sie sind zwar erst seit relativ kurzer Zeit auf dem Markt, doch bereits nach den neuesten Erkenntnissen geformt. Diese Schuhe sind nicht nur äußerst bequem, sondern haben außerdem ein patentiertes integriertes Gelsystem in den Sohlen und Absätzen, die sie einzigartig machen.

Eine Geschichte, die mir der berühmte Basketballer Rick Barry erzählte, überzeugte mich von den ASICS-Schuhen. Nachdem er sich vom aktiven Basketball zurückgezogen und mehrere Operationen hinter sich hatte, waren in seinen Knien keine Knorpel mehr – die Knochen stießen direkt aneinander. Er hatte früher viel Sport getrieben, hatte Basketball und Tennis gespielt und war gejoggt. Seit er keine Knorpel mehr in den Knien hatte, konnte er immer nur für kurze Zeit Sport machen, und selbst dann bekam er starke Schmerzen, mußte anschließend pausieren und Eispackungen auflegen. Er sagte, er habe sich schon beinahe damit abgefunden gehabt, daß er nicht mehr so aktiv Sport treiben könne, wie er wolle. Doch dann kamen die ASICS-Schuhe mit dem Gelsystem auf den Markt – heute kann Rick wieder stundenlang ohne Beschwerden und Eispackungen spielen.

Das Gel leitet die senkrechte Kraft, die beim Auftreten wirkt, in die Waagerechte ab, wodurch der Stoß abgefangen wird, und verteilt die entstandenen Schwingungen. Keine Schmerzen, keine Schädigungen. Wirklich erstaunlich – beziehungsweise, um es mit Rick Barrys Worten zu sagen: ein »richtiges Wunder«.

- Gehen Sie entweder am *frühen Morgen* oder am *späten Nachmittag* spazieren. In der Mittagshitze zu gehen ist keine gute Idee, denn Sie bekommen nicht nur die Hitze der Sonne ab, sondern auch die, welche der Asphalt abstrahlt. Außerdem werden Sie durch die Hitze schneller müde. Man hat nachgewiesen, daß 75% der Menschen, die morgens Sport treiben, weitermachen, während von denen, die ihn zu einer anderen Tageszeit ausüben, 75% schließlich aufgeben.[220]

- Beginnen Sie *langsam* und *gemächlich.* Sie müssen erst wieder zu Kräften kommen, vor allem, wenn Sie über einen längeren Zeitraum nicht regelmäßig Sport getrieben haben. Vielleicht schaffen Sie die ersten zwei, drei Wochen oder sogar einen Monat lang nicht mehr als zwei 30minütige Spaziergänge pro Woche. Sie müssen niemandem etwas beweisen. Denken Sie daran: Weniger als 10% der Erwachsenen in den USA treiben regelmäßig dreimal in der Woche Sport!

Allein die Tatsache, daß Sie etwas tun, läßt Sie bereits in die »Elite« aufsteigen, und dafür können Sie sich loben. Ihre Muskeln sind dazu da, benutzt zu werden. Es wird nicht lange dauern, bis sie sich daran gewöhnt haben, regelmäßig benutzt zu werden, und dies als normal betrachten. Natürlich werden Sie anfangs Muskelkater haben, aber dabei handelt es sich um einen »nützlichen Muskelkater«. Er entsteht, weil Sie Muskeln benutzen, die lange nicht gearbeitet haben und sozusagen »eingerostet« sind. Ein warmes Bad wirkt in solchen Fällen wahre Wunder.

- Ist es draußen windig, gehen Sie am Anfang *gegen* den Wind, und kehren Sie mit dem Wind im Rücken zurück. Denn wenn Sie verschwitzt sind, kann Ihnen sonst leicht kalt werden.

- *Schwingen Sie die Arme hin und her,* das kurbelt die Blutzirkulation an und stärkt das Herz. Haben Sie schon einmal darüber nachgedacht, warum Dirigenten so lange leben? Kein Dirigent, von dem ich je gehört habe, war bei seinem Tod unter 80 Jahre alt, manche sogar über 90. Ihr ganzes Leben lang bewegen sie ihre Arme und leiden deshalb nur äußerst selten an einer Herzkrankheit.[221]

• Wenn Sie Sport machen, dann am besten *vor* dem Essen. Zur Verdauung benötigt man Energie, und die fehlt Ihnen, wenn Sie währenddessen Sport treiben. Einzige Ausnahme sind Früchte, die mit außerordentlich geringem Energieaufwand verdaut werden können.

• Zu hoher Flüssigkeitsverlust kann bei jeder Art von Sport zu einem Problem werden. Trinken Sie *Wasser,* um die verlorene Flüssigkeit zu ersetzen. Unser Körper besteht zu etwa 70 % aus Wasser, und normalerweise verliert man etwa 1,8 bis 2,3 Liter pro Tag. Wenn man Sport treibt, kann sich der Flüssigkeitsverlust bis auf 3,6 Liter erhöhen. Tun Sie sich selbst einen Gefallen und trinken Sie Wasser, kein Mineralwasser, Gatorade oder andere Getränke, die chemische Zusätze enthalten und Ihre Gesundheit untergraben. Trinken Sie ein Glas Wasser, bevor Sie losgehen, und eines nach Ihrer Rückkehr. Wenn Sie mehr Durst haben, trinken Sie mehr. Lieber etwas zuviel trinken als zu wenig.

• Machen Sie vor und nach dem Gehen *Dehn- und Streckübungen.* Dadurch werden die Muskeln gelockert und beweglicher, und Sie beugen Verletzungen vor. Stretchingübungen sollten immer sehr langsam gemacht werden und nie einen Punkt erreichen, an dem es schmerzt. Sie sind im Prinzip sehr angenehm, und es gibt Dutzende verschiedener Übungen. Ich werde Ihnen drei nennen, die Sie ausprobieren können:

1. *Dehnen Sie die Kniesehnen* auf der Rückseite Ihrer Beine, indem Sie sich nach vorne beugen, bis Sie Ihre Zehen berühren. Kommen Sie nicht bis zu den Zehen, dann beugen Sie sich eben soweit vor, wie Sie können. Bleiben Sie 15 bis 20 Sekunden lang in dieser Stellung, und richten Sie sich dann langsam wieder auf. Es genügt völlig, wenn Sie sich so weit hinunterbeugen, wie es problemlos geht. Wenn Sie diese Übung

regelmäßig machen, werden Sie feststellen, daß Sie Ihre Zehen schon bald mit Leichtigkeit berühren können.

2. *Dehnen Sie Ihre Oberschenkel.* Halten Sie sich mit der linken Hand irgendwo fest, und ziehen Sie mit der rechten Hand Ihren rechten Fuß hinten an das Gesäß heran. Machen Sie anschließend das gleiche mit dem linken Fuß.

3. *Dehnen Sie Ihre Wadenmuskeln.* Stellen Sie sich dazu so auf eine Treppenstufe, daß nur der vordere Teil Ihrer Füße darauf steht. Verlagern Sie dann das Gewicht auf Ihre Fersen.

Jede dieser Dehnübungen kann beliebig oft wiederholt werden. Man kann sich nicht überdehnen, also probieren Sie es ruhig. Es gibt noch Hunderte anderer Stretchingübungen.

Eine der angenehmsten Seiten des Gehens ist, daß man es überall tun kann: auf der Straße, ums Haus herum, in der Nähe des Büros, im Wald, in Parks und auf Feldwegen. Ob Sie im Urlaub sind oder bei der Arbeit – Sie benötigen nur ein Paar gute Gehschuhe und sind immer in der Lage, diese lebensverlängernde Aktivität auszuüben. Manchmal mag es, je nachdem, wo Sie leben, zu heiß oder zu kalt zum Spazierengehen sein. Doch wenn Sie von Ihrem Tun überzeugt sind, stellt auch das kein Hindernis dar. Im Laufe der letzten Jahre sind immer mehr Leute dazu übergegangen, in Einkaufspassagen spazierenzugehen. Viele Einkaufspassagen sind bereits in den frühen Morgenstunden auf, noch bevor die Geschäfte öffnen. Die Temperatur ist genau richtig, der Boden flach und glatt, und die Passagen sind gut ausgeleuchtet und sicher. Fast scheint es, als seien sie für das Spazierengehen geschaffen worden. Aus welchem Blickwinkel auch immer man es betrachtet, Spazierengehen hat äußerst positive Auswirkungen auf Ihr Leben. Die Liste der Vorteile, die es Ihnen bringt, ist wirklich beeindruckend:

● Es stärkt Herz und Muskeln.[222]

● Eine vor kurzem veröffentlichte Studie belegt, daß durch Spazierengehen der Cholesterinspiegel gesenkt wird.[223]

- Wie andere sportliche Betätigungen erhöht auch das Gehen den Energiespiegel und verbessert die Widerstandskräfte.[224]
- Die Knochen werden genau wie die Muskeln durch regelmäßige Bewegung gekräftigt. Es ist eine allgemein anerkannte Tatsache, daß durch regelmäßigen Sport das Risiko, an Osteoporose zu erkranken, gesenkt wird. Tatsächlich wird durch das Gehen sogar die Knochenmasse vermehrt.[225]
- Allgemein nehmen Kraft und Beweglichkeit zu, der Gleichgewichtssinn wird verbessert.[226]
- In Verbindung mit gesunder Ernährung ist Spazierengehen eine ideale Methode zum Abnehmen. Mit Hilfe eines 45minütigen Spazierganges jeden zweiten Tag kann man innerhalb eines Jahres 18 Pfund Fett verbrennen.[227]
- Laut Dr. James Rippe kann das Spazierengehen Bluthochdruck senken und bei Diabetes regulierend auf den Blutzuckerhaushalt wirken.[228]
- Spazierengehen bringt wie jede sportliche Betätigung einen ruhigeren Schlaf.[229]
- Eine Studie des »Medizinischen Zentrums« in Salt Lake City hat gezeigt, daß leichte körperliche Betätigung wie Spazierengehen nach dem Essen dazu beiträgt, daß das Essen den Magen schneller passiert und somit die Verdauung im Dünndarm unterstützt wird.[230]
- Eine Studie der »Appalachian-State-Universität« zeigte auf, daß sich Frauen, die täglich einen dreiviertelstündigen Spaziergang machten, doppelt so schnell von einem Schnupfen erholten wie Frauen, die keine Bewegung hatten.[231]
- Laut Berkeley Wellness Letter ist Spazierengehen die perfekte Methode, sich einen gesunden Rücken zu erhalten.[232]
- Spazierengehen baut Streß ab. Forscher des »Zentrums für Gesundheit und Fitneß« der Universität von Massachussetts fanden heraus, daß sich bei Personen, die einen dreiviertelstündigen forschen Spaziergang gemacht hatten, Angst- und Unruhegefühle um 14% verminderten. Spaziergänge sind auch

Teil der Therapien am »Betty-Ford-Rehabilitationszentrum für Drogen- und Alkoholabhängige«.[233]

● Eine Studie des »Labors für Sport, Physiologie und Menschliche Leistungsfähigkeit« (»Exercise, Physiology and Human Performance Laboratory«) der Universität von Kalifornien in San Diego zeigte, daß gesunde Männer zwischen 35 und 65, die anfingen, regelmäßig Sport zu treiben, ihre Frauen öfter umarmten und küßten, öfter Geschlechtsverkehr und mehr Orgasmen hatten als andere, die keinen Sport trieben.[234]

● Die Verabreichung eines Wachstumshormons bei Personen über 60 führt zu einer Vermehrung der Knochenmasse, einer Verbesserung der Haut und mildert viele andere sichtbare Symptome des Alterns. Das künstlich hergestellte Hormon ist sehr teuer und kann schwere Nebenwirkungen haben; man fand jedoch heraus, daß ein täglicher Spaziergang von 20 Minuten die körpereigene Produktion dieses Wachstumshormons ankurbelt.[235]

● Spazierengehen senkt den Blutdruck.[236]

● Spazierengehen senkt das Risiko, an Darmkrebs zu erkranken.[237]

● In der heutigen Zeit ist es bestimmt ermutigend zu erfahren, daß Spazierengehen sogar das »Immunsystem« unterstützt.[238]

● Natürlich wirkt sich ein Spaziergang auch insofern positiv aus, als er zur Stimulierung des Lymphsystems beiträgt, das ja, wie Sie nun wissen, eine entscheidende Rolle bei der Vorbeugung gegen Brustkrebs spielt.

Einer der größten Vorteile, die sich aus regelmäßiger körperlicher Betätigung wie Spazierengehen ergeben, ist die geistige und emotionale Zufriedenheit – und die wirkt sich wiederum positiv auf alle anderen Bereiche des Lebens aus.

Wir alle wissen, wie wichtig Sport ist. Wenn wir uns nicht bewegen, leiden wir nicht nur körperlich, sondern auch seelisch. Tief im Inneren verdammen wir uns dafür, daß wir uns falsch verhalten. All dies wird sich ändern, wenn Sie anfangen spazierenzugehen. Statt jedes Mal ein schlechtes Gewissen zu haben, wenn Sie daran erinnert werden, daß Sie sich nicht genügend bewegen, werden Sie einen Anflug von Stolz darauf verspüren, daß Sie sportlich aktiv sind. Ihre Achtung vor sich selbst wird steigen, und Sie werden positive Gefühle statt negativer empfinden. Sie werden glücklich und gesund wirken, weil Sie tatsächlich glücklicher und gesünder sind. In jeder nur erdenklichen Hinsicht verbessern Sie Ihre Gesundheit. Der reichste Mensch der Welt kann sich dieses Wohlgefühl nicht kaufen, denn dessen Wert ist unbezahlbar. Sie können es sofort haben – für den Preis eines Paars Schuhe. Geben Sie sich einen Ruck. Sie sollten es sich wert sein!

Beim Spazierengehen wie bei jedem anderen Sport ist der springende Punkt die Gleichmäßigkeit. Gehen Sie mit einer Geschwindigkeit, die Ihnen zusagt, und setzen Sie sich nicht unter Druck. Bewegung sollte für Sie nicht zur lästigen Pflicht werden. Wenn Sie langsam und gemächlich anfangen, wird das Gehen mit der Zeit zu einer ebenso selbstverständlichen und natürlichen Tätigkeit wie das morgendliche Anziehen. Sie werden sich darauf freuen, und Sie werden es vermissen, wenn Sie einmal nicht gehen. Entdecken Sie das Spazierengehen. Machen Sie es zu einem Teil Ihres Lebens, Sie werden es nicht bereuen.

Es gibt noch zwei andere Möglichkeiten, Ihr Lymphsystem zu stimulieren, die es wert sind, erwähnt zu werden.

Erstens die sogenannte Lymphdrainagemassage. Sehen Sie sich nach einem ausgebildeten Masseur um, der mit dieser Methode vertraut ist. Es gibt an Beinen, Armen, Oberkörper und im Nacken mehrere Punkte, deren Massage das Lymphsystem in seinen Bemühungen um die Reinigung des Körpers unterstützt.

Zweitens gibt es das sogenannte »Rebounding«, die Trampolingymnastik, die ich bereits in »Fit for Life II« ausführlich besprochen habe. Rebounders, meist als »Minitrampolins« bezeichnet, sind relativ preisgünstig. In Deutschland gibt es Geräte für um die 100 Mark, die völlig ausreichen. Wenn man bedenkt, wie sehr Ihnen die Trampolingymnastik bei der Vorbeugung gegen Brustkrebs helfen kann, ist das der Kauf des Jahrhunderts. Rebounding ist ganz einfach. Es handelt sich um eine leichte Auf- und Abwärtsbewegung, die den Körper bei jedem Hüpfer zweimal zu einer Geschwindigkeits- und Richtungsänderung zwingt. Ist man unten, sind die Klappen des Lymphsystems, die alle nur in eine Richtung aufgehen, geschlossen, da Druck auf sie ausgeübt wird. Befindet man sich in der Luft, sind die Klappen geöffnet, und die Lymphflüssigkeit kann nach oben fließen, während sich der Körper wieder abwärtsbewegt. Dabei öffnen sich alle Klappen gleichzeitig, so daß die Lymphflüssigkeit ungehindert fließen kann.[239] Bereits fünf oder sechs Minuten täglich können von unschätzbarem Wert sein.

Alles, was Sie tun können, um Ihr Lymphsystem zu unterstützen, sollten Sie auch tun. Ein kleiner Aufwand kann eine große Wirkung zeitigen.

TEIL II

DAS CARE-PROGRAMM

Kapitel 10
Eine Einführung ins
CARE-Programm

Egal, wie großartig sich ein Vorbeugungsprogramm anhören mag, egal, wie zwingend die Argumente sind, es auszuprobieren, und wie vielversprechend die Ergebnisse, die es bringen soll – wenn seine Durchführung nicht möglichst einfach ist und es keine *sichtbaren* Resultate bietet, dann sind all die wunderbar klingenden Argumente gegenstandslos. Seit Jahrzehnten wurden Frauen immer wieder mit Ratschlägen darüber bombardiert, *was* sie gegen Brustkrebs tun sollten und *warum* sie es tun sollten. Obwohl es wichtig ist, das »Was« und das »Warum« zu kennen, nützt alles nichts, wenn man dem Publikum nicht auch das »Wie« vermittelt, das den ersehnten Erfolg herbeiführt.

Das CARE-Programm zeigt Ihnen, wie Sie das Risiko, Brustkrebs zu bekommen, drastisch senken können. Aber vergessen Sie nie: Wenn Sie es anwenden, wird Ihre *gesamte* Gesundheit gefördert, körperliche oder seelische Störungen vergehen. Das CARE-Programm basiert auf drei Grundsätzen, deren Wert sich zeigt, wenn Sie sie mit einer gewissen Regelmäßigkeit anwenden. Ihre Gesundheit *wird* sich verbessern. In kürzester Zeit werden Sie diese kühne Behauptung bewiesen finden: Sie werden sich besser fühlen, Sie werden besser aussehen, und Ihr Lymphsystem wird sauber und voll funktionstüchtig sein.

Eines allerdings sollte Ihnen klar sein: Bei CARE handelt es sich nicht um eine Zauberformel, auch wenn die positiven Auswirkungen der Reinigung des Körpers von Gift- und Abfallstoffen einem wie ein Wunder vorkommen. Ihr Körper bringt diese »Wunder« von selbst zustande, wenn Sie die nötigen Änderungen vornehmen und ihm dabei helfen. Wie ich bereits sagte, muß sich etwas verändern, bevor ein Wandel eintritt. Denken Sie an das alte Sprichwort: »Wenn sich nichts tut, dann tut sich nichts.« Das ist absolut logisch. Wenn Sie Ihren Gesundheitszustand ändern wollen, kann das nur verwirklicht werden, *indem Sie etwas verändern.*

Ich habe in vielen Fällen erlebt, daß Leute, die etwas in ihrem Leben verändern wollten – vor allem, was die Ernährungsgewohnheiten anging –, viel zu viel Druck auf sich ausübten. Aus unerfindlichen Gründen hieß es plötzlich »alles oder nichts«: Voller Elan stürzten sie sich in die neuen Verhaltensweisen, schränkten sich zu sehr ein und waren innerhalb weniger Wochen ausgebrannt, so daß sie schnell wieder in ihre alten Gewohnheiten verfielen, die nicht funktioniert hatten. Der einzige Unterschied zu vorher bestand nun darin, daß ein weiteres Schuldgefühl hinzugekommen war, nämlich das, seiner Gesundheit wieder nichts Gutes getan zu haben.

Vermutlich wird es auch Menschen geben, die genau so an die drei CARE-Grundsätze herangehen, welche ich auf den nächsten Seiten vorstellen werde. Bevor ich also fortfahre, möchte ich etwas klarstellen, um jetzt und hier dafür zu sorgen, daß möglichst wenige von Ihnen in die oben genannte Falle tappen.

Die folgenden Grundsätze sind Richtlinien, die Ihnen helfen, Sie aber nicht behindern sollen. Es sind Hilfsmittel, die Sie unterstützen, keine Regeln, die Sie versklaven wollen.

Ihre Bemühungen, Ihre Gesundheit zu verbessern, müssen nicht bedeuten, daß der Weg dorthin zu einer Belastung wird. Er kann angenehm sein. Es handelt sich nicht um ein Wettrennen! Der Preis geht nicht an den, der das Ziel zuerst erreicht. Der Preis geht an alle, die an dem Rennen teilnehmen! Denn der Preis ist der *Weg* zum Ziel. Es geht nicht darum, wie *schnell* Sie vorwärtskommen, sondern darum, den Weg überhaupt zu beschreiten. Sie haben Zeit. Mehr Zeit, als Sie benötigen. Denn sehen Sie: Selbst wenn es länger dauern sollte, bis Sie die Grundsätze in Ihr Leben integriert haben und Sie sich mit ihnen wohl fühlen, so haben Sie doch die Richtung geändert, und dadurch wird die Wahrscheinlichkeit, daß Sie mit Brustkrebs konfrontiert werden, immer geringer. Anstatt auf der Stelle zu treten oder die Gesundheit täglich ein wenig mehr zu destabilisieren – was es der Krankheit ermöglicht anzugreifen –, werden Sie jeden Tag spüren, was es heißt, immer gesünder zu werden. Die Richtung ist am wichtigsten, das Tempo völlig unwichtig.

Stellen Sie sich vor, Sie und Ihre Familie besuchen den Yellowstone-Nationalpark. Sie könnten eine ganze Woche damit verbringen, die Schönheit dieses wunderbaren Schatzes, den unser Land besitzt, zu genießen, und hätten doch nicht alles gesehen. Sie könnten aber auch an einem Tag durchhetzen, als wäre eine Meute hungriger Bären hinter Ihnen her. In beiden Fällen könnten Sie Ihren Freunden gegenüber prahlen: »Ja, wir haben uns den Yellowstone-Park angesehen.« Doch welchen Ausflug würden Sie vorziehen? Welcher Ausflug wäre für Sie erbaulicher? Der, bei dem Sie die Schönheit der Natur ruhig in sich aufnehmen, die Körper und Seele erfrischt, oder jener, bei dem Sie mit halsbrecherischer Geschwindigkeit hindurchrasen und dabei Ihr eigenes Auffassungsvermögen und das der anderen überfordern?

Bitte betrachten Sie die Grundsätze, die ich Ihnen gleich mitteilen werde, nicht als »tour de force«, sondern als Anleitungen, die Sie auf Ihrem Weg begleiten. Wenn es angebracht und angenehm ist, sie anzuwenden, tun Sie es. Wenn nicht, lassen Sie es bleiben. An eines sollten Sie immer denken: Egal, wie sehr Sie sich an ihnen orientieren oder wie oft Sie sie anwenden, sie sind das Richtige für Sie und helfen Ihnen genauso viel wie denen, die sie häufiger oder seltener praktizieren. Es ist immer besser, am Anfang etwas zurückhaltender zu sein und sich zu steigern, wenn man die ersten Ergebnisse sieht, als anfangs zu viel zu tun und dann zurückstecken zu müssen – das vermittelte Ihnen nur das Gefühl, Sie hätten versagt.

Auf eines jedenfalls können Sie sich verlassen, wenn Sie diese Grundsätze anwenden: Sie werden funktionieren! Das habe ich im Verlauf vieler Jahre bei vielen Menschen erlebt. Ihr Körper ist bereit dazu. Er ist so gut ausgestattet und verfügt über so viele Fähigkeiten, um die Entstehung von Krebs zu verhindern, falls er die Chance dazu bekommt, daß Ihnen selbst eine gemäßigte Anwendung der CARE-Grundsätze einen Eindruck von den Ergebnissen vermittelt, die Sie erwarten können.

Schon des öfteren habe ich in diesem Buch die unergründliche Großartigkeit und Intelligenz des menschlichen Körpers gepriesen. Bevor ich auf die drei CARE-Grundsätze eingehe, möchte ich an dieser Stelle noch einmal kurz darauf zu sprechen kommen. Ich habe erwähnt, daß die unzähligen Aktivitäten unseres Körpers alle vom Gehirn gesteuert und überwacht werden. Das ist erstaunlich, wenn man bedenkt, daß die unglaublichen Fortschritte, welche die menschliche Spezies bisher gemacht hat – von der Luftfahrt bis zur Elektrizität, vom Auto bis zum Computer –, ihren Ursprung im Gehirn haben, wir aber nur 10 bis 15 % unserer Gehirnkapazität nutzen. Was aber tun die restlichen 85 bis 90 % dieser Krönung der Schöpfung? Sie können sicher sein, daß sie nicht nur dazu gedacht sind, den restlichen Platz im Schädel auszufüllen.

Höchste Priorität bei Körper und Gehirn hat zu jedem Zeitpunkt der Selbsterhaltungstrieb. Wenn ein winziger Teil unseres Gehirns imstande ist auszurechnen, wie lange man braucht, um mit 30 000 km/h zum Mond zu fliegen, dort »Himmel und Hölle« zu spielen und zurückzukehren, können Sie sich dann annähernd die Kraft vorstellen, die dem restlichen Gehirn zur Verfügung steht, um für unser Wohlergehen zu sorgen? Es ist wirklich ehrfurchtgebietend! Ihr Körper wird Sie nie aufgeben.

Alles, was Sie tun müssen, um von seinen unvergleichlichen Kräften zu profitieren, ist, ihm nicht im Weg zu stehen, sondern seinen natürlichen Drang zur Erlangung und Erhaltung des bestmöglichen Gesundheitszustandes zu unterstützen. Die drei Grundsätze des CARE-Programms, auf die ich in den nächsten drei Kapiteln näher eingehe, werden Ihnen diese Unterstützung geben.

Natürlich wollen Sie einen Beweis dafür sehen, daß diese Grundsätze tatsächlich dazu beitragen, dem Brustkrebs vorzubeugen. Ich könnte Ihnen von vielen Frauen erzählen, die nach diesen Anleitungen leben und keinen Brustkrebs bekommen haben, doch dann wird sicherlich jemand einwenden: »Woher wollen Sie wissen, daß es die drei Grundsätze waren, die Brustkrebs verhindert haben? Vielleicht lag es daran, daß sie gerne im Garten gearbeitet oder Vitamine eingenommen haben, oder an irgend etwas anderem, das sie getan haben.« Aus diesem Grund kann ich Ihnen nur Beispiele aus meiner Berufspraxis anbieten, die zeigen, inwiefern diese drei Grundsätze beim Kampf gegen bereits existierenden Brustkrebs geholfen haben.

Im Laufe der Jahre habe ich im wahrsten Sinne des Wortes Hunderttausende Briefe von Menschen bekommen, die eine bemerkenswerte Wiederherstellung ihrer Gesundheit erlebt haben. Ich möchte Ihnen eine höchst außergewöhnliche Geschichte erzählen, die vom unbeugsamen Willen einer Frau und der unvergleichlichen Selbstheilungsfähigkeit des menschlichen Körpers handelt. Der Name der Frau ist Anne Frahm, und sie hat ein Buch über ihre Erfahrungen geschrieben. Hier ist ihre Geschichte:

Anne Frahm ist 40 Jahre alt und Mutter zweier Kinder. Als sie Mitte 30 war, begann eine Stelle zwischen ihren Schulterblättern unablässig und unerträglich zu schmerzen. Eine Röntgenaufnahme zeigte einen Infektionsherd auf den Schulterknochen, die ihr Arzt als Bursitis (chronische Schleimbeutelentzündung) diagnostizierte. Ihr Gesundheitszustand verschlechterte sich durch eine Niereninfektion noch zusätzlich.

Sie bekam Cortisonspritzen, mußte jeden Tag Eisbeutel auf ihre Schultern legen und erhielt große Dosen Antibiotika gegen die Niereninfektion, sowohl oral als auch intravenös. Die Schmerzen wurden immer schlimmer, sonst änderte sich nichts. Schließlich konnte sie sich nicht einmal mehr im Bett umdrehen oder ihre Kinder umarmen, ohne unerträgliche Schmerzen zu empfinden.

Sieben Monate ging das so weiter. Dann suchte sie die Notfallambulanz eines Krankenhauses auf, um die Meinung eines anderen Arztes einzuholen. Dieser Arzt beriet sich mit dem Hausarzt ihrer Familie. Man begann sich zu fragen, ob die Schmerzen nicht vielleicht nur in ihrer Einbildung existierten. Sie bekam ein Muskelrelaxanz, das die Muskeln entspannen sollte, sowie Valium und wurde nach Hause geschickt.

Da sie weiterhin unter Schmerzen litt, verlangte sie von ihrem Arzt eindeutigere Antworten. Also wurde sie zu einer CAT-Untersuchung (Röntgenuntersuchung mittels Computer) geschickt. Anschließend kam ein junger Arzt mit den Aufnahmen in ihr Zimmer und teilte ihr mit, sie habe Brustkrebs in einem so fortgeschrittenen Stadium, daß sie gleich am nächsten Tag eine Mastektomie machen lassen müsse. Als sie fragte, *wie* schlimm es sei, antwortete der Arzt: »Ich will kein Blatt vor den Mund nehmen; die meisten, die Krebs in einem so fortgeschrittenen Stadium haben, sterben innerhalb von zwei Jahren.«

Nicht nur die Mitteilung, sie habe Brustkrebs, versetzte ihr einen Schock, sondern auch die Tatsache, daß sie mehrere Monate, bevor die Schmerzen eingesetzt hatten, bei einer Selbstabtastung einen kleinen Knoten in ihrer Brust entdeckt hatte. Da ihre Großmutter an Brustkrebs gestorben war und ihre Mutter bereits beide Brüste wegen immer wiederkehrender Zysten hatte entfernen lassen, hatte Anne damals keine Zeit verloren und ein Mammogramm machen lassen. Man hatte ihr mitgeteilt, daß sie tatsächlich zwei winzige Knoten habe, allerdings gutartige, also keinen Krebs. Eine zusätzliche Ultraschalluntersuchung hatte bestätigt, daß die Knoten nicht bösartig waren. Der Arzt sagte: »Nein. Hier liegt kein Krebs vor.«

Doch die Knoten waren bösartig, und der Krebs hatte sich bereits im ganzen Körper ausgebreitet. Überall entdeckte man nun Tumore: in ihrem Schädel, in den Schultern, auf den Rippen, im Becken und entlang der gesamten Wirbelsäule.

Ihre Brüste wurden zusammen mit einem darunterliegenden Tumor entfernt, der ihre gesamte Brust ausfüllte. In den nächsten anderthalb Jahren mußte sie viele verschiedene Behandlungen über sich ergehen lassen, unter anderem hohe Dosen Chemotherapie und Bestrahlung. Sie verlor ihre Haare, bekam eine schwere Lungenentzündung, und ihre Haut war von Kopf bis Fuß mit juckenden, roten Flecken bedeckt.

Nach all den Schmerzen und den Qualen, die Krebs, Chemotherapie und Bestrahlungen ihr bereitet hatten, wurde ihr mitgeteilt, daß der Krebs ständig weiter fortschreite und sich ihre Situation immer mehr verschlechtere. Man sagte ihr, ihre letzte Chance bestehe in einer Knochenmarktransplantation. Ich möchte Ihnen nicht einmal andeutungsweise beschreiben, wie fürchterlich eine solche Prozedur ist. Es reicht völlig, wenn ich Ihnen sage, daß Sie so etwas nie am eigenen Leib erfahren wollen.

Einige Monate nach der Knochenmarktransplantation deutete eine Zählung ihrer weißen Blutkörperchen darauf hin, daß immer noch viele Krebszellen in ihrem Knochenmark vorhanden waren. Eine weitere Chemotherapie kam nicht mehr in Frage, da diese Anne in kürzester Zeit umgebracht hätte.

Als sie darum bat, mit einem neuen Medikament behandelt zu werden, das sich noch im Entwicklungsstadium befand, aber bereits an einigen Patienten getestet wurde und das Wachstum der weißen Blutkörperchen anregen sollte, erhielt sie die verblüffendste, rücksichtsloseste Antwort, die man sich vorstellen kann: Da nur eine begrenzte Menge dieses Medikaments zur Verfügung stehe, müsse man es für Patienten aufheben, bei denen eine größere Aussicht auf Heilung bestehe als bei ihr. Man bitte um Entschuldigung.

Mit Bedauern schickte man sie zum Sterben nach Hause.

Es war unmöglich, Annes Beschreibung zu lesen, wie sie, ihr Ehemann und ihre Kinder eng zusammengedrängt beieinanderstanden, um ihren bevorstehenden Tod zu beweinen, ohne in Tränen auszubrechen.

Doch für Anne Frahm existierte das Wort »aufgeben« nicht. Es war in ihrem Wortschatz nicht vorhanden. Sie liebte ihre Familie und ihr Leben und war noch nicht bereit, beides hinter sich zu lassen. In einem letzten verzweifelten Versuch wandte sie sich an einen Ernährungswissenschaftler und bat ihn um Hilfe. Sie wurde beraten, erhielt Bücher zum Lesen und wurde auf eine strenge, entgiftende Diät gesetzt. Ihre positive Einstellung verlor sie in all den Jahren nie. Sie wußte, daß sie gewinnen würde. Nur fünf Wochen später konnte nicht einmal mehr eine Spur von Krebs in ihrem Körper entdeckt werden. Er war verschwunden! Einer der bemerkenswertesten Fälle von Selbstheilung, die mir je zu Ohren gekommen sind. Ihr Arzt, offensichtlich völlig verblüfft, gab zu: »Als Sie nach der Transplantation immer noch Krebszellen im Knochenmark hatten, glaubte ich wirklich, Sie seien zum Tode verurteilt.«

Nachdem die Neuigkeit von ihrer wunderbaren Heilung die Runde gemacht hatte, baten sowohl Ärzte als auch Laien sie immer wieder darum, ihre Geschichte zu erzählen, und so beschloß sie, ein Buch darüber zu schreiben. Dieses Buch heißt »A Cancer Battle Plan«* und ist 1993 erschienen.

Noch bevor ich von Anne oder ihrem Buch gehört hatte,

---

* Anm. d. Übers.: dt. etwa: »Der Plan für den Kampf gegen Krebs«.

schrieb sie mir einen Brief, dem ein Foto von ihr beilag. Als ich ihr strahlendes Gesicht und ihre vollen schwarzen Haare betrachtete, wurde ich von Freude erfüllt, genau wie von dem Brief, der wie folgt lautete:

Lieber Mr. Diamond!

Danke! Danke! Danke! Sie haben geholfen, das Leben dieser 40jährigen Frau und Mutter zu retten – meines! Vor vier Jahren war ich schon nahe daran, an Krebs zu sterben. Anderthalb Jahre Chemotherapie, Bestrahlung, Operationen und sogar eine Knochenmarktransplantation haben nicht geholfen, und man hat mich zum Sterben nach Hause geschickt. Doch dann suchte ich einen Ernährungswissenschaftler auf. Fünf Wochen später wurde bei der nächsten Untersuchung in meinem Körper keine Spur mehr von Krebs gefunden! Seit vier Jahren ist kein Krebs mehr aufgetaucht, und ich bin wieder vollkommen gesund!

Eines der ersten Bücher, die mir mein Ernährungsberater empfohlen hat, war »Fit for Life«. Das einfache, vernünftige Programm, das Sie vorschlugen, verhalf mir und meinem Mann zu einer neuen Einstellung, mit deren Hilfe ich den Krebs überwinden konnte. Ich danke Ihnen, daß Sie es allen Widerständen zum Trotz auf sich genommen haben, die Wahrheit zu sagen!

Ihr größter Fan
Anne Frahm

Um den bereits so weit fortgeschrittenen Krebs zu überwinden, entgiftete Anne ihren Körper mittels einer strengen Diät (Grundsatz 1 des CARE-Programms), strich sämtliche tierische Produkte von ihrem Speiseplan (eine Variante von Grundsatz 2) und beschäftigte sich mit positivem Denken und Gebeten (Grundsatz 3). Das Resultat sollte jede Frau interessieren, die gegen Brustkrebs vorbeugen will. Anne Frahm, die an der Schwelle zum Tod stand und keine Hoffnung auf Überleben mehr hegen durfte, ist es gelungen, mit Hilfe ähnlicher Ratschläge wie jenen, die Sie in diesem Buch finden, den Krebs in ihrem Körper zurückgehen zu lassen und schließlich zu bezwingen. Erkennen Sie nun, welche Kraft und welche Fähigkeiten in Ihrem Körper stecken, die *verhindern* können, daß Krebs überhaupt auftritt? Ich hoffe es. Ich hoffe wirklich, Sie erkennen, wie Sie Ihren Gesundheitszustand anhand der Ratschläge, die Ihnen in diesem Buch gegeben werden, selbst bestimmen können. Wenn Krebs zum Rückzug gezwungen werden kann, dann kann ihm auch vorgebeugt werden.

Ich möchte Ihnen nun eine Frage stellen – eine Frage, die Sie sich auch selbst stellen müssen. Was sind Sie bereit zu tun, um die Bemühungen Ihres Körpers zu unterstützen, den Krebs am Auftreten zu hindern? Jetzt, da Sie wissen, daß Ihr Körper und das Gehirn als sein »Steuermann« unermüdlich für Sie arbeiten und alles tun, um Ihre Gesundheit zu erhalten – sind Sie da bereit, ihm ebenfalls zu helfen? Oder möchten Sie einfach so weiterleben wie bisher und alles dem Schicksal überlassen? Ich glaube, wenn Sie erst einmal erkannt haben, wie einfach die drei CARE-Grundsätze sind und wie schnell Sie sie in Ihr Leben integrieren können, dann werden Sie von ganzem Herzen antworten: »Ich bin bereit, meinen Teil beizutragen!«

Nun – dann lesen Sie bitte weiter, damit ich Ihnen zeigen kann, was Sie zu tun haben.

Kapitel 11
CARE-Grundsatz 1:
Regelmäßige Mono-Diät

Alle drei Grundsätze, die Hand in Hand miteinander arbeiten, sind wichtig, alle werden Sie in Ihren Bemühungen unterstützen, Krebs vorzubeugen. Doch der erste, nämlich regelmäßig Mono-Diäten zu machen, wird – falls richtig angewendet – mehr dazu beitragen, Ihr Lymphsystem zu reinigen und zu stärken, als jede andere Methode außer Fasten.[240]
Regelmäßige Mono-Diäten sind in meinem Fall mehr als alles andere dafür verantwortlich, daß ich meine Gesundheit wiedererlangt habe und mich anhaltend wohl fühle – das steht zweifelsfrei fest. Seit 25 Jahren habe ich von ihnen profitiert, und auch heute noch genieße ich ihre positiven Auswirkungen, die mir helfen, meinen Gesundheitszustand zu erhalten und mich wohl zu fühlen. Ein großer Vorteil dieser Methode liegt in ihrer einfachen Anwendung. Jedem steht die Möglichkeit offen, durch eine Mono-Diät seine Gesundheit sowohl kurzfristig zu verbessern als auch auf lange Frist zu stabilisieren. Sie ist das Schlüsselelement in der Vorbeugung gegen Brustkrebs.
Bei einer regelmäßigen Mono-Diät nimmt man über einen bestimmten Zeitraum hinweg – der von einem Tag bis zu mehreren Wochen dauern kann – nur frisches Obst und/oder rohes Gemüse sowie deren Säfte zu sich. Bevor ich auf den Gedanken, der hinter der Mono-Diät steckt, und die Vorzüge eingehe, möchte ich Ihnen einige mögliche Varianten dieser Diät nennen:

- *Ein bis drei Tage* lang nur frisch gepreßten Saft von Obst und Gemüse trinken.
- *Drei bis fünf Tage* lang nur frisch gepreßten Saft trinken sowie ganze Früchte und Gemüse essen.
- *Einen Tag bis eine Woche* oder *zehn Tage* lang nur frisch gepreßten Saft von Früchten oder Gemüse trinken und frisches Obst, Gemüse und Salat essen.

Mit anderen Worten: Regelmäßige Mono-Diät bedeutet, alle möglichen rohen und frischen Nahrungsmittel oder Säfte über einen selbstbestimmten Zeitraum hinweg miteinander zu kombinieren.

Daß alle Nahrungsmittel während einer Mono-Diät in ihrem natürlichen Rohzustand belassen werden sollen, hat einen ganz bestimmten Grund und ist extrem wichtig für die Vorbeugung. Eine Mono-Diät verfolgt zwei Ziele. Erstens soll so wenig Energie wie möglich für die Verdauung aufgewendet werden müssen, damit sie direkt für die Reinigung und Verjüngung des Lymphsystems genutzt werden kann. Und zweitens soll ein Maximum an Energie und Nährstoffen aus dem aufgenommenen Essen gezogen werden. Rohkost erfüllt diese beiden Voraussetzungen besser als gekochte oder auf andere Weise behandelte Nahrungsmittel.

Rohkost ist leicht und ohne großen Energieaufwand verdaulich, da die Nahrung in ihrem natürlichen Zustand belassen worden ist. Jegliche Zubereitung von Nahrungsmitteln beseitigt oder denaturiert Nährstoffe. Vergessen Sie nicht, daß der Mensch das einzige Lebewesen überhaupt ist, das gekochte Speisen zu sich nimmt, und daß bei uns Degenerationskrankheiten am häufigsten auftreten. Hier wird deutlich, daß uns unsere geistige Überlegenheit nicht immer zum Vorteil gereicht.

Regelmäßige Mono-Diäten sollten nicht als letzte Möglichkeit – sozusagen als Rettungsanker – betrachtet werden, um eine Krise abzuwenden, geschwollene Lymphdrüsen zu reinigen oder mit Krebs fertigzuwerden, obwohl sie in allen Fällen eine

Besserung des Zustandes herbeiführen kann. Um den größten Nutzen aus einer Mono-Diät zu ziehen, sollte sie ein fester Bestandteil Ihres Lebens werden, eine Maßnahme, mit der Sie auf lange Sicht vorbeugen und Ihr Wohlbefinden herbeiführen. Ich kann dies nicht oft genug betonen. Der Umfang und die Dauer einer Mono-Diät bleiben Ihnen überlassen – hier gibt es keine speziellen Vorschriften oder Regeln.

Manche Menschen legen einmal pro Woche einen »Früchte-Tag« oder »Obst-Tag« ein. Andere essen an einem Tag in der Woche nur Rohkost, wieder andere tun das einmal im Monat drei Tage lang. Dr. Gabriel Cousens schlägt vor, alle sechs Monate eine Woche lang nur frisch gepreßten Saft zu trinken. Es gibt buchstäblich unzählige Mittel und Wege, wie man eine Mono-Diät gestalten kann. Das wichtigste ist, daß man es tut! Wenn Sie einen Tag, drei Tage oder fünf Tage in der Woche eine Mono-Diät machen wollen und das in Ihrem Kalender vermerken müssen, um es nicht zu vergessen, dann tun Sie das. Wenn Sie eines Morgens aufwachen und Lust haben, einen »Safttag« einzulegen, dann tun Sie eben das. Man kann diesen Grundsatz flexibel anwenden, es gibt keine Vorschriften. Wenn Sie sich freiwillig dazu verpflichten, dann einzig und allein deswegen, weil es Ihnen guttut.

Der Grund, weshalb ich diesen Aspekt so betone, liegt darin, daß meiner Erfahrung nach die meisten Menschen beim Thema Diät sofort an Einschränkung denken, an Regeln, die man einhalten *muß*, als wäre dies eine gerechtfertigte Bestrafung für begangene Sünden. Ich möchte Sie zu einem anderen Standpunkt ermutigen: Wenn Sie regelmäßige Mono-Diäten in Ihr Leben integrieren, können Sie den Brustkrebs in Schach halten.

Der ganze Eß-Vorgang wird dann zu einem Akt der Befreiung. Abgesehen davon, daß eine Mono-Diät bei der Vorbeugung gegen Brustkrebs hilft, vermittelt sie uns noch etwas Wertvolles: ein fantastisches Gefühl der Erneuerung und positives Denken, das sich auf alle Bereiche des Lebens auswirkt. Wenn Sie

Mono-Diäten erst einmal in Ihr Leben integriert haben, werden Sie nie wieder darauf verzichten wollen. Selbst wenn Sie nur drei Tage im Jahr eine Mono-Diät machen – haben Sie erst einmal erfahren, wie sehr sich Ihr Energieniveau hebt und wie sich Ihr Wohlbefinden steigert, werden Sie dies nie mehr vergessen. Die meisten freuen sich richtig auf ihren Mono-Diät-Tag. Und zwar weil es keine Bestrafung ist, regelmäßig eine Mono-Diät durchzuführen, sondern Spaß macht!

Ich habe immer wieder darauf verwiesen, daß der traditionelle Ansatz im Umgang mit Brustkrebs sich auf die Behandlung *nach* seinem Auftreten beschränkt. Es liegt einzig und allein an Ihnen, etwas zu unternehmen, damit solche Behandlungen gar nicht erst notwendig werden. Eine regelmäßig durchgeführte Mono-Diät ist einer der Grundpfeiler in der Vorbeugung gegen Brustkrebs.

Als ich mich entschlossen hatte, den »Weg zur Gesundheit« zu beschreiten, erwies sich die Mono-Diät als unbezahlbare Hilfe für mich. Sie erschien mir wie ein Lichtblick, und ich bekam eine leise Ahnung davon, wie gut ich mich eines Tages fühlen *könnte*. Nachdem ich mit kurzen Mono-Diäten von ein, zwei und drei Tagen Dauer begonnen hatte – und sich meine Gesundheit ständig verbesserte –, verlängerte ich die Diät nach und nach, bis ich schließlich zwei- bis dreimal im Jahr zehn Tage oder zwei Wochen lang eine Mono-Diät machte. Meine gesundheitlichen Probleme verminderten sich rapide, und meiner Überzeugung nach lag das vor allem an den Mono-Diäten. Auch heute noch sind sie für mich die wichtigste Stütze zur Erhaltung meiner Gesundheit.

Der Gedanke, der hinter regelmäßigen Mono-Diäten steckt, ist so schlicht, wie er nur sein kann. Dieses Buch dreht sich hauptsächlich darum, wie Sie die Verantwortung für Ihre Gesundheit selbst in die Hand nehmen, Brustkrebs vorbeugen sowie Ihren allgemeinen Gesundheitszustand durch eine Reinigung des Körpers von Gift- und Abfallstoffen verbessern können. Dies alles kann mit Hilfe des CARE-Programms erreicht werden (Sie erinnern sich – CARE bedeutet »Cleanse and Rejuvenate Energetically«, also »Reinigung und Verjüngung mit Hilfe von Energie«). Regelmäßig durchgeführte Mono-Diäten erleichtern die Entschlackung des Körpers und lassen Ihre Energiereserven ins Unermeßliche anwachsen.

Sehen wir einer Tatsache ins Gesicht: Energie ist alles. Ohne sie läuft nichts. Ein Auto ohne Benzin funktioniert nicht, ein Körper ohne Energie ebenfalls nicht. Es ist unmöglich, über Energie zu sprechen, ohne die Verdauung zu erwähnen. Wenn man bedenkt, in welchem Umfang die Verdauung an der Nahrungsaufnahme, der Nahrungsverarbeitung, der Extraktion der Nährstoffe und ihrer Weiterleitung an die Zellen beteiligt ist, an der Beseitigung von Abfallstoffen und dem Zusammenspiel vieler Organe wie Magen, Eingeweide, Bauchspeicheldrüse, Leber, Nieren usw., an den Stoffwechselprozessen, durch die das Essen in Blut, Muskeln und Knochen umgewandelt wird, dann ist es nicht verwunderlich, daß der Verdauungsprozeß eine solch enorme Energiemenge erfordert.

Es gibt nur sehr wenig, was unserem Körper mehr Energie abverlangt, als der Verdauungsprozeß. Das haben Sie sicherlich auch schon bemerkt. Wonach halten Sie nach einer ausgiebigen Mahlzeit mit vielen verschiedenen Nahrungsmitteln Ausschau – nach einem Berg, den Sie besteigen können, oder nach einem Sofa zum Ausruhen? Wir wissen, welche bedeutende Rolle die Energie spielt und wie wichtig sie für den Reinigungsprozeß ist. Warum sollten wir also nicht versuchen, etwas von der riesigen Menge Energie, die für den Verdauungsprozeß benötigt wird, dafür freizustellen?

Es gibt zwei Möglichkeiten, die Energie für andere Aktivitäten als für die Verdauung zu nutzen. Die erste besteht in einer Verbesserung der Effizienz der Verdauung. In meinen anderen Büchern habe ich zu diesem Zweck ein Konzept der richtigen Nahrungsmittelzusammenstellung geschildert. Die zweite Möglichkeit, mit deren Hilfe man riesige Mengen Energie freisetzen kann, besteht einfach darin, daß man dem Verdauungstrakt weniger zu tun gibt. Wenn er weniger arbeiten muß, wird die Energie, die sonst routinemäßig für die Verdauung abgezogen wird, vom Körper automatisch dazu verwendet, sich von Abfallstoffen zu befreien. Der Körper arbeitet immer nach dem Prioritätsprinzip, und die Beseitigung von Fremdkörpern und angesammelten Abfallstoffen, die das reibungslose Funktionieren des Systems beeinträchtigen, steht ganz oben auf der Liste. In den Lymphknoten in Ihrer Brust oder im restlichen Körper lagern sich erst gar keine Abfallprodukte an, die ein Anschwellen verursachen können, wenn der Abfall im Körper auf ein Minimum reduziert wird.

Da eine regelmäßige Mono-Diät den Verdauungstrakt entlastet, wird sie zu einem wichtigen und mächtigen Instrument in der Vorbeugung gegen Krebs. Ich bin mir durchaus darüber im klaren, wie provozierend eine solche Behauptung klingt. Sicher wollen viele Leser/innen erst einmal Beweise sehen. Obwohl der beste Beweis darin bestünde, es selbst auszuprobieren und die positiven Auswirkungen einer regelmäßigen Mono-Diät am eigenen Körper zu spüren, kann ich natürlich auch noch andere Belege anführen – einen wissenschaftlichen und einen aus meiner eigenen Praxis.

Roy Walford ist Arzt, seit 1966 Professor an der Universität von Kalifornien in Los Angeles (UCLA) und einer der bekanntesten Gerontologen (Alterungsforscher) der Welt. Er war nicht nur Leiter eines UCLA-Forschungslabors für Immunologie- und Alterungsforschung mit 16 Mitarbeitern, sondern auch Mitglied des »Ausschusses der amerikanischen Regierung über den Alterungsprozeß« (»White House Conference on Aging«), Mitglied des »Komitees über Alterungsforschung« der »Nationalen Akademie der Wissenschaften« und Vorsitzender einer Projektgruppe des »Nationalen Institutes für Alterungsforschung und Immunologie«. Er hat fünf Bücher über Immunologie und den

Alterungsprozeß geschrieben und ist ein weltweit anerkannter Experte auf diesem Gebiet.

Dr. Walford hat unzählige Langzeitexperimente an Mäusen durchgeführt, um mehr über den Alterungsprozeß herauszufinden, und ist aufgrund seiner Experimente davon überzeugt, daß er ein Alter von 120 Jahren erreichen wird – was seiner Meinung nach die normale Lebenserwartung eines gesunden Menschen sein könnte. Um eines klarzustellen: Seine Experimente hatten nichts mit regelmäßigen Mono-Diäten zu tun. Diesen Begriff habe ich geprägt. Doch seine Experimente zeigten, daß eine langfristige Entlastung des Verdauungstraktes eine positive Auswirkung auf Gesundheit und Lebensdauer hat. Seine Ergebnisse belegen meine Behauptung, daß man gesünder ist und wesentlich länger lebt, wenn man dem Verdauungstrakt weniger zu tun gibt.

Dr. Walford setzt seine Mäuse auf eine, wie er es nennt, »strenge Diät«, was zwei Tage Fasten in der Woche bedeutet. Die meisten Mäuse haben eine Lebenserwartung von zwei Jahren, doch Dr. Walfords Mäuse leben mehr als doppelt so lange und bekommen darüber hinaus weitaus seltener Herzkrankheiten oder Krebs. Mäuse, die eine solche Krankheit bekommen, entwickeln sie erst in viel fortgeschrittenerem Alter als jene Tiere, die ohne Einschränkung alles fressen dürfen. Bei allen Experimenten hat sich *übereinstimmend* eine Verbesserung der Gesundheit und der Lebenserwartung gezeigt.

Dr. Walford ist 70 Jahre alt und außerordentlich fit. Er fastet zwei Tage in der Woche.[241]

Walfords Experimente stützen eine Tatsache, die Vertretern der Natürlichen Gesundheitslehre bereits seit langem bekannt ist. Jeder Mensch nimmt im Laufe seines Lebens etwa 70 Tonnen Nahrung zu sich, und es hat sich gezeigt, daß sämtliche Aktivitäten des Stoffwechsels, die der Verarbeitung dieses Essens – dem Extrahieren der benötigten Stoffe und der Beseitigung der Reste – dienen, dem Körper zeitlebens mehr Energie entziehen als alles andere. Wenn es gelingt, einen Teil dieser Energie um-zulenken, damit sie zur Reinigung des Körpers verwendet wer-den kann – was letztendlich hilft, gegen Krebs vorzubeugen –, dann ist das ein Geschenk von unermeßlichem Wert. Eine regelmäßige Mono-Diät trägt dazu bei.

In der Natur ist dieses Phänomen keine Seltenheit. Wenn der Verdauungstrakt weniger Arbeit hat, kann mehr Energie für Hei-lungsprozesse freigesetzt werden. Jeder, der einmal auf einem Bauernhof oder mit Tieren gearbeitet hat, weiß das. Ein Pferd, das lahmt, nimmt kaum Futter zu sich. Jeder Arbeiter auf einem Viehhof weiß, daß mit einer Kuh, einem Pferd, einem Schwein oder einem Schaf etwas nicht stimmt, wenn das Tier Tag für Tag immer weniger frißt – instinktiv reduziert es die Nahrungsauf-nahme, damit der Körper über soviel Energie verfügen kann, wie er zur Heilung braucht. Jeder Haustierbesitzer weiß, daß Katzen und Hunde entweder ihr Futter verweigern oder nur sehr wenig fressen, wenn sie krank oder verletzt sind. Selbst wenn der besorgte Besitzer das Tier mit den leckersten Happen in Versuchung führen will, wird es die Nahrung verweigern. Es zieht sich in ein stilles Eckchen zurück und ruht sich aus, bis der Körper den Heilungsprozeß beendet hat.

Eine ähnliche Reaktion kann man bei Kindern beobachten. Wenn sie krank sind, verlieren sie den Appetit und wollen nichts essen. Die Eltern versuchen dann häufig, sie zum Essen zu überreden: »Iß das der Mama zuliebe« oder: »Der Doktor hat gesagt, du wirst nicht gesund, wenn du nichts ißt«. Da Kin-der noch nicht verinnerlicht haben, daß man angeblich essen muß, wenn man krank ist, folgen sie ihrem Instinkt und verwei-gern die Nahrungsaufnahme.

Haben Sie als Erwachsener nicht auch schon einmal den Appe-tit verloren, wenn Sie sich nicht wohl fühlten? Das bedeutet nichts anderes, als daß der Körper seinem natürlichen Instinkt folgt und Energie von der Verdauung abziehen will, weil sie an-derswo dringender gebraucht wird. Obwohl es durchaus vernünftig ist, eine Mono-Diät bei Unwohlsein durchzuführen, um den Wiederherstellungsprozeß zu beschleunigen, sollte sie besser zu einem normalen und natürlichen Bestandteil des Lebens werden, um in erster Linie Krankheiten *vorzubeugen*, denn dann sind sie auch von größtem Nutzen. Diese Haltung verschiebt darüber hinaus den Fokus von Krankheit zu Gesundheit.

Ich möchte eine Mono-Diät nicht als »Hilfe im Notfall« empfehlen (wie ein Medikament), auf die man erst zurückgreift, wenn sich die Auswirkungen einer Vernachlässigung des Körpers über einen langen Zeitraum bemerkbar machen. Mono-Diäten sollten wie alles andere, was Sie regelmäßig tun, ein fester Bestandteil Ihrer gesunden Lebensweise werden. Würden Sie jemals ernsthaft in Erwägung ziehen, in Ihrer Wohnung nicht regelmäßig zu putzen oder abzustauben? Würde es Ihnen auch nur im Traum einfallen, den Motor Ihres Autos nicht regelmäßig mit neuem Öl zu versorgen? Nein? Dann sollten Sie auch das Innere Ihres Körpers regelmäßig mit Hilfe von Mono-Diäten reinigen, denn ein sauberes Körperinneres ist mindestens ebenso wichtig wie ein sauberes Haus oder ein sauberer Automotor – im Grunde natürlich sogar wesentlich wichtiger. Denn nur ein gereinigter Körper kann Sie erfolgreich vor Krankheit schützen.

Welche Mono-Diät Sie bevorzugen und wie oft und wie lange Sie sie durchführen, hängt ganz von Ihren persönlichen Bedürfnissen und Wünschen ab. Man kann sie, wie ich zu Anfang dieses Kapitels schon sagte, beliebig variieren – nur Saft bis hin zu Saft, rohem Gemüse und Salaten einen Tag, eine Woche oder zehn Tage lang. Sie können Ihre Mono-Diät jede Woche, einmal im Monat oder alle drei Monate machen. Hier gibt es kein »richtig« oder »falsch«, das kann ich nicht oft genug betonen. Natürlich können Sie sich nicht sofort entscheiden. Wie sollten Sie auch?

Es ist erst möglich, eine vernünftige Entscheidung darüber zu treffen, wie und wann man eine Mono-Diät auf einer regelmäßigen Basis durchführt, nachdem man erfahren hat, was alles damit verbunden ist und welchen Nutzen man aus ihr ziehen kann. Nach meiner Erfahrung ist jede Variante einer Mono-Diät gut, doch erst bei mindestens dreitägigen Diäten kann man wirklich sehen, welche Kräfte sie freisetzt. Aber auch eine eintägige Diät ist nicht schlecht – immerhin ist es ein Anfang. Außerdem können Sie nach den ersten Erfahrungen besser abschätzen, wie Mono-Diäten wirken, und Ihre künftige Planung danach ausrichten.

Ich kann Ihnen versichern, daß Sie mit der Zeit herausfinden werden, wie Sie Mono-Diäten am besten in Ihr Leben integrieren können. Menschen, deren Leben sehr geordnet und geregelt abläuft und die gerne genau wissen, wann sie was tun, werden ihre Mono-Diäten genauso konkret planen wie alles andere auch. Wer spontaner ist, wird morgens aufwachen und entscheiden: »Ab heute drei Tage lang nur Früchte und Säfte.« Das eine ist so gut wie das andere.

Damit Sie wissen, welche Nahrungsmittel bei einer eintägigen oder einwöchigen Mono-Diät verwendet werden können, gebe ich Ihnen im folgenden einige Beispiele. Es sind nur Vorschläge, keine Vorschriften. Wenn Sie diese Vorschläge, die Ihnen sicherlich guttun würden, ausprobieren wollen – nur zu! Allerdings sollten Sie nicht vergessen, daß Sie sie nach Ihrem Belieben variieren können, je nachdem, was Sie gerne essen oder nicht.

Einen Tag lang nur Saft

Einen Tag lang nehmen Sie in regelmäßigen Abständen nur Saft – von Früchten oder Gemüse oder beidem – zu sich. Ich persönlich komme am besten damit zurecht, in der ersten Hälfte des Tages nur Obstsaft zu trinken, in der zweiten Hälfte nur Gemüsesaft, am Abend dann wieder Obstsaft. Doch es bleibt Ihnen überlassen, für was Sie sich entscheiden. Sie können auch ausschließlich Fruchtsaft trinken oder nur Gemüsesaft oder abwechselnd beides, über Tag und Abend verteilt. Solange Sie bei frischem Saft bleiben, ist es egal, welchen Sie wählen oder wann Sie ihn trinken. An einem »Safttag« sollten Sie alle zwei Stunden etwa 0,3 bis 0,4 Liter trinken. Aber auch dies ist nur eine Empfehlung, die Sie nach Belieben abändern können, um sie Ihren persönlichen Bedürfnissen und Wünschen anzupassen.

Wichtig ist, daß Sie 24 Stunden lang nur frisch gepreßten Saft zu sich nehmen. Derzeit sind viele Bücher über Säfte auf dem Markt, die eine erstaunliche Fülle an Rezepten für verschiedene Saftmixgetränke sowohl aus Früchten als auch aus Gemüse enthalten. Probieren Sie sie aus. Es macht Spaß und schmeckt köstlich. Eine meiner Lieblingsmixturen ist Apfel-Sellerie-Saft. Wenn Sie das noch nie probiert haben, denken Sie jetzt vielleicht: »Igitt, Apfel und Sellerie?« Sie werden überrascht sein, denn Apfel-Sellerie-Saft ist eine der erfrischendsten und köstlichsten Kombinationen, die ich je probiert habe. Etwas an dieser Mischung ist unwiderstehlich. Glauben Sie mir, und probieren Sie's einfach mal. Sie werden bald ebenso süchtig danach sein wie viele andere, denen ich diese Mischung gezeigt habe.

Wenn Sie »Fit for Life« gelesen haben, denken Sie nun vielleicht: »Stopp! Ich dachte, es ist streng verboten, Früchte mit etwas anderem zu mischen!«

Das ist richtig, aber wie überall im Leben gibt es auch hier Ausnahmen von der Regel. Sellerie, der sehr viel Wasser enthält, aber keine komplexen Stärkeverbindungen, Eiweiß oder Fette, verursacht in Kombination mit Früchten keine Probleme. Selleriesaft ist sehr intensiv, deshalb sollte man ihn im Verhältnis 1 : 4 mit Apfelsaft mischen.

Drei Tage lang Saft, Fruchtmixgetränke und ganze Früchte

Zusätzlich zu frischen Säften, Früchten und/oder Gemüse können Sie auch frische Obststückchen essen oder Fruchtmixgetränke zu sich nehmen. Wenn Sie diesen Typ von Mono-Diät
machen, können Sie alle Früchte verwenden, die frisch sind.
Dazu gehören auch Datteln, Rosinen und anderes Trockenobst,
vorausgesetzt, es ist auf natürlicher Basis getrocknet und enthält kein Schwefeldioxyd. Trockenobst ist sehr konzentriert,
also halten Sie sich damit etwas zurück. Fruchtmixgetränke
kann man leicht selbst herstellen. Geben Sie Apfel- oder Oran-
gensaft (frischen natürlich) in den Mixer, fügen Sie eine gefrorene Banane und eine beliebige andere Frucht hinzu, die Ihnen
schmeckt, und voilà – fertig ist ein tolles Mixgetränk. Sie können zu der gefrorenen Banane und dem Saft auch gefrorene
Blaubeeren, Erdbeeren, Pfirsiche oder andere Früchte geben.
Viel Spaß beim Ausprobieren! Es gibt unzählige Varianten, die
alle hervorragend schmecken. Die Banane sollten Sie geschält
in eine luftdichte Gefrierdose aus Plastik schließen, bevor Sie
sie ins Eisfach legen.

Eine Woche lang nur Rohkost

Sie essen eine Woche lang nur rohe, ungekochte Nahrungsmittel – Früchte, Gemüse, Saft aus beidem und Salate. Sie können
soviel Früchte und Gemüse essen, wie Sie wollen, und einen
großen gemischten Salatteller später am Tag. Das Salatdressing
sollte aus Olivenöl (das mit einer drastischen Reduzierung des
Brustkrebsrisikos in Verbindung gebracht wird[242]), Zitronensaft
sowie Kräutern und Gewürzen, die Ihnen schmecken, bestehen. Andere Dressings sind natürlich auch erlaubt, allerdings
vorzugsweise mit möglichst wenig chemischen Zusätzen. Nach

dem Salat sollten Sie drei Stunden lang weder Obst noch Obstsaft zu sich nehmen.

Ich wiederhole noch einmal ausdrücklich, daß es sich hier nur um Vorschläge handelt. Sie können jede dieser Mono-Diäten beliebig lange praktizieren, zum Beispiel die erste oder zweite Variante eine Woche lang, die dritte einen Tag oder drei Tage lang oder die erste an einem Tag, die zweite am nächsten und schließlich die dritte am übernächsten Tag. Solange Sie ungekochte Nahrungsmittel verwenden, können Sie bezüglich der Nahrungsmittel und Dauer nach eigenem Gutdünken variieren.

Tips für regelmäßige Mono-Diäten

• Um bei einer Mono-Diät die größtmögliche Wirkung zu erzielen, ist es unabdingbar, daß die Säfte, die Sie trinken, frisch gepreßt und nicht pasteurisiert oder aus Konzentraten hergestellt sind oder gar aus der Dose stammen. Wenn Sie andere als frisch gepreßte, nicht eingekochte Säfte trinken, wird dadurch der ganze Erfolg der Diät zunichte gemacht. Entsafter sind überall zu günstigen Preisen erhältlich. Verglichen mit den Vorteilen, die Ihnen ein Entsafter bringt, ist der Preis dafür gering. Es ist praktisch, einen eigenen Entsafter zu besitzen. Ich wette, Sie haben mindestens einen Fernseher im Haus. Ein Entsafter ist viel billiger und hat außerdem noch den Vorteil, Ihnen bei der Brustkrebs-Vorbeugung zu helfen. Kann Ihr Fernseher das auch? Sollten Sie noch keinen Entsafter haben, können Sie auch frisch gepreßten Saft kaufen.

• Trinken Sie den Saft in kleinen Schlucken, stürzen Sie ihn nicht hinunter. Trinken Sie langsam, damit nicht alles auf einmal in den Magen gelangt. Das verträgt der Körper nicht so gut, führt zu Magenschmerzen und ist kontraproduktiv. Sie sollten erst schlucken, wenn sich der Saft mit dem Speichel im Mund vermischt hat.

● Früchte haben sehr interessante Eigenschaften. Im Gegensatz zu anderen Nahrungsmitteln müssen sie nur relativ kurz im Magen verweilen, um verarbeitet zu werden. Fast alle Nahrungsmittel bleiben etwa drei Stunden lang im Magen, doch Früchte verlassen ihn bereits nach 20 bis 30 Minuten, Fruchtsaft sogar noch schneller. Deshalb sollten Sie, nicht nur bei einer Mono-Diät, drei Stunden lang keine Früchte oder Fruchtsäfte zu sich nehmen, wenn Sie vorher etwas anderes gegessen haben.

● Wer noch nie mehrere Tage lang ausschließlich stark reinigende Nahrungsmittel zu sich genommen hat, kann eine Begleiterscheinung erleben, die zwar unangenehm, aber sehr nützlich ist – Durchfall. Im Laufe der Zeit sammelt sich eine gewisse Menge Abfall im Verdauungstrakt an. Wenn plötzlich tagelang nichts anderes als Saft und Früchte, die zu über 90 % aus Wasser bestehen, hindurchkommt, ist das, als würde der Verdauungstrakt durchgespült und geschrubbt. Der Durchfall dauert selten länger als 48, in der Regel etwa 24 Stunden. Sie müssen sich deshalb keine Sorgen machen. Denken Sie daran: Jede Aktion des Körpers ist die Reaktion auf eine Ursache. Nach dem Genuß von stark wasserhaltigen, reinigenden Nahrungsmitteln Durchfall zu bekommen, ist keineswegs ungewöhnlich. Falls der Durchfall allerdings länger als 48 Stunden anhält – aus welchem Grund auch immer –, sollten Sie sofort Ihren Hausarzt aufsuchen. Noch einmal: Aufgrund der Einnahme reinigender Nahrungsmittel Durchfall zu bekommen, ist völlig normal.

● Manche Menschen glauben, daß ihnen nicht genug Energie bleibe, um arbeiten zu gehen oder andere wichtige Dinge zu erledigen, wenn sie sich während einer Mono-Diät auf wenige Nahrungsmittel beschränken. Interessanterweise ist genau das Gegenteil der Fall. Der Energiespiegel schnellt während einer Mono-Diät enorm in die Höhe. Sie wissen ja, daß die Verdauung riesige Mengen an Energie verschlingt. Bei einer Mono-

Diät nehmen Sie nur ungekochte Nahrungsmittel zu sich, also solche, die mit dem geringsten Energieaufwand verdaut werden, aber einen Großteil an Energie liefern. Die meisten Menschen berichten, daß ihr Energiepegel während einer Diät enorm angestiegen ist.

● Jemand, der an Hypoglykämie (niedrigem Blutzuckerspiegel) leidet, wird leicht nervös, wenn er hört, er solle nur Früchte oder leichte Kost zu sich nehmen. Lassen Sie mich erst einmal erklären, was niedriger Blutzucker eigentlich bedeutet. Das Gehirn überwacht den Blutstrom ständig, um sicherzugehen, daß genügend Zucker und Nährstoffe darin vorhanden sind. Wenn dies nicht der Fall ist, schlägt es Alarm, der sich in Form von Gereiztheit, Unbehagen und Trägheit äußert. Früchte, deren Zuckeranteil (Fruktose) sich in Glukose verwandelt, gelangen schneller als alles andere ins Blut. Wenn Sie also einen niedrigen Blutzuckerspiegel haben und Früchte essen, werden die beschriebenen Symptome sehr schnell aufhören. Es gibt nichts Besseres gegen einen niedrigen Blutzuckerspiegel als Früchte. Andere Menschen, die an Hypoglykämie leiden, müssen relativ häufig etwas essen, um den Symptomen vorzubeugen. Kein Problem. Während einer Mono-Diät können Sie, wenn Sie zu niedrigem Blutzucker neigen, so oft essen, wie Sie wollen.

● Während einer Mono-Diät mit Rohkost essen viele Leute gerne Nüsse. Das ist in Ordnung, allerdings sollte man aufpassen: Nüsse sind *extrem* konzentrierte Nahrungsmittel, und man hat schnell zuviel gegessen. Gehen Sie sparsam damit um, und essen Sie nur einmal am Tag davon. Zehn oder zwölf Mandeln beispielsweise sind genug; mehr wären zuviel und würden den Verdauungsprozeß erschweren, und genau das wollen Sie ja vermeiden. Wenn Sie es nicht bei zehn oder zwölf belassen können, verzichten Sie am besten ganz darauf.

Wenn ich Nüsse zu mir nehme – ich liebe rohe Mandeln und rohe Cashewnüsse –, esse ich immer Gurkenscheiben oder Sellerie dazu. Das schmeckt nicht nur hervorragend, sondern der hohe Wasseranteil der Gurken und des Selleries trägt auch dazu bei, daß die Nüsse den Magen leichter passieren können. Vielleicht glauben Sie, man sollte wegen ihres Fettanteils überhaupt keine Nüsse essen. Ein wenig Fett ist für die Diät absolut notwendig! Ganz ohne Fett kann man nicht auskommen. Manche Vitamine – wie Vitamin A, D, E und K – können nämlich ohne Fett nicht aufgespalten werden. Die Frage lautet also anders: Woher soll das Fett, das ich in meiner Diät benötige, stammen? Nur Fett aus Tierprodukten ist schädlich, aber nicht das Fett aus rohen Nüssen, Samen oder Avocados.

• Wenn Sie eine Woche oder länger nur Rohkost zu sich nehmen, sprich Salate und Säfte, Früchte, Mixgetränke und Gemüse, kann es passieren, daß Sie einen Heißhunger auf etwas Gekochtes verspüren, aber trotzdem Ihre Diät nicht abbrechen wollen. Es gibt eine Möglichkeit, dieses Bedürfnis zu befriedigen, eine kleine Ausnahme von der Regel, nur Rohkost zu essen, die es Ihnen erlaubt, etwas schwerer zu essen und sich innerlich trotzdem weiter zu reinigen: Essen Sie zum Salat gedünstetes Gemüse. Dünsten Sie ein Gemüse oder mehrere Ihrer Wahl – Brokkoli, Blumenkohl, Zucchini etc. –, schneiden Sie es in den Salat, fügen Sie ein Dressing hinzu, und Sie haben eine äußerst wohlschmeckende und zufriedenstellende Mahlzeit.

Ich rate Ihnen allerdings, dies nicht schon bei einer kurzen Mono-Diät von drei oder vier Tagen zu tun. Bei einer einwöchigen, zehntägigen oder sogar zweiwöchigen Diät können Sie gegen Ende durchaus Gedünstetes essen. Mit anderen Worten: Nehmen Sie bei einer einwöchigen Diät erst an den letzten beiden Tagen gedünstetes Gemüse hinzu. Achten Sie auch darauf, daß Sie mehr Salat als Gemüse essen, nicht umgekehrt. Denken Sie daran – eigentlich geht es darum, Rohkost zu essen.

• Ein wunderbarer Nebeneffekt von regelmäßigen Mono-Diäten ist eine generelle Verbesserung Ihrer Eßgewohnheiten. Wenn Sie eine Zeitlang reinigende, gesunde Kost zu sich genommen haben, sind Sie irgendwann nicht mehr besonders erpicht darauf, wieder alles mögliche in sich hineinzustopfen. Mit der Zeit – wahrscheinlich noch nicht gleich am Anfang – werden Sie das Bedürfnis haben, diesen Zustand dauerhaft zu bewahren, weil Sie keine Schmerzen mehr haben, Gewicht verlieren, Ihre Mammographien alle negativ sind und Sie sich rundum wohl fühlen. Sie werden im Restaurant gesünderes Essen wählen und immer seltener jene tödlichen Hamburger und ähnliches Fast food essen, das zum schlechten Gesundheitszustand so vieler Menschen beiträgt.

● Nach einer Mono-Diät von fünf Tagen oder länger müssen Sie besonders darauf achten, welche Nahrungsmittel Sie in den nächsten Tagen zu sich nehmen. Wenn Sie sich gleich auf schweres Essen stürzen, fühlen Sie sich hinterher wahrscheinlich fürchterlich. Ihr Körper hat sich an leichte, saubere, rohe Kost gewöhnt, und so kann es passieren, daß er einfach nicht darauf eingestellt ist, wenn Sie zu schnell zu schweres Essen zu sich nehmen.

Ich werde Ihnen ein paar Beispiele nennen, damit Sie wissen, wovon ich spreche. Angenommen, Sie machen eine Woche lang eine Mono-Diät mit Säften, Früchten und Salat. Am achten Tag nehmen Sie ein umfangreiches Mittagessen zu sich, das zum Beispiel aus Pizza oder gegrilltem Hähnchen oder Hamburger und Pommes frites besteht. Abends essen Sie ein Steak mit Kartoffeln, Brot und anschließend ein Stück Apfelkuchen. Am nächsten Tag werden Sie sich miserabel fühlen. Es wäre besser, morgens ein leichtes Frühstück einzunehmen, das nur aus Früchten und/oder Saft besteht. Zum Mittagessen dann einen Salat mit einer gebackenen Kartoffel oder einem Stück Toast, wenn Ihnen ein Salat zu wenig ist, und abends vielleicht ein Nudelgericht mit Gemüse und Salat. Auf diese Weise gewöhnen Sie sich langsam wieder an gekochtes Essen, ohne sich gleich auf die schwersten Speisen zu stürzen. Ich würde zwei, drei Tage warten, bevor ich nach einer Mono-Diät wieder

Fleisch, Fisch oder Hühnchen auf meinen Speiseplan setze, und keine großen Mengen davon essen (darauf komme ich beim nächsten Grundsatz ausführlich zu sprechen).

• Dieser Tip ist so wichtig, daß ich sogar erwogen habe, ihn zum Grundsatz Nummer 4 zu erheben. Es geht darum, welche Nahrungsmittel Sie in den Morgenstunden zu sich nehmen sollen. Ich weiß, daß man sein Leben lang zu hören bekommt, am besten beginne man den Tag mit einem »großen, herzhaften Frühstück«, aber das muß nicht unbedingt stimmen.

Bis heute wurden die »Fit-for-Life«-Bücher (»Fit for Life« und »Fit for Life II«) weltweit etwa zehn Millionen mal verkauft. Fast eine halbe Million Leute haben mir geschrieben, mir ihre Gedanken mitgeteilt, Fragen gestellt und Kommentare zu den Büchern und den darin enthaltenen Grundsätzen abgegeben. Die mit Abstand häufigste Frage war die, welche Nahrungsmittel man morgens essen soll, um den größtmöglichen Erfolg zu erzielen. Lassen Sie mich dieses Thema kurz anschneiden.

Unser Ziel ist es, den Körper zu reinigen und die Abfallstoffe zu beseitigen, damit das Lymphsystem nicht überlastet wird und die giftigen Abfallprodukte in den Lymphknoten speichern muß, was dem Brustkrebs Tür und Tor öffnet. Jede physiologische Aktivität des Körpers wird in bestimmten Zyklen ausgeführt, die man »circadiane Rhythmen« nennt. Die achtstündige Periode, in welcher der innere Reinigungsprozeß auf Hochtouren läuft, dauert von 4 Uhr morgens bis 12 Uhr mittags. In diesem Zeitraum ist das Lymphsystem am aktivsten und damit beschäftigt, den Abfall von den Zellen einzusammeln und den Ausscheidungsorganen zuzuführen.

Wie wir wissen, erfordert die Verdauung sehr viel Energie. Wenn Sie also in den Morgenstunden schwere Mahlzeiten zu sich nehmen, leitet der Körper einen Teil der Energie, die er zur Reinigung und Ausscheidung benötigt, für die Verdauung an den Magen weiter. Damit Sie aus den drei Grundsätzen den maximalen Erfolg erzielen, schlage ich vor, daß Sie zwischen

Aufstehen und Mittag so leichte Kost wie möglich zu sich nehmen. Wenn Sie bis nachmittags nur Früchte und Saft äßen – davon allerdings soviel Sie möchten –, wäre das sicherlich am besten, denn Früchte und Säfte erfordern praktisch keine Energie, um verdaut zu werden. Auf diese Weise könnte der Ausscheidungszyklus am effizientesten ablaufen.

Falls Sie sich nicht vorstellen können, bis nachmittags nur Früchte und Saft zu sich zu nehmen, nenne ich hier zwei Vorschläge dazu:

1. Nehmen Sie bis nachmittags nur Früchte und Saft zu sich, sooft das möglich ist, auch wenn es nur an zwei Tagen in der Woche gehen sollte. Drei oder vier Tage wären natürlich fantastisch.

2. Nehmen Sie morgens wenigstens als erstes Früchte und Saft zu sich, selbst wenn Sie dann eine halbe Stunde später Müsli, Toast oder etwas anderes essen.

Ihr Ziel sollte sein, den Konsum von anderen Lebensmitteln als Früchten und Säften vormittags so lange wie möglich hinauszuzögern. Sie müssen nur einmal eine Woche lang morgens ausschließlich Früchte zu sich nehmen und werden sofort sehen, welchen phänomenalen Unterschied das bezüglich Ihres Energiepegels und Ihres Wohlbefindens ausmacht. Millionen von Menschen, die das bereits herausgefunden haben, leben danach und genießen die immensen Vorteile, die ein solches Eßverhalten mit sich bringt. Sie werden von den Ergebnissen dieser einfachen Methode überwältigt sein. Gerade in bezug auf die Vorbeugung gegen Brustkrebs ist das von größter Wichtigkeit. Nehmen Sie das Thema bitte nicht auf die leichte Schulter.[245]

● Wahrscheinlich liegt Ihnen folgende Frage auf der Zunge: »Wie oft soll ich eine Diät machen, und wie lange soll sie dauern?« Das ist sehr schwer zu beantworten, da hierbei verschiedene Aspekte eine Rolle spielen, unter anderem Ihre Ziele und Beweggründe. Aber ich kann Ihnen einige unverbindliche Richtlinien geben. Wenn Sie noch nie eine Mono-Diät gemacht, noch nie gefastet oder eine andere Methode der Reinigung und Entgiftung Ihres Körpers ausprobiert haben und finden, daß Ihr Körper eine kräftige Reinigung vertragen könnte, dann würde ich antworten: je häufiger und je länger, desto besser. Zuerst sollten Sie in regelmäßigen Abständen Mono-Diäten machen, und zwar häufiger als zu einem späteren Zeitpunkt, wenn Ihr Körper relativ gut gereinigt ist. Denn dann dienen Mono-Diäten – wie schon erwähnt – eher zur Erhaltung des Zustandes, vor allem, wenn Sie Ihre Ernährung soweit umstellen, daß Sie den Verzehr von Nahrungsmitteln, die Ihr Lymphsystem belasten, auf ein Minimum beschränken.

Das beste Beispiel, das ich Ihnen nennen kann, ist meine eigene Erfahrung mit der Mono-Diät. Als ich zum ersten Mal mit der Natürlichen Gesundheitslehre und den Mono-Diäten in Berührung kam, war ich hochmotiviert. Ich war krank, fett, ausgelaugt, hatte Schmerzen und Angst, mir würde es so ergehen wie meinem Vater. Der Mann, der mir die Grundsätze vermittelte, welche ich hier an Sie weitergebe, versicherte mir, daß mir ein paar Mono-Diäten und eine gleichzeitige Verbesserung meiner Eßgewohnheiten schnell zu einem Gesundheitszustand verhelfen würden, den ich bestimmt seit langer Zeit nicht mehr gekannt hätte.

Er war so von dem überzeugt, was er sagte, daß ich mir nichts sehnlicher wünschte, als ihm glauben zu können. Doch nach meinen damaligen Erfahrungen mit den fürchterlichen Magenschmerzen, den vielen Diäten, die ich bereits ausprobiert hatte, um abzunehmen, und der Frustration über meinen sich ständig verschlechternden Gesundheitszustand war ich, das muß ich zugeben, damals mehr als nur ein wenig skeptisch, daß sich all dies plötzlich durch eine Methode ändern sollte, die mit so wenig Aufwand durchzuführen war. Aber es gab noch einen anderen Aspekt: Ich war fest entschlossen, es auszuprobieren!

Er sagte, da ich immer alles, worauf ich Lust hätte, in mich hineinstopfe, bestehe der erste Schritt für mich darin, fünf Tage lang nur Frucht- und Gemüsesäfte sowie frische Früchte zu mir zu nehmen. Zu jener Zeit war die Vorstellung, fünf Tage lang nur von Früchten und Fruchtsäften zu leben, für mich genauso schlimm, wie auf einem öden Eiland ohne Nahrungsmittel ausgesetzt zu werden. Doch ich tat es, denn ich mußte dringend etwas ändern, um meinem Leben eine andere Wendung zu geben. Der erste Tag war am schlimmsten. Der erste Tag ist *immer* der schlimmste. Am sechsten Tag, als ich wieder begann, andere Dinge zu essen, passierte das Erstaunliche, völlig Unerwartete: Ich fühlte mich so gut, so energiegeladen, so positiv eingestellt, so leicht und sauber, daß ich beschloß, weitere fünf Tage anzuhängen! *Ich!* Der Kerl, der lieber eine Betontreppe hinuntergefallen wäre, als eine Mahlzeit auszulassen!

Jeden Tag fuhr ich Fahrrad und las die Bücher von Herbert E. Shelton, dem Vater der Natürlichen Gesundheitslehre. Nach zehn Tagen hatte sich mein Leben grundlegend geändert. Ich konnte einfach nicht glauben, wie gut ich mich fühlte. Mein Magen, der 20 Jahre lang jeden Tag geschmerzt hatte, bereitete mir keine Probleme mehr; ich hatte fünf, sechs Kilo abgenommen, meine Energie war geradezu unerschöpflich, und ich fühlte mich, als läge mir die ganze Welt zu Füßen.

Mein Lehrer, der einen etwas eigenwilligen Humor hatte, meinte in einem sehr professionellen, ernsten Ton: »Jetzt müssen Sie sich entscheiden. Entweder ändern Sie Ihre Eßgewohnheiten ein wenig, fahren damit fort, Ihr System zu reinigen, nehmen weiter ab und fühlen sich wohl, oder Sie kehren zu Ihren alten Eßgewohnheiten von vor zehn Tagen und Ihrem damaligen Gesundheitszustand zurück. Was werden Sie tun?« Ich sagte nichts, sondern warf ihm nur einen Blick zu, der keinen Zweifel an meiner Entscheidung aufkommen lassen sollte.

Daraufhin erklärte er mir, daß ich erst einmal alles Fleisch von meinem Speiseplan streichen solle, wenigstens für den Anfang, um die besten und schnellsten Resultate zu erzielen. Später, wenn ich mich wirklich wohl fühle, könne ich ein wenig Fleisch wieder integrieren – aber nicht wie vorher jeden Tag und bei jeder Mahlzeit.

Also beschloß ich, Fleisch, Geflügel und Fisch zu streichen, bis ich wenigstens 25 Kilo abgenommen hätte. Ich aß praktisch alles andere, wenn auch in Maßen. Obwohl ich auch Brot, Käse, Nudeln und ähnliches konsumierte, dominierten Früchte und Gemüse meinen Speiseplan. Zweimal in der Woche machte ich eine Mono-Diät, an einem Tag nur mit Säften (Früchte- und Gemüsesäfte), an einem anderen (drei Tage später) mit Säften und ganzen Früchten (soviel ich wollte).

Erstaunlicherweise verlor ich die angestrebten 25 Kilogramm innerhalb eines Monats. Das lag zum einen daran, daß mein Körper bereit war, sich selbst zu heilen, und zum anderen daran, daß ich ihn dabei unterstützte – durch eine Verbesserung meiner Eßgewohnheiten, durch Radfahren und positives Denken (beispielsweise bezüglich der Fortschritte, die ich machte, und wie erfolgreich ich abschneiden würde).

Ich nahm mir selbst das Versprechen ab, mindestens viermal im Jahr eine zehntägige Diät zu machen, also alle drei Monate einmal. In den folgenden beiden Jahren tat ich das auch – alle drei Monate nahm ich zehn Tage lang entweder nur Säfte und Früchte oder Säfte, Früchte und Salat zu mir. In der Zeit dazwischen aß ich nur sehr wenig Tierprodukte, machte regelmäßig Sport und jede Woche zusätzlich eine kurze ein- oder zweitägige Mono-Diät. Ich nahm nicht mehr zu und hatte bald keine Schmerzen mehr, dafür viel Freude am Leben, was ich schon nicht mehr für möglich gehalten hatte. Nach den ersten zwei Jahren wußte ich, daß ich eine Ernährungs- und Lebensweise gefunden hatte, die ich mein Leben lang beibehalten wollte. Heute mache ich jeden zweiten Tag eine kurze und darüber hinaus zwei-, manchmal auch dreimal pro Jahr eine zehntägige Diät.

Ich habe mehrere verschiedene Arten von Mono-Diäten ausprobiert. Einmal aß ich drei Monate lang jeden zweiten Tag nur Rohkost (Früchte, Gemüse, Säfte und Salat). Dazwischen aß ich alles, worauf ich Lust hatte. Es war großartig! Ich fühlte mich unglaublich gut. Während meiner Vorbereitung auf die erste Fernsehtour für »Fit for Life« nahm ich zwei Wochen lang nur Früchte und Säfte zu mir und einen Monat lang nur Rohkost. Das Herumreisen ist unglaublich stressig und laugt aus, doch ich bewältigte die dreiwöchige Tour spielend, mit unglaublicher Energie und einer positiven Einstellung, obwohl ich rund um die Uhr arbeitete, von morgens bis abends Interviews gab und jeden Tag fliegen mußte. Immer wieder bemerkten die Moderatoren der Talkshows, wie fit und energiegeladen ich sei, obwohl ich mitten in einer Tour steckte.

Ich empfehle Ihnen, mit einer drei- oder fünftägigen Mono-Diät mit Frucht- und Gemüsesäften sowie ganzen Früchten anzufangen, um herauszufinden, wie Sie sich dabei fühlen. Machen Sie ein bis zwei Tage pro Woche eine Mono-Diät und alle zwei, drei Monate eine längere, also eine Woche bis zehn Tage, abhängig davon, wie groß Ihr Bedürfnis ist, Ihren Körper zu reinigen, und wie groß Ihre Motivation ist, Ihr Lymphsystem zu reinigen, damit die Lymphknoten nicht anschwellen. Wie bereits mehrmals erwähnt, können Sie bezüglich der Länge und Häufigkeit einer Mono-Diät beliebig variieren.

Natürlich würden viele Leser ein konkretes Programm bevorzugen, das ihnen genau vorschreibt, wie lange und wie oft sie eine Mono-Diät machen sollen. Lassen Sie mich noch einmal auf eine Analogie zurückgreifen, um zu erklären, worauf es hier ankommt.

Stellen Sie sich vor, Sie sitzen in einem Kanu oder einem Ruderboot. Durch ein Leck dringen Unmengen von Wasser ein. Sie müssen wie wild Wasser schöpfen, um den Wasserspiegel zu senken und zu verhindern, daß Sie untergehen. Ist der Wasserspiegel erst einmal gesunken, können Sie sich ausruhen und müssen nur noch gelegentlich schöpfen, um den Wasserstand niedrig zu halten. So verhält es sich auch mit Ihrem Körper. Am Anfang sollten Sie öfter längere Diäten machen, um den Giftstoffpegel in Ihrem Körper zu senken. Danach können Sie die Abstände zwischen den Diäten vergrößern; das reicht dann völlig aus, um den Pegel niedrig zu halten.

Ich würde vorschlagen, daß Sie während des ersten Jahres alle drei Monate eine mindestens zehntägige Mono-Diät machen, also vier pro Jahr. Bei zweien sollten Sie nur Säfte (sowohl Obst- als auch Gemüsesäfte) und Früchte zu sich nehmen, bei zweien nur Rohkost (Früchte, Gemüse, Säfte aus beidem und Salate). Zwischen diesen Diäten sollten Sie noch jede Woche mindestens zwei Tage lang (entweder nacheinander oder zweimal je einen Tag) eine Mono-Diät machen.

Es wäre natürlich ideal, wenn Sie diesen Mono-Diät-Rhythmus nach dem ersten Jahr für den Rest Ihres Lebens beibehalten könnten, um sicherzustellen, daß der Giftstoffpegel nie außer Kontrolle gerät und Ihre Lymphknoten nie anschwellen, doch als Vorbeugungsprogramm genügt die Hälfte. Das wären dann zwei zehntägige Mono-Diäten im Jahr und mindestens ein Tag pro Woche.

Lassen Sie mich noch einmal in aller Deutlichkeit sagen: *Sie können gar nicht zu viele Mono-Diäten machen!* Je mehr Sie machen, desto gesünder werden Sie, und desto geringer wird die Wahrscheinlichkeit, daß Sie Brustkrebs oder eine andere Krankheit bekommen. Auf der anderen Seite ist es natürlich möglich, zu wenig Mono-Diäten auf den Speiseplan zu setzen. Deshalb müssen Sie herausfinden, in welchem Zustand Sie sich am wohlsten fühlen und wie groß Ihre Motivation ist. Mit der Zeit werden Sie wissen, was das Richtige für Sie ist und wie oft Sie eine Mono-Diät machen müssen, um Ihrer persönlichen Lebensweise gerecht zu werden – vor allem dann, wenn Sie entdeckt haben, wie wohl Sie sich nach in regelmäßigen Abständen durchgeführten Mono-Diäten fühlen.

Eine Mono-Diät erlaubt es Ihrem Körper, sich zu reinigen. Sie reinigen und verjüngen Ihr Lymphsystem und beugen Krankheit vor. Bitte begehen Sie nicht den Fehler, das Thema Mono-Diäten auf die leichte Schulter zu nehmen oder das Ausmaß ihres Anteils an der Verhinderung von Brustkrebs zu unterschätzen. Sie können Ihnen die Angst nehmen, ein Opfer der Brustkrebsstatistik zu werden.

Bedenkt man, welche Verheerungen Brustkrebs im Leben so vieler Menschen angerichtet hat und welche verwirrenden Charakteristika er aufweist, dann könnte ich verstehen, wenn Ihre erste Reaktion in etwa so aussähe: »Ja, klar, indem man möglichst oft Früchte und Gemüse ißt, kann man einer so grauenhaften und häufig auftretenden Krankheit wie Brustkrebs vorbeugen!« Wäre es denn so schlimm, wenn die Lösung viel einfacher und unkomplizierter wäre, als man Sie glauben machte? Würden Sie einer Methode mehr Vertrauen schenken, die viel komplizierter, teurer und schwerer durchzuführen ist?

In Kapitel 1 habe ich Ihnen von der Frau erzählt, die mich nach der Entdeckung eines walnußgroßen Knotens in ihrer Brust aus dem Krankenhaus anrief. Sie konnte sich von ihm befreien, indem sie Mono-Diäten machte! Die Mono-Diäten haben ihr das Leben gerettet.

Für die meisten von Ihnen wird eine Mono-Diät eine völlig neue Erfahrung sein. Vielleicht sollten Sie einfach einmal ausprobieren – und sei es aus purer Neugier –, was Sie bisher verpaßt haben (wie Sie hinterher vielleicht denken werden). Danach werden Sie Ihren Körper mit Sicherheit besser verstehen. Wenn Sie ein Auto, einen Videorecorder oder einen Fotoapparat kaufen, lesen Sie dann nicht auch die Bedienungsanleitung durch, damit Sie soviel wie möglich über die Eigenschaften des gekauften Gerätes erfahren und sie optimal nutzen können? Es wäre großartig, wenn unser Körper auch mit einer Bedienungsanleitung ausgestattet worden wäre, aber dies ist leider nicht der Fall. Trotzdem: Wollen Sie nicht auch alles über seine Eigenschaften und Fähigkeiten erfahren, damit Sie ihn optimal nutzen können und nichts versäumen? Nun haben Sie die Möglichkeit, etwas Vielversprechendes auszuprobieren, das Sie bisher aus verschiedenen Gründen nicht kannten. Jetzt ist Ihre Chance gekommen, einen Teil von sich selbst zu erkunden, den Sie bisher nicht kannten.

Wenn Sie ein Fax oder einen Computer besitzen, haben Sie sich vielleicht schon einmal Gedanken darüber gemacht, wie sehr diese Geräte unser Leben verändert haben. Sicher kennen Sie Sätze wie »Ich weiß nicht, wie mein Büro ohne Fax auskommen konnte!« oder »Wie bin ich früher nur ohne Computer ausgekommen?«. Dies sind natürlich Feststellungen von Menschen, die sich auf solche modernen Wunder der Technik verlassen müssen. Stellen Sie sich einmal vor, wie Sie sich fühlen würden, wenn diese Geräte, die Ihnen soviel Zeit und Arbeit erspart haben, plötzlich nicht mehr da wären oder nicht mehr funktionierten! Es wäre ein schmerzlicher Verlust für Sie.

Ein altbekanntes Phänomen: Wenn man einen bestimmten Gegenstand nicht hat und deshalb nicht weiß, welche immensen Vorteile er einem bringen könnte, ist das nicht so schlimm. Doch etwas zu verlieren, das man besitzt und benutzt, ist unerträglich. Genauso ist es mit den Mono-Diäten. Wenn Sie nicht wissen, was Ihnen entgeht, dann wissen Sie es eben nicht, Punkt. Vermutlich suchen Sie dann weiterhin nach der perfekten, einfachen Lösung, die nicht eine Umstellung Ihrer gesamten Lebensweise erfordert und trotzdem wirkungsvoll ist.

Wenn Sie jedoch erst einmal am eigenen Leib erfahren haben, wie regelmäßige Mono-Diäten Ihre Gesundheit und damit auch Ihr Leben verändern können, wollen Sie sie bestimmt nicht mehr missen. Die Tatsache, daß diese Diäten einfach, billig und Ihren Wünschen entsprechend variierbar sind, soll Sie nicht davon abhalten, sie einmal auszuprobieren. Sie können dem

Krebs nur dann vorbeugen, wenn Ihre Lebensweise ihn nicht fördert.

Regelmäßige und gewissenhafte Mono-Diäten sind die Lösung, nach der so viele Menschen suchen, um den Kampf zu gewinnen. Sie sind ein Geschenk, eine Gnade, und wenn Sie sie erst einmal ausprobiert haben, werden Sie den Tag zum Feiertag erheben, an dem sie in Ihr Leben getreten sind.

Kapitel 12
CARE-Grundsatz 2: *Stufenweise Reduzierung von tierischen Produkten*

Abgesehen davon, daß die Reinigung des Körpers durch regelmäßige Mono-Diäten bei der Brustkrebsvorbeugung hilft, hat sie auch noch unzählige andere Vorteile, die Sie bald kennenlernen werden, wenn Sie mit ihnen etwas vertrauter geworden sind. Eine der weniger offensichtlichen Begleiterscheinungen dieser inneren Reinigung besteht darin, daß der Körper automatisch (das ist seine natürliche Neigung) weniger Verlangen nach jenen Nahrungsmitteln hat, die die meisten giftigen Abfallstoffe enthalten, wesentlich zu seiner »Verschmutzung« beitragen und am meisten Energie zur Verdauung benötigen.

Wie Sie sicher bereits erraten haben, handelt es sich bei den Nahrungsmitteln, auf die diese Beschreibung am besten paßt, um Tierprodukte. Wenn man bedenkt, wieviel Fett, Cholesterin, Hormone, Pestizide, Antibiotika und andere chemisch-pharmazeutische Giftstoffe, Harnsäure und Zersetzungsstoffe von Bakterien sowie Umweltgifte in ihnen enthalten sind, kann man sich kaum Nahrungsmittel vorstellen, die mehr zur Vergiftung des Körpers mit schädlichen Stoffen beitragen als Tierprodukte. Tierische Produkte sind für den Körper unter anderem auch wegen ihrer komplizierten Zusammensetzung am schwierigsten zu verarbeiten. Deshalb verbraucht er bei ihrer Verdauung mehr Energie als bei allen anderen Lebensmitteln. Außerdem enthalten Tierprodukte keine Ballaststoffe und werden mit allen schwerwiegenden Krankheiten in Verbindung gebracht, die

die Bevölkerung heimsuchen. Sie haben also mehr als einen Grund, den Verbrauch dieser Produkte zu reduzieren. Die meisten Menschen wissen längst, daß Tierprodukte nicht länger als die »tollen« Lebensmittel gelten, als die sie einmal gepriesen wurden, und Experten aus der ganzen Welt inzwischen zu einer Ernährung raten, in der sie keine so entscheidende Rolle mehr spielen wie früher. Trotzdem existiert in so manchem Hinterkopf immer noch der Gedanke, daß Eiweiß wichtig sei und eben aus Fleisch oder anderen Tierprodukten bezogen werden müsse.

Bevor ich Ihnen nun eine einfache, angenehme, leicht durchführbare Vorgehensweise zeige, mit deren Hilfe Sie die Tierprodukte auf Ihrem Speiseplan reduzieren können, möchte ich Sie mit dem notwendigen Hintergrundwissen versorgen, damit Sie nachvollziehen können, warum Sie diese relativ ungesunden Nahrungsmittel überhaupt so schätzen.

Die aktuellen Gesundheitsstatistiken der USA sind das traurige Ergebnis einer von den Industrien (die von Ihrer Unwissenheit profitieren) initiierten und gesteuerten Strategie. Jahrzehntelang wurden wir mit einer wahren Flut einseitiger Informationen bombardiert, die die Vorzüge einer auf Tierprodukten basierenden Ernährung herausstrichen – den sogenannten »vier grundlegenden Nahrungsmittelgruppen«, die sich rein zufällig zur Hälfte aus Tierprodukten zusammensetzen. Der Gewinn stand hier im Vordergrund, nicht die Gesundheit.

Interessanterweise läßt sich die Einstellung, Tiere seien für uns die beste Eiweißquelle, auf Experimente mit Nagetieren zurückführen. Man entdeckte, daß sich Ratten mit einer Ernährung, die Tierprodukte beinhaltete, besser entwickelten als mit einer Ernährung, die auf Pflanzen basierte.[244] Aus diesen Experimenten mit Ratten schlossen die Forscher, daß tierisches Eiweiß besser als pflanzliches sei – auch für die Menschen! Einen solchen Vergleich anzustellen heißt, mit einem Sprung über den Grand Cañon hinwegsetzen zu wollen – physiologisch und anatomisch gesehen unterscheiden wir uns doch sehr von Ratten.

Die Fleisch- und Milchproduktindustrie griff die Ergebnisse dieser Experimente begierig auf und schlachtete sie gründlich aus. Später stellte sich dann allerdings heraus, daß diese Studien nicht auf den Menschen übertragbar waren. Ein solcher Analogieschluß war sogar geradezu lächerlich, da Ratten eine viel komplexere Eiweißquelle – wie eben Fleisch – brauchen und ihr Aminosäurebedarf völlig anders ist als der des Menschen. Doch es war bereits zu spät. Ein Mythos war geboren, und die Industrie tat alles, um ihn nicht sterben zu lassen.

1923 veröffentlichte das »Amerikanische Landwirtschaftsministerium« (»United States Department of Agriculture«, USDA) die »Gruppe der zwölf Hauptnahrungsmittel«, die in einem Kreis dargestellt war. Seltsamerweise wurden diese zwölf in vier Kreissegmente aufgeteilt; in jedem Segment befanden sich Nahrungsmittel aus den einzelnen Gruppen, und zwar so aufgeteilt, daß sie verschiedenen Einkommensschichten zugeteilt wurden.[245] Einkommensschwächere konnten ihr Eiweiß aus Hülsenfrüchten (Bohnen, Linsen, Erbsen) und Nüssen beziehen, Wohlhabendere, die sich teurere Eiweißquellen leisten konnten, aus Fleisch. Tierprodukte wurden zu einem »Prestigenahrungsmittel« beziehungsweise einem »elitären Lebensmittel«, waren also vorzugsweise für die Oberschicht gedacht. Nirgendwo – und das ist leider längst vergessen – wurde darauf hingewiesen, daß tierisches Eiweiß pflanzlichem überlegen sei, sondern nur darauf, daß es teurer sei!

Die »zwölf Hauptnahrungsmittel« waren bis 1941 gültig; dann kam die »Kommission für Lebensmittel und Ernährung des Nationalen Forschungsverbandes« (»Food and Nutrition Board of the National Research Council«) zu dem Schluß, zwölf seien zu unhandlich und zu schwierig im Gedächtnis zu behalten, und reduzierte sie auf sieben. Hülsenfrüchte und Nüsse landeten nun in der gleichen Gruppe wie Fleisch, Geflügel, Fisch und

Eier. 1940 starteten der »Nationale Eier- und Geflügelausschuß« (»National Egg Board«), die »Vereinigung der Milchproduktehersteller« (»Dairy Council«) und der »Nationale Ausschuß der Viehzüchter- und Fleischlieferanten« (»National Lifestock and Meat Board«) einen regelrechten Feldzug, in dem sie das »ideale« Eiweiß aus Tierprodukten anpriesen.

1960 wurde die heute berühmte (und berüchtigte) Gruppe der vier Hauptnahrungsmittel zum vorherrschenden Ernährungsmodell in den USA erklärt. Früchte und Gemüse, die eigentlich einzelne Fraktionen hätten bilden können, wurden in einen Topf geworfen, und tierische Produkte, die man gut in einer Gruppe hätte zusammenfassen können, wurden auf mehrere verteilt. Hülsenfrüchte und Nüsse wurden nicht mehr einzeln erwähnt, sondern nur noch als Eiweißquelle angegeben! Da war die Stunde der Tierprodukte gekommen; sie stellten 50 % des empfohlenen täglichen Nahrungmittelbedarfs und wurden so hervorgehoben, als wären sie genauso wichtig wie alles andere zusammen. Die Fleisch- und Milchproduktindustrie schwebte im Nirwana.

Ironischerweise deckte genau zu diesem Zeitpunkt ausgerechnet eine Studie, die von der Vereinigung der Milchprodukthersteller finanziert wurde, die Verbindung zwischen einem erhöhten Cholesterinspiegel im Blut und Milcheiweiß auf. Weitere Studien bestätigten dies und wiesen darauf hin, daß durch einen erhöhten Blutzuckerspiegel das Risiko steige, eine Herzkrankheit zu bekommen. Zur gleichen Zeit, als die Industrie für ihre Milchprodukte die Werbetrommel rührte, sickerte langsam die Erkenntnis durch, daß sie wohl doch nicht so segensreich waren, wie behauptet wurde.

In den 50er Jahren wurden unerwartet weitere Nachweise für eine Verbindung zwischen Herzkrankheiten und dem Konsum von Tierprodukten erbracht. Während des Koreakrieges obduzierte man gefallene koreanische und amerikanische Soldaten. 77 % der Amerikaner hatten aufgrund ihres hohen Konsums

von Tierprodukten bereits verengte Blutgefäße durch arteriosklerotische Ablagerungen. Bei den gleichaltrigen koreanischen Soldaten, deren Ernährung traditionell wesentlich weniger Tierprodukte, dafür aber mehr Gemüse und Getreideprodukte enthielt, wurde in den Arterien nichts dergleichen entdeckt.[246]
Ebenfalls zu dieser Zeit belegten Untersuchungen, daß – wir haben schon darüber gesprochen – bei Japanern, die in die USA übergesiedelt waren und eine westliche Ernährungsweise mit vielen Tierprodukten übernommen hatten, die Quote der Herzkrankheiten wesentlich höher lag als bei nicht emigrierten Japanern, die bei ihrer fett- und cholesterinarmen Nahrung geblieben waren. In den frühen 60er Jahren wurde offensichtlich, daß mit der Gruppe der vier empfohlenen Hauptnahrungsmittel etwas nicht stimmen konnte.

Als immer mehr Forschungsergebnisse die Schädlichkeit von Tierprodukten zweifelsfrei bewiesen, verstärkte die Fleisch- und Milchproduktindustrie ihre Bemühungen, um den Konsum ihrer Erzeugnisse zu fördern. Ab 1970 wurde das immer schwieriger, da sich die gegenteiligen Erkenntnisse häuften. Im »Komitee für Ernährungs- und Lebensgewohnheiten« des US-Senats kamen viele renommierte Wissenschaftler zusammen. Ihre Empfehlungen spiegelten die offensichtliche Verbindung zwischen der amerikanischen Ernährungsweise und verschiedenen Krankheiten wider. Die von ihnen empfohlene alternative Ernährung basierte weniger auf Tier- denn auf Pflanzenprodukten. Dies war die erste offizielle Stellungnahme, in der klar ausgesprochen wurde, daß man seine Gesundheit durch eine Verminderung des Fleischkonsums erheblich verbessern könne!

1977 wurde eine Fortsetzung des Berichtes dieser Kommission mit dem Titel »Neuorientierung der Ernährung in den Vereinigten Staaten notwendig« veröffentlicht, in dem hervorgehoben wurde, daß die Ernährung in den USA sich ändern und der Konsum von Tierprodukten eingeschränkt werden müsse. Die Fleisch-, Ei- und Milchproduktindustrien taten sich daraufhin zusammen und bildeten eine mächtige »Cholesterinlobby«, die schließlich durchsetzte, daß in dem Bericht der Originalsatz »Essen Sie weniger Fleisch« in »Essen Sie mageres Fleisch« geändert wurde.[247] Im Originaltext wurde den Amerikanern bereits Mitte der 70er Jahre geraten, weniger Fleisch zu essen, doch die Fleisch- und Milchproduktindustrie übte so erfolgreich Druck auf den Gesetzgeber aus, daß Ihnen dies vorenthalten wurde! Ist das nicht nett?

In den 80er Jahren schien es zunächst ebenfalls Fortschritte bezüglich einer Veränderung der Ernährungsweise der Amerikaner zu geben, genau wie in den 70ern. Noch mehr offizielle Empfehlungen wurden zur Aufklärung der Öffentlichkeit herausgegeben, in denen betont wurde, wie wichtig es sei, Nahrungsmittel, die (wie Tierprodukte) reich an gesättigten Fetten und Cholesterin seien, auf ein Minimum zu reduzieren. Doch genau in dem Moment, als endlich alles ins Lot zu kommen schien, brach die Katastrophe herein. Ein Umschwung in der Politik bedeutete beinahe das Aus für die Ernährungsreform.

Die mächtigen Nahrungsmittelindustrien gewannen 1984 zusammen mit dem neu gewählten Präsidenten. In den folgenden Jahren wurden alle Bemühungen zur Aufklärung der Bevölkerung in Sachen Ernährung erfolgreich vereitelt. Um es mit den Worten von Michael Jacobson, dem Leiter des »Öffentlichen Zentrums für Wissenschaft« (»Center for Science in the Public Interest«), zu sagen: »Nachdem Ronald Reagan zum Präsidenten gewählt worden war, fiel das Landwirtschaftsministerium, die verantwortliche Behörde für Aufklärung in Ernährungsfragen, praktisch in die Hände der Fleischindustrie.«[248]

Reagans Landwirtschaftsminister war früher Schweinezüchter und dessen Stellvertreter acht Jahre lang Präsident der »Amerikanischen Gesellschaft für Fleischerzeugnisse« (»American Meat Institute«) gewesen. Einer der Ministerialdirektoren war Leiter des »Verbandes der Rinderzüchter« (»National Cattle-

men's Association«), und der Leiter der »Abteilung für Landver-
teilung« (»Bureau of Land Management«), jener Organisation,
die darüber zu entscheiden hat, wieviel staatseigenes Land für
Viehzucht verwendet wird, war ein Rinderzüchter aus Colorado. Es wurde keine Zeit vertan, um alle Fortschritte, die in der
Erweiterung unseres Wissens über Ernährung und Gesundheit
erzielt worden waren, rückgängig zu machen. Andersdenkende
Ernährungswissenschaftler waren zum Schweigen verdammt
oder wurden entlassen.

Obwohl die 80er Jahre einer Aufklärung der Öffentlichkeit in
Sachen Ernährung also nicht eben förderlich waren, gab es
doch gegen Ende des Jahrzehnts einige Lichtblicke wie den
»Bericht über Ernährung und Gesundheit« des Stabsarztes der
Armee, einen weiteren der »Nationalen Akademie der Wissenschaften«, Stellungnahmen der verschiedenen Herz- und
Krebsgesellschaften sowie Forderungen von anderen Gesund-
heitsorganisationen. Alle beschworen die amerikanische Bevölkerung förmlich, ihren Konsum von fett- und cholesterin-
haltigen Lebensmitteln – vor allem von Tierprodukten – einzuschränken.

Nun befinden wir uns also in den 90er Jahren, an der Schwelle
zum 21. Jahrhundert. Das Jahr 2000 ist nur noch einen winzigen Schritt entfernt. Wo stehen wir heute in bezug auf die
»Gruppe der vier Hauptnahrungsmittel«? Wo steht die amerikanische Regierung? Hilft sie der Bevölkerung, oder ist sie dabei,
vor der Industrie zu kapitulieren? Heutzutage gibt es kaum
noch jemanden, der sich der Gefahren, die vom Fleischkonsum
ausgehen, nicht bewußt ist. Haben Sie schon einmal eine To-
desanzeige gelesen, in der an einen Menschen erinnert wurde,
der an zu wenig Fett- und Cholesterinablagerungen in seinen
Arterien gestorben ist?

Vor kurzem ist eine scharfe Kontroverse um die Gruppe der
vier Hauptnahrungsmittel entflammt. 1991 wurde ein seit
25 Jahren andauerndes Geschachere und Gefeilsche endlich

durch den Beschluß des Landwirtschaftsministeriums beendet, die in einem Kreis dargestellte Vierergruppe durch die sogenannte »Pyramide der richtigen Ernährung« zu ersetzen. Obwohl sich die tatsächlich empfohlene Menge der Nahrungsmittel aus jeder Gruppe nicht geändert hat, ist die Bedeutung der einzelnen Lebensmittel aufgrund der neuen Darstellung als Pyramide wesentlich besser erkennbar. Die größte Fläche – die Basis – beinhaltet nun jene Nahrungsmittel, von denen wir laut Empfehlungen am meisten konsumieren sollen.

Die schädlichen Produkte nehmen nicht mehr 50 % der Fläche ein. Sie sehen, daß die durchschnittliche Menge von Tierprodukten, die empfohlen wird, bei fünf Anteilen pro Tag liegt, die durchschnittliche Menge von Früchten, Gemüse und Getreideprodukten bei 15 – das ist dreimal soviel. Man kann also erkennen, daß die Kreisdarstellung, die optisch den Eindruck vermittelt hatte, es sollten genauso viele Tierprodukte wie die anderen Produkte zusammengenommen konsumiert werden, völlig

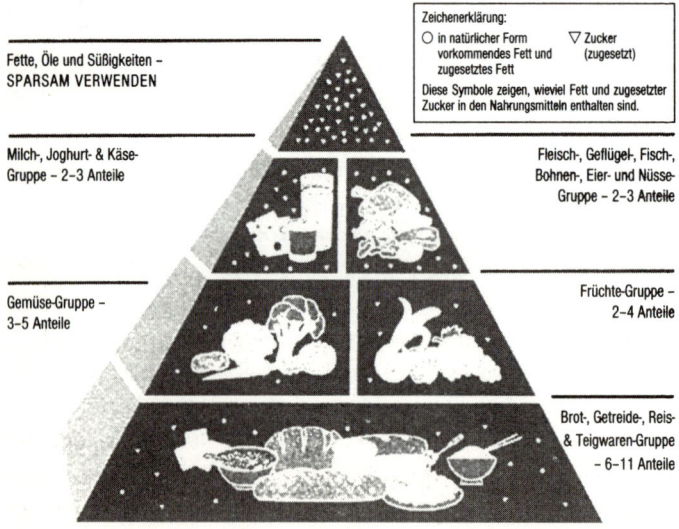

Zeichenerklärung:
○ in natürlicher Form vorkommendes Fett und zugesetztes Fett   ▽ Zucker (zugesetzt)

Diese Symbole zeigen, wieviel Fett und zugesetzter Zucker in den Nahrungsmitteln enthalten sind.

Fette, Öle und Süßigkeiten – SPARSAM VERWENDEN

Milch-, Joghurt- & Käse-Gruppe – 2–3 Anteile

Fleisch-, Geflügel-, Fisch-, Bohnen-, Eier- und Nüsse-Gruppe – 2–3 Anteile

Gemüse-Gruppe – 3–5 Anteile

Früchte-Gruppe – 2–4 Anteile

Brot-, Getreide-, Reis- & Teigwaren-Gruppe – 6–11 Anteile

irreführend war. Dieser falsche Eindruck wurde durch die Darstellung als Pyramide auf geniale Weise korrigiert.

Die Nahrungsmittel, von denen wir am meisten zu uns nehmen sollen – Getreideprodukte und Hülsenfrüchte –, befinden sich in der breiten Grundfläche. Dann, in mengenmäßig absteigender Folge, folgen Früchte und Gemüse, weiter Tierprodukte und anschließend die Fette, die mit dem Zusatz, sie sollten sparsam verwendet werden, an der Spitze der Pyramide stehen. Brillant!

Doch wenige Tage, bevor die Pyramide veröffentlicht werden sollte, zog Landwirtschaftsminister Edward R. Madigan sie aus heiterem Himmel aus dem Verkehr. »Warum denn nur?« werden Sie jetzt fragen. Kurz vor der geplanten Veröffentlichung der Pyramide führte Mr. Madigan ein privates Gespräch mit Ausschußmitgliedern des Verbandes der Rinderzüchter. Einige Tage später erhielt er einen Brief der »Amerikanischen Gesellschaft für Fleischerzeugnisse«; dann beschwerte sich der »Dachverband der nationalen Milchproduzenten« (»National Milk Producers Federation«), die Milchprodukte stünden in der Pyramide zu nahe bei den Fetten. Tja, und dann war die Pyramide plötzlich weg vom Fenster.[249] Das »Zentrum für Wissenschaft« im Dienste der Öffentlichkeit publizierte eine Stellungnahme, in der es hieß: »Das Landwirtschaftsministerium ist genau das, was der Name besagt – das Ministerium für die Landwirtschaft. Es stellt immer wieder die Interessen der Fleisch-, Eier- und Milchproduktindustrie über die Gesundheit der Bevölkerung.«[250]

Die höchst fadenscheinige Begründung von Mr. Madigan, weshalb er die Pyramide zurückgehalten habe, kann man nur als »Salz in offene Wunden streuen« bezeichnen. Es sei »noch nicht getestet worden, ob sie auch für Kinder gilt«[251]. Das war ihm kurz vor dem Veröffentlichungsdatum eingefallen, nachdem die Pyramide drei Jahre lang getestet worden war? Mr. Madigan hätte wahrscheinlich weniger Unglauben geerntet, wenn er behauptet hätte, Außerirdische wären in sein Schlafzimmer gekommen und hätten gedroht, daß sie die Erde zerstören würden, sollte die Pyramide veröffentlicht werden!

Doch glücklicherweise trat dann einer jener seltenen, aber willkommenen Fälle ein, in denen der Konsument den Sieg davonträgt. Auf Druck der aufgebrachten Gesundheits- und Ernährungsgesellschaften wurde die Pyramide 1992 wieder aus der Schublade gezogen, um den völlig veralteten Kreis der vier Hauptnahrungsmittel zu ersetzen. Die Leiterin der Ernährungsabteilung des »Öffentlichen Zentrums für Wissenschaft« resümierte treffend, diese Entscheidung »zeigt, daß wenigstens manchmal die Bevölkerung gewinnt«[252]. Mit der Wahrheit ist das so eine Sache – sie verschwindet nicht einfach. Man kann auf ihr herumtrampeln, sie mißbrauchen, verdrehen, korrumpieren oder begraben, doch wie ein Luftballon, der unter Wasser gedrückt und dann losgelassen wird, kommt sie immer wieder ans Tageslicht. Auch in diesem Fall kann die Wahrheit weder bestritten noch verleugnet werden. Ungeachtet der selbstsüchtigen, profitorientierten Werbung der Industrien *müssen* wir anfangen, unseren Konsum von Tierprodukten einzuschränken, und zwar noch aus vielen anderen Gründen als dem, daß dadurch gegen Brustkrebs vorgebeugt werden kann.

Zweifellos wissen viele Menschen, daß sie weniger von diesen Nahrungsmitteln zu sich nehmen sollten, und viele wollen das auch tun. Aber sie wissen nicht, wie sie es bewerkstelligen sollen, ohne auf den Genuß am Essen verzichten oder ihr ganzes Leben umkrempeln zu müssen. Der Grundsatz, um den sich dieses Kapitel dreht, zeigt wie. Er erklärt Ihnen, wie Sie Ihr Eßverhalten Schritt für Schritt und auf eine vernünftige Art ändern können. Es handelt sich dabei nicht um eine jener unbestimmten Empfehlungen wie »Schränken Sie den Verbrauch ein«, sondern um einen konkreten Plan, wie Sie vorgehen sollen. Dieser Plan zeigt Ihnen, wie Sie den Konsum Tag für Tag systematisch reduzieren und sich dabei trotzdem wohl fühlen können. Sie werden nicht das Gefühl haben, auf etwas verzichten zu müssen.

Der Fehler, den die meisten Menschen begehen, wenn sie eingefleischte Verhaltensmuster ändern möchten, besteht darin, daß sie nach dem Alles-oder-Nichts-Prinzip vorgehen. Sie sagen sich: »Okay, ich esse diese Sachen einfach nicht mehr.« Doch wenn die Gewohnheiten zu fest verankert sind, als daß man sie von einer Sekunde auf die andere aufgeben könnte, ist man schnell frustriert und fühlt sich als Schwächling oder Versager. Mit Hilfe dieses zweiten Grundsatzes lernen Sie, daß der Schlüssel zu einer erfolgreichen Entgiftung in der schrittweisen Reduzierung jener Tierprodukte, an die Sie gewöhnt sind, liegt. Sie werden danach in der Lage sein, Tierprodukte in einem vernünftigen Maß zu konsumieren und gesund zu bleiben, da Sie deren schädliche Auswirkungen durch Ihre neue Lebensweise auffangen können. Gleichzeitig werden Sie Ihr Ziel verwirklichen: nämlich Ihren Körper so zu entlasten, daß er genügend Energie zur Verfügung hat, um sich zu reinigen und zu verjüngen.

Noch einmal: Bitte denken Sie immer daran, daß diese neuen Methoden, die Sie nun kennenlernen werden, Richtlinien sind, keine Vorschriften. Ich wiederhole dies nur deshalb so oft, weil die meisten Menschen offenbar dazu neigen, sich als Versager zu fühlen, wenn sie diese Richtlinien nicht einhalten können. Dadurch setzen sie sich unnötig unter Druck, und das führt zu nichts. Das kann ich gar nicht genug betonen. Es ist unmöglich für mich, alle Faktoren, Lebensumstände und persönliche Neigungen jedes einzelnen in einem einzigen Buch zu berücksichtigen. Also stellen diese Richtlinien eine Art »Vorschlagspool« dar, aus dem sich jeder seinen persönlichen Bedürfnissen entsprechend bedienen kann.

In der folgenden Grafik ist die größte Fläche A auf beiden Seiten von den Flächen B und C eingefaßt, die zwar gleich groß, aber viel kleiner als A sind. Auf diese Weise läßt sich recht gut

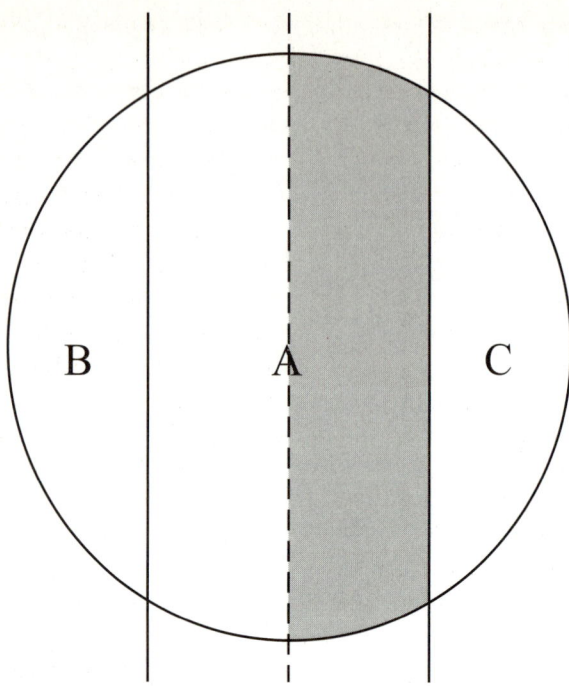

darstellen, bis zu welchem Grad bestimmte Gewohnheiten ausgeprägt sind. Soll zum Beispiel illustriert werden, wie oft Menschen Sport treiben, dann stellt die mit A markierte Fläche die Zahl jener dar, die gelegentlich sportlich aktiv sind. Die mit B markierte Fläche steht für die, die jeden Tag Sport machen, und die mit C markierte für die, die nie Sport betreiben.

In unserem Fall soll mit Hilfe der Grafik gezeigt werden, wer wie viele Tierprodukte ißt. Die größte Fläche, A, stellt den Prozentsatz der Menschen dar, die *täglich* Tierprodukte zu sich nehmen, B den Prozentsatz derer, die *bei jeder Mahlzeit* tierische Produkte verzehren, und C den Prozentsatz derer, die *nie* Tierprodukte essen.

Die Flächen B und C überschneiden sich nie. Entweder ißt man bei jeder Mahlzeit Tierprodukte, oder man ißt überhaupt keine. Fläche A jedoch deckt bezüglich der Menge verzehrter Tierprodukte einen weiten, variierenden Bereich ab. Um den Konsum von Tierprodukten so weit einzuschränken, daß die Reinheit des Körperinneren gewährleistet ist, Ihre Lymphknoten vor dem Anschwellen bewahrt werden, Sie einen hohen Energiepegel beibehalten und sich einen optimalen Gesundheitszustand sichern – und damit auch gegen Brustkrebs vorbeugen –, sollten Sie sich in bezug auf die konsumierte Menge von Tierprodukten an der schattierten Hälfte von A, die durch eine gestrichelte Linie abgetrennt ist und sich näher bei C befindet, orientieren. Konzentrieren Sie sich auf diesen Bereich. Je näher Sie der Fläche C kommen, desto geringer ist Ihr Konsum, je näher Sie an der gestrichelten Linie liegen, desto höher ist er.

Um sich Ihrem Ziel – innerhalb der schraffierten Fläche in Richtung C zu wandern – anzunähern, sollten Sie drei einfache, allgemeine Grundgedanken befolgen. Ich möchte noch einmal betonen, daß es sich auch hier um *allgemeine Richtlinien* handelt. Wenn ich mich im folgenden auf Fleischprodukte beziehe, meine ich damit Fleisch, Geflügel, Fisch und Eier; Milchprodukte stehen für sämtliche Milchprodukte von Milch über Käse bis hin zu Joghurt.

● Versuchen Sie, *keine Fleischprodukte und/oder Milchprodukte zum Frühstück* zu essen.

● Versuchen Sie, *höchstens einmal am Tag Fleischprodukte* zu essen. Das gleiche gilt für Milchprodukte. (Gelegentlich werden Sie beides mehr als einmal am Tag zu sich nehmen – aber noch einmal: Ich spreche hier von generellen Richtlinien. Setzen Sie sich das Ziel, keines dieser Produkte mehr als einmal pro Tag zu sich zu nehmen.)

● Sie sollten *an bestimmten Tagen,* die Sie selbst festlegen, *weder Fleisch- noch Milchprodukte* essen.

Das ist äußerst wichtig. Der Körper braucht ab und zu eine Pause, in der er nicht seine Energie dafür verwenden muß, Tierprodukte zu verdauen. Ich kenne Leute, die nur jeden zweiten Tag tierische Produkte essen. Sie haben nicht das Gefühl, auf etwas verzichten zu müssen, und erfreuen sich einer außerordentlich guten Gesundheit. Eine kleine Ausnahme an den Tagen ohne Tierprodukte ist erlaubt: Man kann an Kartoffeln oder Gemüse etwas Butter geben, auch beim Kochen darf man ein wenig Butter verwenden. Diese kleine Abweichung tut niemandem weh. Aber verwenden Sie um Himmels willen Butter statt Margarine, denn diese ist nichts anderes als künstlich hergestelltes Fett und wurde mit einer eklatanten Erhöhung des Risikos, Brustkrebs zu bekommen, in Verbindung gebracht.[253] Butter ist wenigstens echt.

Sie werden Ihren Konsum von Tierprodukten leichter einschränken können, je mehr Sie sich an diese drei Ratschläge halten und sie anwenden. Wenn Sie sie erfolgreich in die Tat umsetzen wollen, müssen Sie aber auch verstehen, *warum* sie so relevant sind. Ich habe Ihnen bereits vielfältige Gründe genannt, weshalb Sie weniger Tierprodukte essen sollten, wenn Sie sich um Ihren Körper kümmern wollen. Diese drei Ratschläge zu befolgen bedeutet, daß sie Ihnen für den Rest Ihres Lebens von Nutzen sein werden.

Tips wie diese kommen Ihnen vielleicht zu schlicht vor, als daß sie wichtig sein könnten und man das Lymphsystem entlasten und gegen Brustkrebs vorbeugen könnte, wenn man sie befolgt. Das Gegenteil ist der Fall. Wenn Sie sich daran halten und sie in Ihr Leben integrieren, werden sie in hohem Maße zum Erreichen Ihres Zieles – der Vorbeugung – beitragen.

Wir haben bereits gesehen, daß Körperausscheidungen ein Bestandteil des Reinigungsprozesses sind. Es handelt sich dabei um die Beseitigung von Abfallstoffen über Gedärme, Blase, Lunge und Haut. Da sie nicht ohne Energie funktionieren kann, hat Ihre Ernährungs- und Lebensweise einen enormen Einfluß darauf.

Wenn der Großteil der Nahrungsmittel, die Sie essen, behandelt, voller Chemikalien, schwerverdaulich, konzentriert, fett- und cholesterinreich, denaturiert, konserviert oder bestrahlt ist, können Sie hundertprozentig damit rechnen, daß die Beseitigung dieser Stoffe nicht glatt vonstatten geht. Allein das Aufspalten und Neutralisieren der schädlichen Bestandteile dieser Nahrungsmittel erfordert vom Körper zuviel Energie, und wenn Sie kein Löwe sind, der 20 Stunden am Tag schläft, wird Ihr Körper schlichtweg nicht imstande sein, die Abfall- und Giftstoffe aus den Nahrungsmitteln, die Sie zu sich nehmen, vollständig zu eliminieren. Natürlich, einen Teil wird er ausscheiden können, aber nicht alles, und eine komplette Beseitigung ist unbedingt notwendig – sie ist der Schlüssel für ein sauberes Lymphsystem und eine stabile Gesundheit.

Wenn Sie eine Verbesserung Ihrer Ernährungsweise erreichen wollen, müssen Sie jene Nahrungsmittel schrittweise von Ihrem Speiseplan streichen, die sich als schädlich erwiesen haben. Ich kann nur wiederholen: Je frischer und naturbelassener die Nahrungsmittel sind, desto besser. Sie sollten verarbeitete, chemisch behandelte und abgepackte Nahrungsmittel sowie Kaffee, Limonade, raffinierten Zucker und ähnliche Dinge auf ein Minimum beschränken. Sie kennen die Nahrungsmittel, die Ihnen nicht guttun. Darum geht es auch, wenn man von »in Maßen essen« spricht. Reduzieren Sie diese Nahrungsmittel, so gut es geht, auf ein Minimum. Das ist alles. Durch regelmäßige Mono-Diäten und eine Reduzierung der Tierprodukte sind Sie schon einen großen Schritt weiter. Gelegentliche Verfehlungen werden keine Probleme bringen, da Sie im großen und ganzen gesund leben.

Der weltberühmte Biochemiker und Forscher Dr. Paul Stitt sagte einmal: »Nicht unter dem Mikroskop wird ein Heilmittel für Krebs gefunden werden, sondern auf dem Teller.«[254] Je mehr Produkte aus dem Pflanzen- und je weniger Produkte aus dem Tierreich Sie essen, desto weniger wahrscheinlich ist es, daß Sie jemals Krebs bekommen.

Wenn es Ihnen sinnvoll erscheint, ab jetzt regelmäßig Mono-Diäten zu machen und den Konsum von Tierprodukten schrittweise zu reduzieren, wenn Sie bereit sind, die drei Grundsätze des CARE-Gesundheitsprogramms in Ihr Leben zu integrieren, dann entscheiden Sie sich damit für eine Ernährungsweise, die Ihrer Gesundheit förderlich ist. Viele Menschen ernähren sich bereits so (vielleicht haben auch Sie insgeheim schon immer wissen wollen, wie man eine stabile Gesundheit erreichen kann) und unterstützen ihre Gesundheit auf eine vernünftige, systematische und wirklich angenehme Art. Das CARE-Programm gibt Ihnen eine Anleitung an die Hand, mit der Sie gegen Brustkrebs vorbeugen können. Wir sprechen nicht über ein planloses Vorgehen, mit dem Sie mal einen Glückstreffer landen können, mal einen Fehlschlag erleben. Sie brauchen nicht darauf zu hoffen, daß es funktioniert, denn Sie werden vom ersten Augenblick an *wissen*, daß es klappt.

Diese drei Grundsätze werden Ihre Einstellung zu Ihrem Körper grundlegend ändern, weil Sie am eigenen Leib erfahren, über welche Möglichkeiten Sie verfügen, um ihm wieder Energie zu geben. Sie werden Zeuge, wie Sie mit Hilfe Ihrer Fähigkeiten und Ihres Verhaltens die tatsächlichen Ursachen von Brustkrebs beseitigen können (die Sie bislang vielleicht nicht einmal damit in Zusammenhang brachten). Als Belohnung werden Sie über eine bessere Gesundheit und mehr Energie verfügen, als Sie sich jemals hätten träumen lassen! Und das Wichtigste: Sie leben in dem Bewußtsein und in dem Vertrauen darauf, gegen Brustkrebs vorbeugen zu können.

Kapitel 13
CARE-Grundsatz 3:
Die Einstellung zählt

»Wenn wir uns wohl fühlen und glücklich sein wollen, muß nicht nur der Körper, sondern auch die Seele Frieden finden und von Harmonie erfüllt sein.«

Ernest Holmes, »The Science of Mind«

»Es ist bereits hinreichend bekannt, daß in einer unzuträglichen Atmosphäre die Selbstheilungsfähigkeiten drastisch reduziert sind – bei depressiven Menschen ist beispielsweise nicht nur die Immunabwehr geschwächt, sondern es vermindert sich auch die Fähigkeit der DNS, sich selbst zu reparieren.«

Dr. Deepak Chopra, »Die heilende Kraft«

»Viele Entscheidungen (unseres Verstandes) haben einen direkten Einfluß auf unseren Körper, ohne daß wir uns dessen bewußt sind. Der Körper antwortet bewußt oder unbewußt auf die Mitteilungen unseres Gehirns.«

Dr. Bernie S. Siegel,
»Love, Medicine and Miracles«

»Unsere Gedanken haben Einfluß auf unsere Gesundheit, unsere finanzielle Lage und auf die kleinste Kleinigkeit in unserem Leben.«

Dr. Wayne Dyer, »Wirkliche Wunder – wie
man scheinbar Unmögliches vollbringt«

»Wenn Sie einen perfekten Körper haben wollen, wachen Sie über Ihren Verstand.«

James Allen, »As A Man Thinketh«

»Was auch immer wir uns beim Gebet wünschen, wenn wir daran glauben, daß es in Erfüllung geht, dann geschieht es auch.«

Jesus Christus

»Alles, was wir sind, ist das Ergebnis dessen, was wir gedacht haben.«

Buddha

Die Versuchung war groß, die Liste der Zitate endlos zu erweitern und ein eigenes Kapitel daraus zu machen – so viel wurde im Lauf der Zeit über die enge Verflechtung von Körper und Geist bzw. Gehirn geschrieben. Wenn wir in diesem Zusammenhang vom Gehirn sprechen, beziehen wir uns auf zwei Teile: jenen, über den wir etwas wissen, und jenen, über den wir nichts wissen. Das Gehirn ist so unergründlich wie das Universum.

Unser tatsächliches Wissen über das Gehirn ist verschwindend gering; es gleicht einem Sandkorn an einem großen Strand. Trotzdem deutet schon dieses bißchen Wissen auf außerordentliche und mächtige Kräfte hin – Kräfte, die wir nutzen können! Auf sie bezieht sich Norman Cousins, wenn er sagt: »Das Wachstum des menschlichen Gehirns ist etwas Aufregendes, in vielerlei Hinsicht vielleicht sogar das Aufregendste auf der ganzen Welt.«[255]

Haben Sie nicht auch schon Sätze gehört wie »Die Einstellung ist alles«, »Man ist, was man glaubt zu sein« oder »Unsere Gedanken können uns das Leben zur Hölle machen oder uns in den siebten Himmel versetzen«? Haben Sie nicht auch schon Sportler über Sieg und Niederlage sagen hören, das Entscheidende sei, daß »man ganz bei der Sache ist«?

Einer der berühmtesten Tennistrainer der Welt vertraute mir an, daß Tennisspielen zu 10% auf Talent beruhe und zu 90% auf der Einstellung. Tatsächlich hört man Tennisspieler vor einem Match häufig sagen: »Wenn ich ganz bei der Sache bin, dann gewinne ich.« Und nach einem verlorenen Match: »Ich war einfach nicht mit dem Kopf dabei.«

Vielleicht kennen Sie die Geschichte von der kleinen roten Lokomotive, die einen steilen Hügel hinaufschnaubt und immer wieder zu sich sagt: »Ich werde es schaffen, ich werde es schaffen!« Genau diese Einstellung versuchte auch Jesus, der Meister aller Lehrer, uns zu vermitteln, wenn er in allen möglichen Varianten immer wiederholte: »Es wird geschehen, wenn man fest daran glaubt.« Welche andere Mitteilung steckt hinter dieser Aussage, als daß man durch die Kraft seiner Gedanken, durch die richtige Einstellung wirklich alles erreichen kann, was man sich erträumt?

Unzählige Bücher wurden über den Einfluß unserer Gedanken und ihre Fähigkeit geschrieben, uns zu stärken oder zu schwächen, uns aufzurichten oder hinabzuziehen, uns gesund oder krank zu machen. Obwohl es mehr als genug Beweise dafür gibt, daß die innere Einstellung, sofern sie positiv ist, eine entscheidende Rolle für die Stabilität unserer Gesundheit und bei der Heilung unseres Körpers spielt, wurde kein anderer Bereich im Gesundheitswesen mehr mißachtet und vernachlässigt als dieser. Offenbar kommen alle möglichen Vorurteile mit ins Spiel, sobald man den Schritt vom Sichtbaren zum Unsichtbaren vollzieht.

Solange wir uns in der realen Welt bewegen, die man hören, berühren und verstehen kann, fühlen wir uns wohl. Doch sobald wir uns in die Welt des »Nicht-Sichtbaren« begeben, jenen Teil unseres Lebens, der nicht physisch präsent ist, gerät der Boden unter unseren Füßen mächtig ins Wanken. Sobald davon die Rede ist, daß unsere innere Einstellung eine entscheidende Rolle beim Genesungsprozeß spiele, regt sich allerorten Skepsis, als spräche man von Scharlatanerie oder ähnlichem Unsinn.

Dabei muß man nur die Bücher von Dr. Deepak Chopra, Dr. Wayne Dyer, Louise Hay, Dr. Bernie Siegel oder Ernest Holmes lesen, um zu begreifen, daß dieser »nicht sichtbare« Bereich des Lebens sehr wohl eine nähere Betrachtung wert ist. Sie berichten von bemerkenswerten Fällen der Selbstheilung – sogar bei aussichtslosen Fällen von Krebs –, die einzig und allein dadurch gelang, daß die Patienten positive, liebevolle, auf Heilung ausgerichtete Gedanken an ihren Körper gesandt haben.

Man weiß, daß es in der realen Welt Naturgesetze gibt, die einfach und logisch sind. Wenn man den Kern eines Pfirsichs in die Erde pflanzt, entsteht daraus ein Pfirsichbaum. Wenn man die Samen eines Dornbusches aussät, wird er keine Pfirsiche hervorbringen, sondern nur Dornen. Das ist so einfach und offensichtlich, daß manche Leser/innen jetzt vielleicht spöttisch einwenden: »Was Sie nicht sagen!« Doch nur wenige haben begriffen, daß diese Gesetze auch für die »Geisteswelt« gelten, und zwar genauso folgerichtig.

Unsere Gedanken sind wie Saatgut. Aus positiven Gedanken erwächst Positives, aus negativen Gedanken Negatives. Positive Gedanken werden nie etwas Negatives bewirken und negative Gedanken nie etwas Positives.

Obwohl viel zu viele Forscher im Bereich der Medizin schnell bei der Hand damit sind, die Rolle der inneren Einstellung bei Krankheiten herunterzuspielen, und lieber auf Medikamente vertrauen, gibt es doch unzählige wissenschaftliche Beweise für die erstaunliche Kraft der Gedanken zu heilen. Auf dem Gebiet der Psychiatrie und Psychologie erfuhr die Erforschung der Verbindung zwischen Geist und Körper im letzten Jahrzehnt einen plötzlichen Aufschwung. Dr. Martin Seligman, Professor an der Universität von Pennsylvania und Autor des Buches »Pessimisten küßt man nicht – Optimismus kann man lernen« hat mit seinen Experimenten aufgezeigt, daß pessimistisch eingestellte

Personen ein schwächeres »Immunsystem« haben, häufiger unter Schnupfen und Grippe leiden und ab 50 häufiger ernste Krankheiten bekommen. Ihre Körper sind seltener dazu in der Lage, tödliche Krankheiten wie Krebs zu bekämpfen.[256]

Ein Kollege von Dr. Seligman, Dr. Gregory Buchanon, ebenfalls Forscher an der Universität von Pennsylvania, führte eine Reihe von Beobachtungen an einer Gruppe von Probanden durch, um herauszufinden, ob sie eher pessimistisch oder eher optimistisch eingestellt waren. Laut Dr. Buchanon starben innerhalb von zehn Jahren mehr jener Personen, die er als Pessimisten eingestuft hatte. Die Beobachteten, die zu den 25 % mit der negativsten Einstellung zählten, wiesen die höchste Todesrate auf: 26 von 31 starben. Im Vergleich dazu starben nur zehn von 31 aus der Gruppe jener Personen, welche die positivste Einstellung hatten.[257]

Einer der eindrucksvollsten und überzeugendsten Beweise für die Macht der Gedanken, den Körper gesunden zu lassen, ist der sogenannte »Placebo-Effekt«. Um die Wirksamkeit eines Medikamentes zu testen, wird eine Gruppe von Personen, die an einer bestimmten Krankheit leiden, zweigeteilt. Der einen Gruppe wird das Medikament verabreicht, das getestet werden soll, die andere Gruppe bekommt eine wirkungslose Tablette, das sogenannte Placebo. Keiner der Probanden weiß, ob er ein Placebo oder das echte Medikament einnimmt. Wenn bei den Personen, die das Medikament bekommen, eine sichtbar deutlichere Verbesserung eintritt als bei der Placebo-Gruppe, wird das Medikament als wirksam erachtet. Doch immer wieder stellte man fest, daß sich das Placebo als genauso wirkungsvoll entpuppte wie das richtige Medikament. Dieser Effekt tritt zwar nicht bei jedem Menschen auf, doch in der Regel berichten 30 bis 60 %, daß ihre Schmerzen – auch starke Schmerzen – nach der Einnahme des Placebos nachgelassen hätten. Daher stammt also der Begriff Placebo-Effekt.[258]

Ist man von der Wirksamkeit eines bestimmten Medikamentes

oder einer Operation überzeugt, unterstützt diese Einstellung die Genesung und verbessert die Chancen auf eine Heilung. Umgekehrt führen Skepsis und Zweifel in der gleichen Situation zum genauen Gegenteil, nämlich einer Verringerung der Heilungschancen.[259] Dieses Phänomen wird bereits seit Jahrhunderten beobachtet![260] Dr. William Osler, einer der berühmtesten und herausragenden Ärzte und Heiler zu Beginn dieses Jahrhunderts, lehrte seine Studenten, daß die Genesung von einer Krankheit häufig auf den Glauben der Patienten an die Wirksamkeit der Behandlung und nicht auf die Behandlung selbst zurückzuführen sei.[261]

Einer der berühmtesten Fälle der Geschichte, der von der Heilkraft der Gedanken zeugt, ereignete sich im frühen 19. Jahrhundert. Nach 20jähriger medizinischer Praxis war ein gewisser Dr. Isaac Jennings so desillusioniert von der Behandlung seiner Patienten durch Medikamente und Aderlaß, daß er von diesen Behandlungsmethoden Abstand nahm. Um den Bedürfnissen seiner Patienten nach »Medizin« entgegenzukommen, verabreichte er ihnen ein Sortiment verschiedener aus Brot hergestellter Pillen, diverse Pulver aus weißem Mehl, die er färbte und mit Geschmacksstoffen versetzte, sowie reines Wasser in verschiedenen Farben in Glasfläschchen. Zu seiner großen Überraschung erholten sich seine Patienten weitaus besser als nach der Verabreichung echter Medikamente.

Bereits nach kurzer Zeit waren seine Erfolge weithin bekannt, so daß Jennings immer gefragter war, was viele Ärzte, die Medikamente verabreichten, brotlos machte. 15 bis 20 Jahre lang verabreichte er seine harmlosen Placebos, dann offenbarte er seinen Arztkollegen und der Öffentlichkeit, was er getan hatte. Manche seiner Kollegen waren fasziniert, andere wütend. Einige seiner Patienten sagten, es sei ihnen egal, was er ihnen verabreiche, Hauptsache, es mache sie gesund. Andere waren wütend, schimpften ihn einen Schwindler und Scharlatan und weigerten sich, ihn weiter zu konsultieren.

Die Tatsache, daß die Dauer ihrer Krankheiten sich erheblich verkürzt hatte, sprach ihrer Ansicht nach nicht für Dr. Jennings. Sie hatten für »echte« Medikamente bezahlt und wollten deshalb auch welche bekommen. Trotz dieser verwirrenden, gemischten Reaktionen seiner Patienten verlieh die Yale-Universität Dr. Jennings einen Ehrentitel in Anerkennung seiner Verdienste, auch wenn diese nicht die richtige Beachtung gefunden hatten.[262]

Der Grund für die Wirksamkeit der Placebos liegt darin, daß die Menschen, die sie einnehmen, davon *überzeugt* sind, daß sie helfen. Sie glauben fest daran, daß die Behandlung sie gesund machen wird – also tut sie das auch! Der Placebo-Effekt bestätigt die Vermutung, positive Gedanken vergrößerten die Heilungschancen. Gewisse »Autoritäten« bezweifeln zwar, daß die Heilkräfte des Geistes wissenschaftlich nachweisbar sind, doch trotz deren Skepsis gibt es unzählige wissenschaftliche Studien, die dieser Behauptung Glaubwürdigkeit verleihen. Es gibt viele – belegte – Beispiele von Menschen, denen es gelungen ist, sich selbst sogar von schweren Krankheiten zu heilen, und zwar ausschließlich mit Hilfe ihrer Gedanken und ihrer inneren Einstellung. Sie waren so fest davon überzeugt, gesund zu werden, daß eine Gesundung eintrat! Vor kurzem gab der Arzt Larry Dossey ein außerordentlich faszinierendes und informatives Buch zur heilenden Kraft von Gebeten heraus, das auch ins Deutsche übersetzt wurde. Der Titel lautet »Heilende Worte. Die Kraft der Gebete und die Macht der Medizin«. Wirklich ein höchst interessantes Buch.

Diese unglaubliche Kraft, von der wir oben sprachen, steckt auch in Ihnen – in genau diesem Augenblick. Nichts hindert Sie daran, sie mit Hilfe Ihrer Gedanken zu Ihren Gunsten zu nutzen. Egal, wie Sie es nennen mögen – positive Einstellung oder die Kraft des Gebetes –, diese Kraft wird auf Ihre Gedanken, Worte und Ihren Glauben ansprechen. Wenn Sie begreifen und fest davon überzeugt sind, daß Sie mental einen unglaublichen

Einfluß auf Ihre Gesundheit und Ihr Wohlbefinden haben, dann können Sie diesen Einfluß ausüben! Es ist übrigens genauso einfach zu glauben, man trage die Verantwortung, wie nicht daran zu glauben.

Bevor ich Ihnen nun einige Tips gebe, wie Sie sich dahingehend beeinflussen können, positiv über die Macht, die Sie über Ihre Gesundheit haben, zu denken, möchte ich Ihnen erst noch ein paar eindrucksvolle Beispiele bezüglich des Placebo-Effektes präsentieren. Placebos wurden bereits bei Angina, Arthritis, Schmerzen, Heuschnupfen, Kopfschmerzen, Husten, Bluthochdruck, Krebs und Herzkrankheiten erfolgreich eingesetzt.[263] Zahlreiche Studien über Religiosität und religiöse Praxis haben eine direkte Verbindung zwischen Glauben und der Verminderung gesundheitlicher Probleme aufgezeigt.[264]

In einer zehnjährigen Studie über Personen in fortgeschrittenem Alter fand man heraus, daß Menschen, die sich tatsächlich für »alt« oder »älter« hielten beziehungsweise sich so bezeichneten, im Verlauf der Studie eine deutlich höhere Todesrate aufwiesen als Personen, die sagten, sie seien in »mittlerem Alter«.[265]

Die Zahl der belegten Fälle, welche die Heilkraft der Gedanken beweisen, würde leicht ausreichen, um dieses Buch von der ersten bis zur letzten Seite zu füllen. Ich werde Ihnen zwei besonders eindrucksvolle und erstaunliche Beispiele geben, die sich auf die beiden häufigsten Krankheiten mit tödlichem Ausgang beziehen – Herzkrankheiten und Krebs.

In den späten 50er und den frühen 60er Jahren kam eine neue erfolgreiche Operationsmethode zur Behandlung von Angina pectoris in Mode. »Angina« ist der Fachbegriff für »Enge, Beklemmung«. Als Symptome treten plötzlich starke Schmerzen in der unteren Brustgegend auf, die von Erstickungsgefühlen begleitet werden. Angina pectoris ist in den meisten Fällen ein Anzeichen für ein ernstes Herzproblem, denn ihr Auftreten bedeutet, daß das Blut nicht richtig bis zum Herzen vordringen kann. Wer diesen furchtbaren Schmerz erlebt hat, möchte ihn bestimmt nicht noch einmal durchleiden müssen. Jene Operation, die heute weitgehend durch die koronare Bypass-Operation ersetzt worden ist, bestand darin, den Brustkorb zu öffnen und eine bestimmte Arterie abzubinden beziehungsweise zu entfernen, um das Blut zu zwingen, sich einen Weg durch andere, blockierte Blutgefäße zu suchen. Die Operation führte bei 70 % der Patienten zu einer Reduzierung der Schmerzen. In einer Kontrollstudie wurden nach dem Zufallsprinzip Patienten, die operiert werden sollten, ausgewählt, narkotisiert und mit einem Schnitt an der entsprechenden Stelle versehen. Der Einschnitt wurde vernäht, den Patienten mitgeteilt, die Operation sei erfolgreich verlaufen. Diese Personen berichteten in dem Glauben, sie seien operiert worden, ebenfalls in 70 % der Fälle über eine Reduzierung ihrer Schmerzen. Exakt der gleiche Prozentsatz wie bei jenen, denen die Arterien tatsächlich entfernt worden waren![266]

Das folgende Beispiel zu Krebs ist das erstaunlichste, das mir jemals untergekommen ist. Es geht um einen sehr kranken Mann, der unter anderem große Krebsgeschwüre im ganzen Körper hatte. Jede mögliche Standardbehandlung war versucht und wieder verworfen worden, und seine Chancen standen äußerst schlecht – die Prognose lautete, er werde den nächsten Monat nicht überleben. Zu jener Zeit gab es ein Krebs-»Heilmittel« namens Krebiozen®, das überall angepriesen wurde. Der Mann hörte davon, glaubte, es könne ihm helfen, und bat darum, es ausprobieren zu dürfen. Sein Zustand muß so schlecht gewesen sein, daß er wohl dachte: Was kann es schaden, wo ich dem Tod doch schon so nahe bin?

Zwei Tage nach der ersten Injektion hatten sich die Tumore auf die Hälfte ihrer ursprünglichen Größe verkleinert. Dreimal pro Woche erhielt er Spritzen. Er wurde nach zehn Tagen aus dem Krankenhaus entlassen und genoß seine wiedergewonnene Gesundheit zwei Monate lang. Doch wie das Leben so spielt, erfuhr er eines Tages von widersprüchlichen Berichten zu Krebiozen®. Er fiel augenblicklich in den Zustand vor der Behandlung zurück – seine Tumore kehrten wieder. Die Ärzte teilten ihm mit, er solle diesen Berichten keinen Glauben schenken, da sie von Krebiozen® sprachen, das zu lange gestanden und dadurch seine Wirkung verloren habe. Sie würden ihm nun eine neue, »doppelt so starke Dosis des verbesserten Mittels« verabreichen. Mit der Aussicht auf ein besonders starkes, wirksames Heilmittel blühte der Patient förmlich wieder auf; dieses Mal injizierte man ihm destilliertes Wasser. Trotzdem verschwanden die Tumore, und wieder lebte er zwei Monate lang beschwerdefrei! Dann las er zufällig den abschließenden Bericht der »Amerikanischen Ärztevereinigung« zu Krebiozen®, der besagte, daß es sich als wirkungslos erwiesen habe. Zwei Tage später war er tot.[267]

So mächtig ist die Kraft der Gedanken, eine eigene Realität zu schaffen, daß bei manchen Untersuchungen bis zu 50% der Probanden nach der Einnahme von Placebos tatsächlich Nebenwirkungen entwickeln.[268] In einem erstaunlichen Fall, bei dem ein Antihistamin getestet wurde, klagten die Personen, die mit einem Placebo behandelt worden waren, über mehr Nebenwirkungen als die, die das echte Medikament erhalten hatten.[269] Die Ergebnisse jüngster Studien beweisen, daß der Placebo-Effekt doppelt so stark ist wie ursprünglich angenommen[270] und sich dann am stärksten auswirkt, wenn der Vertrauensarzt des Patienten eine neue Behandlungsmethode begeistert vorschlägt.[271]

Menschen können, wie man weiß, von Autoritätspersonen durch Suggestion so stark beeinflußt werden, daß sie die Suggestion als Realität ansehen und der gewünschte Erfolg tatsächlich eintritt. Jedem, der sich in einer verantwortlichen Position befindet, sollte es unter Androhung von Strafe gesetzlich verboten werden, einem Patienten mitzuteilen, daß er oder sie sterben werde oder nur noch kurze Zeit zu leben habe. Selbst wenn die Überlebenschance so minimal ist, daß der Tod, auch wenn man es dem Betreffenden nicht mitteilte, bald eintreten würde – es ist unverantwortlich und arrogant, einem Menschen dessen bevorstehenden Tod anzukündigen. Diese Entscheidung trifft Gott. Und nur Gott allein weiß, wie viele Menschen zu früh ins Grab gebracht worden sind, weil man ihnen suggeriert hat, daß ihre Zeit abgelaufen sei.

Ich frage mich, ob es Menschen gibt, die nicht wenigstens von einem Fall gehört haben, bei dem eine Person wesentlich länger lebte, als ihr prophezeit worden war. Ärzte reagieren fast immer mit Vorbehalt auf die Behauptung, mit Hilfe von Gedanken sei die Gesundheit des Körpers wiederherzustellen. Die »Amerikanische Ärztevereinigung« startete 1990 eine Umfrage unter ihren Mitgliedern und kam zu dem Ergebnis, daß nur 10 % der Ärzte an eine Körper-Geist-Verbindung glaubten.[272] Wäre es nicht trotzdem sinnvoll, einem Patienten von Fällen zu erzählen, in denen andere Menschen die Krankheit gemeistert und überlebt haben, statt den Teufel an die Wand zu malen? Ich kenne keine einzige Frau, bei der Brustkrebs diagnostiziert worden war und der man nicht gesagt hätte, sie müsse entweder eine Mastektomie vornehmen lassen, oder sie würde sterben. Das ist unentschuldbar. Diese »Todesstrafen-Mentalität« in unserem Gesundheitswesen bedarf dringend einer Änderung.

Nach dem, was Sie oben gelesen haben, könnte bei Ihnen leicht der Eindruck entstehen, daß die Gedanken die mächtigste Rolle bei der Vorbeugung gegen Brustkrebs und Krankheiten überhaupt spielen. Wer wollte auch behaupten, daß dem nicht so sei? Allerdings müssen die meisten Menschen erst einmal lernen, wie man sich so konditionieren kann, daß man das Potential unserer Gedanken in vollem Umfang nutzen kann. Sehen Sie, aus einer winzigen Eichel kann unter den richtigen Umständen eine mächtige Eiche entstehen. Und genauso wird unter den richtigen Umständen die außerordentliche und dynamische Kraft unserer Gedanken Erfolge zeitigen. Sie warten geduldig auf unsere Anleitung.

Wenn Sie also regelmäßig Mono-Diäten durchführen, schrittweise den Konsum von Tierprodukten einschränken und außerdem tief in Ihrem Inneren davon überzeugt sind, daß Ihre Bemühungen Sie davor bewahren werden, krank zu werden, dann haben Sie Ihre Chancen auf Erfolg bereits entscheidend verbessert. Doch meistens ist es nicht leicht, seine bisherige, ein Leben lang gepflegte negative Einstellung im allgemeinen oder in bezug auf seine Ziele zu ändern. Das kann eine echte Herausforderung sein. Wie bei allen anderen Gewohnheiten, die zum festen Bestandteil unseres Lebens geworden sind, gibt es nur eine Möglichkeit, dem beizukommen: die negativen Gedanken durch positivere zu ersetzen.

Es besteht kein Zweifel daran, daß dies möglich ist. Sie tragen die Verantwortung für Ihre Einstellung, und Sie haben zu jedem Zeitpunkt die Möglichkeit, Ihren Gedanken die Richtung zu geben, die Sie bevorzugen. Ihre Gedanken sind außerordentlich empfänglich für Ihre Anleitungen. Es spielt keine Rolle, wie lange Sie bereits mit einer negativen Einstellung leben. Sie können innerhalb von Sekunden die negativen Gedanken über den Haufen werfen und durch positive ersetzen. Es ist, als würden Sie in einem dunklen Zimmer das Licht anknipsen. Egal, wie lange der Raum im Finstern gelegen hat – sobald Sie das Licht anmachen, wird die Dunkelheit vertrieben.

Wahrscheinlich gibt es Hunderte von Möglichkeiten oder Richtlinien, die Ihnen dabei helfen können, Ihre Gedanken so auszurichten, daß Sie Ihrem Leben gegenüber positiver eingestellt sind. Ich möchte Ihnen drei nennen, die ich und zahlreiche andere Menschen bereits erfolgreich angewendet haben und die Sie vor allem in Ihren Bemühungen unterstützen sollen, dem Brustkrebs vorzubeugen.

Stellen Sie sich selbst positivere Fragen

Diese Methode kann zu bemerkenswerten, wunderbaren Ergebnissen führen. Außerdem ist sie denkbar einfach, interessant und macht Spaß. Ich machte mit der Kraft der richtigen Fragen durch Anthony Robbins Bekanntschaft, den Autor der Bestseller »Grenzenlose Energie. Das Power-Prinzip« und »Das Robbins-Power-Prinzip. Wie Sie Ihre inneren Kräfte sofort einsetzen«.

Sie mögen sich dessen zwar nicht bewußt sein, aber Sie stellen sich ununterbrochen, laut oder leise, Fragen, und Ihr Gehirn gibt Ihnen ständig Antworten. »Frage, und du wirst eine Antwort bekommen.« Fast jeder kennt diesen Satz aus der Bibel. Wenn Sie Ihrem Gehirn eine Frage stellen, reagiert es blitzschnell und antwortet. Es ist wie ein Computer, der Millionen von Informationsteilchen speichert. Sie geben eine Frage ein, und schon erscheint die Antwort auf dem Bildschirm. Welche Frage auch immer Sie sich stellen – ob eine gute oder eine schlechte –, sie wird beantwortet. Wenn Sie sich also fragen: »Warum nehme ich nie ab?« sagt Ihnen Ihr Gehirn, weshalb nicht: »Also, du ißt zuviel, du versuchst es nicht intensiv genug, du nimmst es nicht ernst, du machst nicht genug Sport, es ist Veranlagung.« Ihr Gehirn wird immer eine Antwort parat haben. Also haben Fragen die Macht, Positives oder Negatives in Ihrem Leben zu bewirken. Was wäre aber, wenn Sie statt dessen fragten: »Wie kann ich abnehmen und mich dabei trotzdem wohl fühlen?« Hätten Sie nicht lieber eine Antwort auf diese Frage?

Sie haben bestimmt schon Fragen wie die folgenden gehört:

- »Warum komme ich einfach nicht voran?«
- »Warum passiert das immer mir?«
- »Warum behandelt mich Herr Soundso immer so schlecht?«
- »Warum bin ich so dick?«
- »Warum leide ich immer unter etwas?«

Wenn Sie sich fragen, warum Sie etwas nicht tun können, wird Ihnen Ihr Gehirn die Antwort darauf geben, und Sie werden die unerwünschte Situation heraufbeschwören. Der Schlüssel, um dies zu ändern, besteht darin, bessere, also positivere Fragen zu stellen. Sie können eine wirklich positive Veränderung in Ihrem Leben bewirken, indem Sie sofort damit beginnen, die richtigen Fragen zu stellen. Es hat viel damit zu tun, was Sie anstreben. Egal, was es ist, Sie werden es erreichen! Die Entscheidung liegt ganz allein bei Ihnen. Sie können etwas Positives anstreben oder etwas Negatives. Das bestimmen ausschließlich Sie.

Wenn Sie sich die Nachrichten im Fernsehen ansehen, in denen über ein abscheuliches Verbrechen berichtet wird, und anschließend einen Bericht über eine Gruppe Kinder, die mit Luftballons in ein Altersheim gegangen sind, um die alten Menschen zu erfreuen und ein wenig Farbe in deren Leben zu bringen – auf welchen Bericht würden Sie sich konzentrieren? Es gibt Menschen, die nur das Elend und Leid auf dieser Welt sehen, aber auch andere, die es vorziehen, das Schöne und Gute wahrzunehmen, das ebenfalls existiert. Sie haben immer die Wahl, entweder das Gute oder das Schlechte an und in Ihrem Leben zu sehen.

Wenn Sie sich darauf konzentrieren, daß nie etwas klappt, dann wird es auch weiterhin nicht klappen. Aber – dreimal dürfen Sie raten – auch das Gegenteil stimmt. Konzentrieren Sie sich darauf, daß etwas funktionieren wird, dann wird es auch funktionieren. Denken Sie an den Spruch: »Es wird geschehen, wenn man fest daran glaubt.«

Der einzige Unterschied zwischen den Menschen, die Sie für ihre Leistungen und ihre positive Ausstrahlung bewundern, und Ihnen besteht darin, daß Sie sich vermutlich auf das Falsche konzentrieren oder die falschen Fragen an sich stellen. Sie können sicher sein, daß sich die Menschen, denen Ihre Bewunderung gilt, nicht mit negativen, entmutigenden Fragen quälen. Ihre Frage lautet zum Beispiel: »Wie kann ich das zu meinen

Gunsten verändern?«, nicht: »Warum passiert das immer mir?« Sie stellen sich jene Art von Fragen, die sie vorwärts bringen und sie immer mehr erreichen lassen.

Auch dann, wenn es um Ihre gesundheitlichen Belange geht, müssen Sie sich entscheiden, worauf Sie sich konzentrieren wollen und welche Art von Fragen Sie sich stellen. Die richtigen Fragen können Ihren Blickwinkel und damit Ihr Leben verändern. Haben Sie schon einmal die Geschichte von dem Mann gehört, der sich immer beklagte, er habe keine Schuhe, bis er einen Menschen traf, der keine Füße hatte? Seine Einstellung änderte sich blitzschnell.

Dies mag alles einfach, vielleicht sogar ein wenig albern klingen, aber es ist so wichtig, daß es eine Tragödie wäre, wenn Sie diese hilfreiche Methode, die Sie jederzeit anwenden können, nicht nutzen würden.

Um Ihr Ziel, Krankheit vorzubeugen, zu erreichen, sollten Sie sich immer positive, aufmunternde Fragen stellen:

- »Was kann ich heute tun, um gesünder zu werden?«
- »Was kann ich tun, um mein Lymphsystem in seinen Bemühungen, die Gift- und Abfallstoffe aus meinem Körper zu entfernen, zu unterstützen?«
- »Was kann ich tun, um Sport für mich interessanter und erfreulicher werden zu lassen?«
- »Was werde ich mit der neugewonnenen Energie anfangen?«
- »Was habe ich getan, um mit einer solchen Information gesegnet zu werden?«

Stellen Sie Ihre Fragen immer so, daß die einzig mögliche Antwort darauf eine positive Atmosphäre um Sie herum schafft, dann wird Ihnen Gutes widerfahren. Fragen Sie sich nicht mehr: »Herrje, glaubst du wirklich, daß das funktioniert?«, sondern: »Wie kann ich *erreichen*, daß dies funktioniert?«

Ich möchte Ihnen einen Vorschlag machen, den Sie morgen früh schon ausprobieren können. Er hilft Ihnen dabei, sich immer stärker zu fühlen und sich selbst gegenüber positive Gefühle zu entwickeln, weil Sie Ihrem Körper helfen. Nehmen Sie sich jeden Morgen ein paar Minuten Zeit, um den Tag mit einem Schub positiver Energie zu beginnen.

Sind Sie nicht schon einmal mit der Frage »Warum muß ich heute zur Arbeit gehen?« oder mit einer anderen, negativen Frage auf den Lippen erwacht? Das ist kein guter Anfang. So sollte man den Tag nicht beginnen. Was wäre statt dessen, wenn Sie aufwachten und sagten: »Was kann ich heute tun, um meinen Gesundheitszustand noch zu verbessern?«

Wenn Sie sich darüber hinaus jeden Morgen eine Reihe positiver Fragen zu allgemeinen Themen stellen, werden Sie durch und durch von Energie erfüllt. Ich gebe Ihnen ein paar Beispielfragen, aber Sie können sich natürlich auch selbst welche ausdenken:

- »Was macht mich in meinem Leben am glücklichsten?«
- »Für welche Dinge sollte ich dankbar sein?«
- »Wer sind meine Freunde?«
- »Wer liebt mich?«
- »Auf welche Leistung bin ich stolz?«

Bevor Sie aufstehen, sich den Pflichten des Alltags stellen und sich in Ihre Arbeit stürzen, sollten Sie noch für einen Moment liegen bleiben. Stellen und beantworten Sie sich positive Fragen. Das kostet Sie alles in allem vielleicht drei oder fünf Minuten, mehr nicht.

Wie wäre es, wenn Sie jeden Tag so beginnen würden? Vielleicht werden Sie bald vor Energie platzen! Wenn Sie das Fragenstellen zu einer Gewohnheit wie das Zähneputzen machen, werden Sie mit der Zeit schon beim Aufwachen automatisch in einer positiven Stimmung sein. Auf diese Weise können Ihre Gedanken so umgepolt werden, daß sie für die angestrebte Lebensweise zweckdienlich sind. Und noch eine letzte Frage, die einer näheren Betrachtung wert ist: »Ist es nicht großartig, daß Sie die Freiheit haben, diese positiven Veränderungen zur Verbesserung Ihrer Lebensqualität selbst herbeizuführen, und nun über Mittel und Wege verfügen, die Ihnen dabei helfen?«

Notieren Sie, was Ihnen wichtig ist, in einer Art Deklaration

Gewiß haben Sie schon einmal bei einem Bekannten im Büro oder zu Hause an einer Wand, auf dem Schreibtisch oder einem Tisch ein inspirierendes Zitat oder einen aufbauenden Spruch entdeckt. Warum, glauben Sie, werden diese Worte so aufgehängt oder hingelegt, daß sie sich ständig im Blickfeld befinden? Haben auch Sie solche Sprüche in Ihrem Büro oder bei sich zu Hause? Und wenn ja, warum? Die Antwort liegt nahe: Es handelt sich um Gedächtnishilfen, die den Leser inspirieren und ihn an die guten und positiven Dinge im Leben erinnern sollen. Fühlen Sie sich nicht auch wohl, wenn Sie einen Spruch über Liebe, Glück und Erfolg oder einen anderen positiven Aspekt des Lebens lesen? Wenn das Zitat gerade in diesem Augenblick, in dem Ihr Blick darauf fällt, besonders zutrifft, schürzen Sie dann nicht auch die Lippen, nicken zustimmend und denken: »Ja, natürlich«? In diesem Moment scheint es, als wäre es nur für Sie geschrieben worden.

Das geschriebene Wort kann sehr einflußreich sein. »Die Feder ist mächtiger als das Schwert«, lautet ein weises Sprichwort, das genau dies bestätigt. Geschriebene Worte können Sie zum Weinen oder zum Lachen bringen, traurig oder glücklich machen, bei Ihnen Wut oder Mitleid hervorrufen. Was Sie lesen, prägt sich Ihrem Geist ein. Haben Sie nicht auch schon einmal den Namen einer Person, eines Ortes oder eines Gegenstandes *gehört* und nicht vermocht, ihn auszusprechen, bis Sie ihn *gelesen* hatten?

Weil etwas schriftlich Niedergelegtes einen immensen Einfluß ausüben kann, schreiben viele Menschen etwas zur eigenen Bestätigung auf. Angenommen, jemand sucht verzweifelt eine Arbeit oder möchte aus finanziellen und beruflichen Gründen seinen jetzigen Arbeitsplatz wechseln. Er oder sie könnte eine Bestätigung im Stil von »Ich weiß, daß die Position, nach der ich Ausschau halte, genau die richtige für mich sein wird und daß ich sie bald finde« aufschreiben. Man kann das beliebig oft tun – einmal, zehnmal, fünfzigmal, hundertmal an einem Tag. Es verankert sich im Unterbewußtsein, wird Teil des Denkens und läßt keinen Raum für etwas anderes als das, was man sich wünscht. Außerdem bekommt man durch das Niederschreiben das Gefühl, das Geschriebene sei schon fast Realität geworden.

Deshalb glauben so viele Menschen fest daran, daß es nützlich sei, Zielsetzungen aufzuschreiben. Überall werden Seminare angeboten, die lehren, wie man seine Ziele so positiv formuliert, daß ihre Realisierung beinahe unausweichlich scheint. Dort lernt man auch, daß man seine Wünsche schriftlich fixieren sollte, um sie besser verinnerlichen zu können.

Manche Menschen schreiben sich jeden Morgen ein Wort auf ein Stück Papier und versuchen sich dann während des ganzen Tages auf dieses Wort zu konzentrieren. Das können Begriffe wie Gesundheit, Liebe, Frieden, Mitleid, Vergebung, Erfolg, Freude oder Konzentration sein – alles ist möglich. Am nächsten Tag wird dann ein anderes Wort aufgeschrieben, auf das man sich an diesem Tag einstellt.

Es gibt noch viele andere Methoden, mit deren Hilfe man nicht nur das erreichen kann, was man sich wünscht, sondern auch lernt, seine Gedanken eher positiv als negativ auszurichten. Ich kann Ihnen eine vorschlagen, die ich seit Jahren anwende. Sie ist mit der ersten Technik – sich bessere Fragen zu stellen – eng verwandt: Betrachten Sie etwas als Tatsache, statt danach zu fragen. Sie können beliebig viele solcher »Tatsachen« oder Erklärungen aufschreiben, die allerdings klar und deutlich formuliert werden sollten, und zwar genau so, wie Sie sie haben wollen. Zum Beispiel folgende:

- Mein Körper wird jeden Tag sauberer, stärker und gesünder.
- Mein Lymphsystem arbeitet mit optimaler Effizienz und verhindert dadurch von vorneherein die Entstehung von Brustkrebs.
- Meine Lymphknoten sind sauber und werden es auch bleiben.
- Ich bin für die vielen Möglichkeiten, die mir offenstehen, empfänglich und aufgeschlossen.
- Ich genieße den Beruf, den ich gewählt habe, und er ist mir wichtig.
- Äußere Umstände können mein Wohlbefinden nicht beeinflussen. Ich bin für mein Glück selbst verantwortlich.
- Ich verfüge über mehr als genug Energie, um glücklich zu sein und mich wohl zu fühlen.

Ich habe viele solcher »Erklärungen« in meinem ganzen Haus verstreut. Eine davon, die ich vor vielen Jahren entdeckt habe und seither jeden Tag mindestens einmal, wenn nicht sogar mehrmals lese, möchte ich gerne mit Ihnen teilen. Sie liegt auf meinem Schreibtisch, und ich lese sie immer, bevor ich mit dem Schreiben beginne.

»Ich bin ein Mensch, der stark ist und Stärke vermittelt. Ich bin aus Kraft und Stärke erwachsen, und in alles, was ich tue, bringe ich Kraft und Stärke mit ein. Ich rufe die mir innewohnende Weisheit und Liebe an, damit sie mir helfen, meine Zeit und meine Talente richtig zu nutzen und das Leben lebenswert zu machen.«

Sie können beliebig viele »Erklärungen« zu jedem beliebigen Thema aufschreiben. Legen oder hängen Sie dieses Stück Papier mit den »Erklärungen«, die Ihnen am meisten Kraft und Stärke verleihen, an einen auffallenden Ort, wo Sie es während des Tages automatisch immer wieder sehen: auf Ihren Schreibtisch, an die Kühlschranktür, ans Armaturenbrett Ihres Autos oder an einen anderen Platz. Nehmen Sie sich das Versprechen ab, diesen Zettel jeden Tag einmal zu lesen. Das kann zu jeder

Tageszeit sein, eben dann, wenn es Ihnen am besten gefällt – morgens beim Aufwachen, abends vor dem Schlafengehen, beim Mittagessen. Es kostet nicht viel Zeit – bestimmt weniger, als nachzusehen, welche Filme abends im Fernsehen kommen. Lesen Sie die Worte aber nicht nur mechanisch herunter, sondern sagen Sie sie sich laut vor, und zwar im Brustton der Überzeugung und mit Gefühl. Sie sollen das, was Sie lesen, auch wirklich empfinden!

Vielleicht fragen Sie sich jetzt, warum man diesen Zettel an einem auffälligen Ort plazieren soll, wenn der Vorschlag doch lautet, ihn nur einmal pro Tag zu lesen. Wenn Sie sich diese Frage stellen, bedeutet das, daß Sie diese Zeilen aufmerksam gelesen haben, und dafür danke ich Ihnen. Ich möchte Ihnen verraten, warum ich den Zettel an einem auffälligen Ort liegen habe. Als Autor verbringe ich sehr viel Zeit an meinem Schreibtisch. Meine »Erklärungen« befinden sich immer in meiner Reichweite. Wenn ich über die eine oder andere Frage bezüglich meiner Arbeit nachgrüble, kann ich die Worte immer sehen.

Das hat zwei Vorteile. Erstens ist es dann nicht weiter umständlich, sie zu lesen. Ich finde zur Konzentration zurück und bekomme einen richtigen Energieschub, was wiederum zur Folge hat, daß meine Gedanken positiv bleiben. Und zweitens genügt – wenn das Lesen dieser Worte nach einigen Wochen oder Monaten zur Gewohnheit geworden ist – allein der Anblick des Zettels, um dieselbe Wirkung zu spüren wie beim Lesen.

Sie wissen, was auf dem Papier steht. Also reicht bereits ein kurzer Blick, um Ihre Gedanken in die richtige Richtung zu lenken. Sie können natürlich jederzeit neue »Erklärungen« hinzufügen oder alte streichen und sie selbstverständlich jeden Tag so oft lesen, wie Sie wollen. Mindestens einmal pro Tag allerdings sollten Sie es auf jeden Fall tun – zu oft gibt es auch hier nicht. Bitte verinnerlichen Sie das. Diese Methode ist sehr wirkungsvoll, wie Sie sicher bald herausfinden werden.

Akzeptieren Sie Ihre vielen Ichs

Wahrscheinlich haben auch Sie schon einmal ähnliche Sätze geäußert wie folgende:

- »Ich weiß nicht, was über mich gekommen ist. So kenne ich mich überhaupt nicht!«
- »Ich habe ziemlich mit mir gerungen.«
- »Ich kann mich nicht entscheiden. Ich trete auf der Stelle.«
- »Wenn ich das getan hätte, könnte ich mir nie verzeihen.«
- »In einem Moment möchte ich etwas tun, im nächsten genau das Gegenteil.«

Klingen diese Sätze vertraut für Sie? Ich gehe höchstwahrscheinlich richtig in der Annahme, daß wir alle schon einmal ähnliche Gedanken hegten. Es ist, als lebten verschiedene Persönlichkeiten in unserem Körper, jede mit ihren Vorlieben, Abneigungen, Wünschen und Bedürfnissen, alle darauf bedacht, gehört zu werden oder die Vorherrschaft zu erringen. Vielleicht halten Sie das für ein wenig seltsam, doch an diese Theorie glauben viele Menschen. Einer der faszinierendsten Philosophen, die je gelebt haben, nämlich George Gurdjieff, beschäftigte sich intensiv damit. Seine Schriften und Werke sowie die Bücher, die über ihn geschrieben wurden, sind auf der ganzen Welt gelesen und diskutiert worden.

Ein zentrales Thema in Gurdjieffs Philosophie ist die Theorie der vielen Ichs, die in jedem von uns stecken, ohne daß wir uns dessen bewußt sind. Weil wir einen Körper und einen Namen haben, denken wir, wir seien »eins«. Doch wir sind viele. Wir haben möglicherweise Dutzende, wenn nicht sogar Hunderte von kleineren Ichs, die alle zu Wort kommen wollen.

Was ist nun mit »Ichs« gemeint? Diese »Ichs« sind die vielen »Persönlichkeiten« in uns, von denen jede zu einem anderen Zeitpunkt etwas anderes will. Eine sagt zum Beispiel: »Ich nehme mir fest vor, eine Diät zu machen und abzunehmen.« Während man diese Worte ausspricht, meint man es auch so!

Aber später am Tag wird dieser Entschluß des einen Ichs schwächer, und ein anderes Ich sagt: »Ich möchte mich aber wohl fühlen und essen, worauf ich Lust habe!« Beide »Ichs« versuchen, die Oberhand zu gewinnen. »Auf geht's! Ab jetzt werde ich mindestens viermal pro Woche eine halbe Stunde Sport machen. Ich werde mich wieder in Form bringen.«

Das sagen Sie sich voller Überzeugung. Dann aber geht es erst richtig los:

- »Ich habe im Moment soviel um die Ohren. Aber im nächsten Monat werde ich es in Angriff nehmen.«
- »Ich möchte erst noch die Garage entrümpeln.«
- »Ich möchte mich zurücklehnen, einen Roman lesen und ein bißchen Schokolade essen.«
- »Ich werde bei der Arbeit ein paar Überstunden machen, um meine Position zu festigen.«
- »Ich kann es nicht erwarten, heimzukommen und die Arbeit zu vergessen.«
- »Ich möchte ein gutes Buch lesen.«
- »Ich möchte ins Kino gehen.«
- »Heute werde ich ein richtig gesundes Mittagessen zu mir nehmen.«
- »Ich habe Lust auf einen Hamburger mit Pommes.«
- »Ich möchte am Wochenende mehr Zeit mit den Kindern verbringen.«
- »Am Wochenende würde ich am liebsten gar nichts tun und faulenzen.«
- »Ich möchte heute abend ausgehen.«
- »Ich möchte zu Hause bleiben.«

Und so weiter und so fort. Fast in jeder Situation rühren sich diese Ichs. Jede dieser Aussagen ist aufrichtig gemeint. Während sie geäußert werden, spricht das vorherrschende Ich für alle, da die vielen anderen Ichs in diesem Moment zwar nicht damit einverstanden sein mögen, aber nichts dagegen tun können. Bei uns in den USA gibt es eine fiktive Person namens

Jane Doe. Sie besteht aus vielen Persönlichkeiten, und ihr Tagesablauf sieht folgendermaßen aus: Jedes ihrer verschiedenen Ichs kann sich Jane nennen, in ihrem Namen handeln, in ihrem Namen zustimmen oder nicht und Entscheidungen treffen oder Versprechungen machen, mit denen dann ein anderes Ich umgehen muß. Vielen Menschen ergeht es ähnlich. Das erklärt, weshalb sie Entscheidungen treffen, die sie dann häufig nicht ausführen. Ein Ich trifft die Entscheidung, ein anderes »Ich« ignoriert sie. Es ist, als würde jemand anders mit Ihrem Namen einen Scheck unterzeichnen, für den Sie dann geradestehen müßten.

Diesen Teil Ihres Lebens zu verstehen, kann eine befreiende Wirkung haben. Sie lernen mit der Zeit, verschiedene Ichs zu erkennen, und werden mit ihnen vertraut. Wenn Sie erst einmal wissen, welche es gibt, wie sie sind und wie sie sich verhalten, können Sie jene Ichs versammeln, die Ihr Streben nach Gesundheit unterstützen. Sie wissen, daß in Ihnen mehrere Ichs existieren, deren ganzes Trachten nur darauf ausgerichtet ist, daß Sie gesund essen und regelmäßig Sport treiben, und daß es andere Ichs gibt, die das nicht wollen. Allein dies zu verstehen ist ein großer Schritt nach vorne.

Jedes Ich, ob es nun stark und positiv oder schwach und negativ eingestellt ist, möchte die Oberhand gewinnen, sooft es geht. Es will das tun, was es zu tun gewohnt ist, keine Veränderungen und keinem anderen Ich erlauben, »an die Macht zu gelangen«. Dies verursacht bei vielen Menschen, die sich ihrer vielen Ichs nicht bewußt sind, Unbehagen, weil sie nicht wissen, wo ihre Unentschlossenheit und ihre Ängste herrühren. Doch wenn Sie es erst einmal wissen, können Sie Ihre verschiedenen Ichs im Auge behalten und zu jenen, die sich nicht um Ihr Wohlergehen kümmern, laut sagen: »Aha, bist du wieder da. Willst mich wohl wieder dazu überreden, meine Gesundheit zu vernachlässigen, was?«

Natürlich tut man so etwas nur, wenn man allein ist. Wenn Sie es vor anderen Leuten sagten, würden die vielleicht nach einer Zwangsjacke rufen. Herumzustehen, mit dem Finger auf sich zu deuten und sich selbst zu ermahnen, wegzugehen und sich in Ruhe zu lassen, könnte die falsche Art von Aufmerksamkeit auf Sie lenken. Doch die verschiedenen Ichs zu beobachten, die jeden Tag auftauchen, und sich mit ihnen auseinanderzusetzen, kann äußerst interessant sein. Denn erst dann, wenn Sie sich der Tatsache bewußt sind, daß sie existieren, können Sie sich ihrer annehmen und Ordnung in das Chaos bringen.

Sind Sie mit dieser Theorie vertraut, werden Sie wissen, daß zwei verschiedene Ichs dahinterstecken, wenn Sie das nächste Mal denken: »Ich kann nicht glauben, daß ich diesen Hamburger gegessen habe. Was habe ich mir nur dabei gedacht? Ich versuche doch gerade, meinen Körper zu reinigen und zu verjüngen!« Ein Ich, das sich Sorgen um Ihre Gesundheit macht, und eines, das ganz versessen Selbstzerstörung betreiben will. Je öfter Sie dieses Phänomen bewußt beobachten, desto vertrauter werden Sie mit Ihren verschiedenen Persönlichkeiten und desto wahrscheinlicher wird es, daß die Ichs, denen Ihre Gesundheit wichtig ist und die Ihrem Leben eine positive Wendung geben wollen, stärker werden und schließlich die Oberhand gewinnen.

Dann können Sie auch aufhören, sich selbst Vorwürfe zu machen oder sich schuldig zu fühlen, wenn Sie etwas getan haben, das Sie nicht tun wollten, oder etwas nicht getan haben, das Sie unbedingt tun wollten. Es genügt zu wissen, daß manche Ichs sich zu bestimmten Zeiten einfach in den Vordergrund drängen, um sich seine menschlichen Schwächen verzeihen zu können. Es ist besser, seine positiven Ichs zu stärken, als über seine negativen Ichs zu klagen.

Diese Theorie der vielen Ichs, die alle nach Macht streben, könnte man mit einem Hausbau vergleichen, bei dem es keinen Vorarbeiter gibt. Da die Arbeiter keine Anweisungen erhalten haben, wie sie vorgehen sollen, versucht jeder, die Sache in die Hand zu nehmen, weil er am besten zu wissen glaubt, was zu tun ist. Doch da die anderen genau dasselbe denken, kommt es zu Streitigkeiten.

Der Hausbau geht nicht geordnet vonstatten, sondern es herrscht Chaos. Das ganze würde nur funktionieren, wenn der Vorarbeiter auftaucht, die Sache in die Hand nimmt und jedem eine bestimmte Arbeit zuteilt, so daß alle in einem Team zusammenarbeiten. Übertragen auf Ihre vielen Ichs wäre der Vorarbeiter in diesem Fall das starke, positive, nach Gesundheit strebende Ich. Jenes Ich, das sich verpflichtet hat, Sie auf den richtigen Weg zu bringen und Ausschau nach der besten Lebensweise für Sie zu halten. Die einzige Möglichkeit, dieses Ich so stark zu machen, daß es die anderen überwältigen kann, besteht darin, ihm mit Hilfe bestimmter Methoden Kraft und Selbstvertrauen zu verleihen.

Es existiert auch ein Ich in Ihnen, das glauben möchte, nein, davon überzeugt ist, daß Sie die nötigen Informationen, Fähigkeiten und Möglichkeiten haben, um gesund zu bleiben. Natürlich gibt es auch ein Ich, das nicht daran glaubt, also müssen Sie, um das positive Ich zu stärken und das negative Ich zum Schweigen zu bringen, fest auf Ihren Erfolg vertrauen. Indem Sie Ihre verschiedenen Ichs anerkennen, bewußt bessere Fragen stellen, die Ihre starken Ichs auf den Plan rufen, und das, was Ihnen am wichtigsten ist, aufschreiben und verinnerlichen, machen Sie einen riesigen Schritt vorwärts. Dann kann das starke, positive, nach Gesundheit strebende Ich, jenes Ich, das weiß, daß Sie nie Krebs bekommen werden, noch stärker und in Ihrem Leben zum vorherrschenden Ich werden.

Je stärker Sie werden, desto häufiger werden Sie die drei CARE-Grundsätze anwenden, die ich Ihnen vorgestellt habe. Wie oft Sie das letztendlich tun, hängt ganz von dem Grad Ihrer Motivation ab. Wie eilig haben Sie es damit, Ihr Lymphsystem zu reinigen und zu stärken, damit es Sie schützt? Wie ernst ist es Ihnen damit, ein langes Leben vor sich zu haben, in dem gute

Laune, Vitalität und Gesundheit dominieren und nicht Schmerzen, Beschwerden und Krankheiten?

Mit diesen Fragen schlagen wir uns alle herum. Nachts, wenn Sie Ihren Kopf in die Kissen sinken lassen und in der Dunkelheit mit Ihren Gedanken allein sind, können diese Fragen riesige Dimensionen annehmen. Wenden Sie die drei Grundsätze in der festen Überzeugung an, daß sie funktionieren und der Brustkrebs nie in Ihr Leben treten wird, dann führen Sie ein gesundes Leben im Vertrauen darauf, daß Sie selbst die Verantwortung tragen und Ihr Schicksal bestimmen.

An dieser Stelle möchte ich noch einen letzten Punkt bezüglich der Vorbeugung beziehungsweise des Kampfes gegen Brustkrebs klären. Obwohl es ein Punkt von größter Wichtigkeit ist, wurde ihm bisher auch anderswo kaum Beachtung geschenkt. Wie ich bereits andeutete, tragen viele Faktoren zur Entstehung von Krebs bei. Ich habe mich vorwiegend auf die richtige Ernährung bezogen, weil ich fest davon überzeugt bin, daß sie der Risikofaktor Nummer eins ist, und weil Ernährung mein Spezialgebiet ist.

Geistes- und Naturwissenschaftler haben nachgewiesen, daß unterdrückte, angestaute Wut, gekoppelt mit einem Mangel an Selbstliebe, in vielen Krebsfällen – sei es nun Brustkrebs oder eine andere Art von Krebs – eine entscheidende Rolle spielt. Obwohl dies nicht mein Fachgebiet ist, wäre es unverantwortlich von mir, wenn ich Ihre Aufmerksamkeit nicht darauf lenkte und es versäumte, Sie zu ermutigen, sich einmal ernsthaft damit auseinanderzusetzen. Um Ihnen dabei zu helfen, möchte ich Sie mit der Arbeit einer höchst bemerkenswerten Frau bekannt machen.

Louise L. Hay ist eine international renommierte Schriftstellerin und Dozentin. Mit ihr verbindet mich eine gute Freundschaft, und ich kann Ihnen ohne zu zögern sagen, daß sie einer der liebenswertesten, mitfühlendsten und engagiertesten Menschen ist, die ich je kennengelernt habe. Es genügt bereits, mit ihr in einem Raum zu sein, um gute Laune zu bekommen und sich wohl zu fühlen.

Bei Frau Hay hatte man unheilbaren Krebs im Endstadium diagnostiziert. Selbst wenn sie sich unzähligen Operationen unterzogen hätte, wären ihre Chancen zum damaligen Zeitpunkt, wie man ihr mitteilte, gleich null gewesen. Sie weigerte sich, gleich welche Art von ärztlicher Behandlung zuzulassen, und konzentrierte sich statt dessen auf die Frage, warum sie sich selbst gegenüber so negative Gefühle entwickelt hatte. Sie analysierte den Mißbrauch, dem sie als Kind wie auch als Erwachsene ausgesetzt gewesen war, und realisierte erstmals, in welchem Ausmaß diese unbewältigten Erlebnisse aus ihrer Vergangenheit in ihr gebrodelt und schließlich zu Krebs geführt hatten. Parallel dazu entgiftete sie ihren Körper mit einer reinigenden Diät.

Es gelang ihr, sich vollständig zu heilen. Dies ist einer der bemerkenswertesten Fälle von Selbstheilung, die mir jemals begegnet sind. Bereits sechs Monate nach der Diagnose teilten ihr die Ärzte mit, daß keine Spur von Krebs mehr in ihrem Körper vorhanden sei. Das ist nun schon viele Jahre her, und sie hat keinen Rückfall erlitten.

Frau Hay hat viele Bücher verfaßt und Videos aufgenommen. Ich möchte Ihnen vorschlagen, einen Blick in »Liebe und Verständnis für dich selbst« zu werfen, das auf der Bestsellerliste der New York Times ganz oben stand und weltweit von Millionen Frauen gelesen wurde. Ich kenne viele Menschen, deren Leben sich allein dadurch grundlegend geändert hat, daß sie diese Bücher gelesen haben.

Kapitel 14
Schlußbetrachtung

In einem Artikel der New York Times stellt Dr. Yitzhak Koch fest: »Die Brust ist eine einzigartige Drüse, die stark unterschätzt wird. Ihre Funktionen sind weitaus vielfältiger, als man bisher angenommen hat.«[273] Ich möchte hinzufügen, daß Ihre Brüste sich genau dort befinden, wo sie hingehören. Sie müssen nicht entfernt und auch nicht verstümmelt werden. Sie *können* gegen Brustkrebs vorbeugen, daran besteht nicht der geringste Zweifel. Es ist eine schwierige Aufgabe, ich weiß – vor allem in den Augen der »Experten«, die eigentlich wissen müßten, wie man sie bewältigen kann, aber zugeben, ratlos zu sein.

In diesem Buch habe ich mich nur mit einer Möglichkeit, dem Brustkrebs vorzubeugen, befaßt. Mit Sicherheit gibt es noch viele andere Mittel und Wege, und wenn dem so ist, hoffe ich, daß sie entdeckt und allen Frauen zugänglich gemacht werden, um dem Leiden ein Ende zu setzen. Um das Ziel – dem Brustkrebs vorzubeugen, gesund zu leben – zu erreichen, genügt es nicht, eine einmalige Maßnahme zu ergreifen. Selbstverständlich wäre es sehr schön, wenn es Tabletten, Spritzen oder andere »Zaubermittel« gäbe, die das zustande brächten, so daß keine weiteren Maßnahmen mehr notwendig wären, aber leider gibt es sie nicht.

Wenn Sie zu Hause mit dem Kopf ständig an einen Türrahmen stoßen, der zu niedrig ist, dann müssen Sie, um dem vorzubeugen, nur den Türrahmen erhöhen, und das Problem ist gelöst.

Sie brauchen dann in Zukunft keinen Gedanken mehr daran zu verschwenden.

Dem Brustkrebs vorzubeugen ist nicht ganz so einfach. Das Problem wird nicht durch eine einmalige Maßnahme gelöst. Sie müssen sich entscheiden, wie Sie in Zukunft leben wollen. Sie können sich für eine Lebensweise entscheiden, welche die Entstehung von Krebs begünstigt, oder für eine, die das Risiko seiner Entstehung erheblich vermindert. Um vorzubeugen – wahrhaft und wirklich vorzubeugen –, muß man sich unablässig bemühen.

Möglicherweise machen mir manche Leser/innen nun den Vorwurf, ich sei naiv zu glauben, daß durch eine Reinigung des Lymphsystems, eine Reduzierung des Tierproduktkonsums und eine positive Einstellung einem so vielschichtigen und rätselhaften Phänomen wie Brustkrebs beizukommen sei, an dem sich doch die besten Köpfe der Medizin die Zähne ausgebissen hätten. Doch ich frage Sie: Was, wenn ich recht habe? Was, wenn es wirklich funktioniert? Wenn ja, wäre es dann nicht völlig irrelevant, ob ich nun Arzt bin oder nicht und ob die Vorgehensweise einfach und unkompliziert ist, also keine teuren Diagnoseuntersuchungen und Behandlungsmethoden erfordert?

Ich behaupte nicht, daß Brustkrebs oder Krankheit wegen dieses Buches in Zukunft kein Thema mehr ist, aber ich kann Ihnen versichern, daß es vielen Frauen helfen wird, und vielleicht sind Sie ja eine davon. Was haben Sie denn zu verlieren, wenn Sie meine Vorschläge einmal ausprobieren? Selbst wenn ich falsch läge, kann es nicht schaden, seinen Körper innerlich zu reinigen, damit er effizienter arbeiten kann, den Konsum jener Nahrungsmittel einzuschränken, die fast alle Gesundheitswissenschaftler inzwischen sehr kritisch sehen, und eine positive Einstellung zu finden. Diese Ratschläge – das ist so sicher wie das Amen in der Kirche – werden Sie im Gegensatz zu manchen Behandlungsmethoden nicht ins Grab bringen.

Was haben Sie für Alternativen? Bedenken Sie: Die Experten

wissen nicht, wie sie gegen Brustkrebs vorbeugen können, und nur 5 % der Forschungsgelder fließen in die Vorsorge. Wenn Sie herumsitzen und darauf warten, daß ein »Zaubertrank« entdeckt wird, finden Sie sich vielleicht schnell unter dem Messer wieder. Das *muß* verhindert werden. Um das zu erreichen, müssen Sie an Vorbeugung, Vorbeugung und nochmals Vorbeugung denken. Sollte Ihnen jemand etwas vorschlagen, das Ihrer Ansicht nach besser gegen Brustkrebs vorzubeugen hilft als das, was Sie in diesem Buch gelesen haben, dann versuchen Sie das! Aber *unternehmen* Sie etwas!

Verlassen Sie sich auf eine Früherkennung, wie Ihnen geraten wird, dann *haben* Sie bei einem positiven Befund bereits Krebs. Falls Sie die Worte »Es tut mir leid, Ihnen mitteilen zu müssen, daß Sie Krebs haben« hören, werden Sie, das versichere ich Ihnen, alles versuchen, um eine Brustamputation oder eine Chemotherapie zu verhindern. Warten Sie nicht erst bis dahin! Unternehmen Sie jetzt etwas, denn der Schlüssel liegt in der Vorbeugung.

Devra Lee Davis ist Fachfrau für Gesundheitspolitik und arbeitet seit 1989 in der angesehenen Funktion einer Beraterin für den »Nationalen Forschungsrat« (»National Research Council«) der »Nationalen Akademie der Wissenschaften«. Sie hat als eine von wenigen Unterlagen zusammengetragen, die einen systematischen Vergleich von Veränderungen bei der Krebstodesrate ermöglichen. Da inzwischen einer von drei Menschen in diesem Land dem Krebs zum Opfer fällt, sind wir alle von dem fürchterlichen Fehlschlag des hochgelobten und kostenintensiven »Kampfes gegen den Krebs« betroffen. Frau Davis ist sich über diese Situation natürlich völlig im klaren, und wenn die entscheidenden Veränderungen herbeigeführt werden müssen, wird sie keine Zurückhaltung üben.

Sie führt richtig an, daß das 1982 gesteckte Ziel des »Nationalen Krebsinstitutes«, die Krebstodesrate bis Ende des Jahrhunderts um 50 % zu reduzieren, heute lächerlich erscheint – sie liegt inzwischen *höher* als zu Beginn des »Kampfes gegen Krebs« vor 20 Jahren. In bezug auf die Notwendigkeit, mögliche Veränderungen der Lebensweise – Ernährung, Sport und Umweltfaktoren betreffend – zu erforschen, erklärt Frau Davis: »Die Vereinigten Staaten stecken nicht genügend Geld in die Erforschung von Möglichkeiten zur Vorbeugung gegen Krebs!«[274] Sie nennt auch einen triftigen Grund dafür: »Bei der Behandlung von Krebs kann durch Medikamente und Operationen viel Geld verdient werden. Wenn man Krebs hingegen vorbeugt, verdient niemand etwas.«[275]

Wie Sie sich vorstellen können, machte sie sich durch diese öffentliche Stellungnahme beim Krebs-Establishment nicht gerade beliebt. Glücklicherweise gibt es auch fortschrittlich denkende und einsichtige Ärzte wie Dr. Edmund Sonnenblick, den Vorsitzenden der Abteilung für Kardiologie am »Albert-Einstein-College für Medizin« in New York, der nicht zu diesem eingeschworenen Verein gehört. Um es mit Dr. Sonnenblicks Worten zu sagen: »Die Öffentlichkeit liebt Dramen, aber Vorbeugung ist wichtiger. Im Vordergrund muß immer die Vorbeugung stehen.«[276]

In einem Artikel über Frau Davis in der New York Times, in dem überlegt wird, wer zum Personenkreis derer zählen könnte, die die Vorbeugung ernst nehmen, heißt es abschließend: »Vielleicht weiß Davis besser als jeder andere, wie schwierig es sein wird, einen solchen Personenkreis aufzubauen.« Es mag idealistisch klingen – oder vielleicht einfach Optimismus mit einem Schuß Wunschdenken sein –, aber meiner Ansicht nach bilden *Sie* diesen Personenkreis. Indem Sie die nötigen Maßnahmen ergreifen, sich also um Ihren Körper kümmern, um die Ursachen von Brustkrebs zu beseitigen, distanzieren Sie sich von der Gesundheitsindustrie und jenen, die »es nicht wissen«. Sie werden zu einem wichtigen Element des wirklichen Gesundheitsvorsorge-Systems: jenes Kreises gesundheitsbewußter Menschen, die die Verantwortung für ihr Leben und ihre Gesundheit selbst in die Hand genommen haben und deren

Leben so ausgefüllt und schön ist, wie unser Schöpfer dies für uns vorgesehen hat.

In ihrer landesweit ausgestrahlten Fernsehsendung gab Oprah Winfrey während einer Talkshow zum Thema Brustkrebs folgenden Kommentar ab: »Ich habe mich immer sehr leidenschaftlich mit der Gesundheit von Frauen und der Tragik, die mit Brustkrebs verbunden ist, auseinandergesetzt... eine Krankheit, die völlig unnötigerweise Millionen von Frauen tötet... es sind unsere Mütter, unsere Schwestern, unsere Töchter, die jeden Tag an dieser Krankheit sterben, und wir dürfen nicht zulassen, daß es so weitergeht. Das dürfen wir auf keinen Fall.«

Mit Hilfe der in diesem Buch enthaltenen Informationen kann und wird dem Brustkrebs Einhalt geboten werden. Sie werden ein gesundes und zufriedenes Leben führen können, Krankheiten werden selten sein. Ich wünsche Ihnen viel Glück dabei! Möge Gott Ihnen auf Schritt und Tritt beistehen.

ANHANG

Neue Produkte

Im Laufe der Jahre, vor allem seit dem Erfolg von »Fit for Life«, habe ich mit vielen Produkten Bekanntschaft gemacht. Manche davon sind so überzeugend, innovativ oder vergleichbaren Produkten so weit voraus, daß ihr potentieller Nutzen nicht ignoriert werden kann. Es bereitet mir eine große Freude, Ihnen nun zwei solcher Produkte vorstellen zu können: *GREENS PLUS* und *Prime 1*™.[277]

Da ich diese Produkte an dieser Stelle so begeistert erwähne, mag es sein, daß Sie denken, ich hätte ein bestimmtes Interesse daran oder würde in irgendeiner Hinsicht finanziell von ihrem Verkauf profitieren. Das trifft nicht zu. In finanzieller Hinsicht habe ich mit diesen Produkten nicht das geringste zu tun. Mein einziger Beweggrund ist, daß ich mich verpflichtet fühle, so viele Menschen wie möglich von ihrer Existenz in Kenntnis zu setzen.

GREENS PLUS

Das erste Produkt, GREENS PLUS, ist erst seit relativ kurzer Zeit auf dem Markt. Ich hörte 1993 zum ersten Mal davon und nehme es seither täglich. Ich bin hundertprozentig davon überzeugt, daß es das beste Produkt seiner Art ist. Ich habe die Menschen kennengelernt, die es herstellen und vertreiben. Gäbe es mehr wie sie, wäre das Leben auf diesem Planeten wesentlich angenehmer. Sie kennen das ja: Wie oft liest man von Menschen, die ein Produkt verkaufen, das angeblich das beste der Welt ist, und am Ende steckt nichts weiter dahinter als der Versuch, möglichst schnell viel Geld zu verdienen.

Auf der anderen Seite gibt es auch Menschen, die ehrlich und integer sind und deren einziges Bestreben es ist, der Menschheit etwas Wertvolles zu schenken – wie die Leute, die GREENS PLUS auf den Markt gebracht haben. Sie fühlen sich verpflichtet, für das Wohlergehen und die Gesundheit aller Menschen auf der ganzen Welt zu sorgen, und das ist wahrhaft lobenswert. Sam Graci, der GREENS PLUS in langjähriger Forschungsarbeit entwickelte, ist Chemiker und Psychologe und ein äußerst liebenswerter Mensch.

Da ich kein Chemiker bin, überlasse ich die Beschreibung des Produktes Sam Graci, der sich freundlicherweise dazu bereit erklärt hat.

Sam Graci: Die Entstehungsgeschichte von GREENS PLUS

In den 70er Jahren hatte ich die einmalige Gelegenheit, mit einer Gruppe von Jugendlichen zu arbeiten, die an Trisomie 21 (Down-Syndrom) litten. Mein Hauptanliegen war, ihnen bei der Verbesserung der Fähigkeit, soziale Kontakte zu knüpfen, zu helfen und zu ermitteln, warum sie so häufig aufgrund von Grippe, Schnupfen und Energiemangel die Schule versäumten. Ich arbeitete eng mit Dr. Zoltan Rona zusammen, einem Arzt, der orthomolekulare Zusammenhänge erforscht, und wir fanden heraus, daß die Jugendlichen an schwerem Vitamin-, Mineralstoff- und Enzymmangel litten. Ich konsultierte Dr. Abram Hoffer aus Kanada, der soeben entdeckt hatte, daß viele seiner Patienten ein gestörtes Vitamin- und Mineralstoff-Gleichgewicht hatten. Bedenken Sie: Das war in den 70er Jahren. Wir erkannten, daß die Ernährung der Amerikaner vorwiegend aus gekochten und verarbeiteten Nahrungsmitteln bestand, die kaum noch Ballaststoffe, Enzyme, Vitamine, organische Mineralstoffe und qualitativ hochwertiges Wasser enthielten, dafür aber einen großen Anteil Fett.

Also stellten wir die Ernährung der Jugendlichen um. Wir verschrieben ihnen eine Diät, die aus frischen, natürlich gewachsenen Nahrungsmitteln und acht bis zehn Gläsern qualitativ guten Wassers bestand. Hinzu kamen, über den Tag verteilt, bestimmte sportliche Übungen und genügend Ruhephasen. Nach sechs Monaten konstatierten wir eine verblüffende Verbesserung ihres Gesundheitszustandes, ihrer Energiereserven und eine veränderte Einstellung zum Leben. Damals kamen wir zu der Erkenntnis, daß unser tägliches Essen uns entweder unter die Erde bringen oder uns anregen und uns eine stabile Gesundheit und Wohlbefinden verschaffen würde. Es steht wohl außer Frage, welche Wahl wir trafen.

Ich führte meine Forschungsarbeit fort und hatte das Glück, in hohem Maße von Dr. Erwin Stone (einem Pionier in der Vitamin-C-Forschung), Dr. Linus Pauling, Dr. E. Shute (einem Fachmann im Bereich Vitamin E) und vielen anderen Forschern auf dem Gebiet der menschlichen Ernährung unterstützt zu werden. Diese Ärzte und Dr. Rona ermutigten mich, eine Rezeptur mit hochwertigen Vitaminen und Mineralstoffen zu entwickeln, die man in der ärztlichen Praxis einsetzen konnte. Das tat ich dann auch. Anfang 1988 wurde mir jedoch klar, daß bei den aus Nahrungsmitteln entnommenen und in Kapseln oder Tabletten gepackten Vitaminen und Mineralstoffen viele der Nährstoffkomplexe fehlten, die in den ursprünglichen Nahrungsmitteln vorhanden waren. Es ist wesentlich besser, die vollwertigen Nahrungsmittel, wenn möglich natürlich gewachsen und in rohem Zustand, zu essen, wenn man eine gute Gesundheit erlangen will. Mitte 1988 begann ich mit der Erforschung der nährstoffreichsten, am leichtesten verdaulichen Nahrungsmittel, die es auf diesem Planeten gibt, und beendete die Herstellung von Vitamin- und Mineralstoffprodukten.

1992 waren meine Forschungen abgeschlossen. Ich entwickelte

eine Vollwertnahrung, die nährstoffreich ist, aktive Enzyme enthält, säureneutralisierend wirkt und einen synergetischen Effekt hat. Wir nannten sie GREENS PLUS. Sie besteht aus einer Kombination aller Nährstoffe, die der menschliche Körper benötigt. Nach einer intensiven und sorgfältigen vierjährigen Testphase hatte mein Forschungsteam herausgefunden, wie man 28 organische, aus dem Meer stammende oder an bestimmten Orten der Erde gewachsene und organisch gedüngte Nahrungsmittel richtig miteinander kombinierte.

Wir haben beispielsweise verwendet:

• eine blaugrüne Alge namens *Spirulina*, die an der unberührten Kona-Küste von Hawaii wächst (Spirulina besteht zu 65 % aus Eiweiß, ist die reichste natürliche Quelle von Vitamin B_{12} und enthält Eisen, das für die Bildung von roten Blutkörperchen notwendig ist, in seiner am leichtesten absorbierbaren Oxidationsstufe);

• *Weizen* und *Rote Bete* aus den chemiefreien Ebenen in Kansas (beide reich an Chlorophyll, das zur Reinigung der Leber, der Lunge und des Darms beiträgt, und ergiebige Quellen aller notwendigen Vitamine und Mineralstoffe);

• *Acerola-Beeren*, die ohne Einsatz von Unkrautvernichtungsmitteln in Brasilien gezogen worden sind (und die reichste, natürliche Quelle von Vitamin C und Bioflavonoiden darstellen, welche die Immunabwehr stärken und Infektionen sowie Krebs vorbeugen);

• auf natürlicher Basis gewachsene oder in Hydrokultur gezogene *Sojasprossen* (diese Sprossen enthalten kein allergieerzeugendes Gluten und stellen die reichste, natürliche Quelle von Enzymen mit Antioxidanzwirkung dar, die das Wachstum von Krebszellen hemmen. Die wiederum werden durch in unserem Körper als Nebenprodukt von Sauerstoff entstandene freie Radikale hervorgerufen. Antioxidantien verhindern die Oxidation – oder die Zellschädigung –, die durch vom Sauerstoff freigesetzte Radikale bewirkt wird).

GREENS PLUS war von Anfang an als basisch wirkende Vollwertnahrung konzipiert. Es ist ein Pulver, das man in Tafelwas-
ser oder in frischem Gemüse- oder Fruchtsaft verrührt. Es kann
ideal bei einer Mono-Diät, aber auch bei jeder anderen Art von
bewußter Ernährung verwendet werden und trägt zu einem ge-
steigerten Wohlbefinden bei. GREENS PLUS ist bequem in
der Anwendung, schmeckt gut, enthält keinerlei Zusätze wie
Zucker, Salz, Milchprodukte, Tierprodukte, Fette, Gluten, Kon-
servierungsstoffe, Natriumglutamat, Hefe oder Eier. Es ist ein
Pulver, das man einfach mit 120 bis 240 ml Flüssigkeit verrührt
und trinkt.

Am besten trinkt man GREENS PLUS auf nüchternen Magen,
damit es vollständig aufgenommen und verdaut werden kann.
Es passiert den Magen innerhalb von 15 Minuten; danach können Sie andere Nahrungsmittel zu sich nehmen. Um ein opti-
males Ergebnis zu erzielen, sollten Sie nach dem Aufstehen zuerst ein Glas Wasser mit Raumtemperatur trinken, 15 Minuten
später dann GREENS PLUS. Genießen Sie anschließend Ihr
Frühstück, das vorzugsweise aus Früchten bestehen sollte. An
Tagen mit vermehrtem Streß oder vielen Terminen können Sie
GREENS PLUS auch zweimal einnehmen. Dadurch werden
Sie mehr Energie haben, Ihr Verstand wird wacher sein, und Sie
werden sich rund um die Uhr wohl fühlen.

GREENS PLUS kann nicht überdosiert werden, weil es sich um
ein rein pflanzliches Nahrungsmittel handelt. Da ich oft auf Rei-
sen und auch sonst vielen Belastungen ausgesetzt bin, nehme
ich es drei- bis viermal pro Tag ein. Sie sollten GREENS PLUS
eher in kleinen Schlucken trinken und nicht hinunterstürzen,
dann beginnen Absorption und Verdauung bereits im Mund.
Die aktiven Enzyme helfen dabei mit.

Die vom amerikanischen Landwirtschaftsministerium veröffentlichte neue Lebensmittel-Pyramide empfiehlt den täglichen Konsum von mindestens fünf Anteilen frischem Gemüse
und zwei bis vier Anteilen frischem Obst. Das läßt sich doch

bestimmt befolgen, denken Sie jetzt vielleicht. Doch nur 9 % der US-Bevölkerung nehmen pro Tag fünf Anteile frisches Gemüse zu sich. Bei einem Konsum von fünf Anteilen frischem Gemüse täglich wird das Krebsrisiko um 50 % gesenkt.[278] In unserem hektischen Alltag ist es manchmal schwierig, Zeit und Gelegenheit zu finden, das benötigte Gemüse zuzubereiten und zu essen. GREENS PLUS stellt daher eine bequeme Alternative dar, um den täglichen Konsum an organischem Gemüse zu steigern. Nimmt man täglich nur drei Teelöffel zu sich (eine Tagesration), ersetzt das sechs Anteile frisches, rohes Gemüse.

Es mag Sie überraschen, daß auch Kinder GREENS PLUS gern trinken. Kinder bis zu einem Alter von sechs Jahren sollten täglich einen Teelöffel zu sich nehmen, Kinder bis zu zwölf Jahren zwei Teelöffel und Erwachsene drei Teelöffel.

Da wir uns hervorragender Qualität verpflichtet fühlten, sahen wir uns anfangs zwei Problemen gegenüber. Erstens: Wo sollte das Produkt hergestellt werden – im Industrieviertel einer Stadt, wo die meisten großen Fabriken ihren Sitz haben? Die Antwort war klar. Wir entschieden uns für die unberührte Natur der Rocky Mountains, denn dort gibt es noch Wasser und Luft von guter Qualität. Zweitens: Wie konnten wir eine große Menge nahrhaftes Gemüse zu einem verrührbaren Pulver verarbeiten und dabei gleichzeitig die empfindlichen, in den Nährstoffen enthaltenen Enzyme bewahren?

Wir entdeckten eine patentierte Verarbeitungsmöglichkeit, mit deren Hilfe sich Gemüse ohne Hitzeeinwirkung zu einem feinen Pulver verarbeiten läßt. So werden weder seine molekulare Zusammensetzung noch die aktiven Enzyme zerstört. Es funktioniert hervorragend. Nachdem man das Gemüse sorgfältig gewaschen und zu Saft verarbeitet hat, wird es ohne die geringste Hitzeeinwirkung »trockengesprüht«, um die wertvollen Nährstoffe zu erhalten. Stellen Sie sich vor, Sie hätten Ihren Gartenschlauch auf feinen Sprühnebel eingestellt und statt

Wasser käme Saft heraus. Die winzigen Partikel trocknen sofort und ohne Wärmezugabe. Um die Nahrungsmittel in den Flaschen frisch zu halten, werden diese vorher mit Stickstoff gespült, wodurch der Sauerstoff entfernt wird.

Folgendes bewirkt GREENS PLUS:

● Es reinigt mit seinen 17,2 g (von 100 g GREENS PLUS) löslichen und unlöslichen Ballaststoffen sanft Ihren Darmtrakt.

● Es sorgt für die Ausscheidung von Giftstoffen aus Ihrem Körper. Da es alkalisch ist, neutralisiert es Säure.

● Dadurch wird der optimale ph-Wert wiederhergestellt.

● Es unterstützt das »Immun-«, das Adrenalin- und das Lymphatische System.

● Es wirkt hilfreich in den Wechseljahren und bei PMS (Prämenstruelles Syndrom).

● Es erhöht Ihre geistige Aufnahmefähigkeit und unterstützt die Gehirnfunktionen.

● Es unterstützt das Wachstum der Haare und der Nägel und versorgt Sie mit den nötigen Nährstoffen, die für die Tönung der Haut wichtig sind.

● Es versorgt Sie den ganzen Tag über mit Energie (ohne Stimulantien).

● Es versorgt Sie mit zwölf verschiedenen Pigmentinhaltsstoffen wie Orange, Gelb, Rot, Blau und so weiter, die Pflanzensubstanzen (Phytochemikalien) enthalten, mit denen sich nachweislich Krebs in jedem Stadium aufhalten läßt.

Wußten Sie schon, daß das amerikanische »Nationale Krebsinstitut« 1995 ein auf fünf Jahre angelegtes, sechs Millionen Dollar teures Forschungsprogramm in Angriff genommen hat, bei dem die Krankheiten (zum Beispiel Krebs) vorbeugenden »geheimnisvollen Inhaltsstoffe« des Gemüses erforscht werden sollen?

Bei diesen »geheimnisvollen Inhaltsstoffen« handelt es sich um Phytochemikalien. In GREENS PLUS wird durch das Zusammenwirken der Pflanzenbestandteile ein synergetischer Effekt erzielt. Durch die spezielle Kombination seiner vollwertigen, aktiven und nährstoffreichen Bestandteile ist es besonders geeignet, uns vor Krankheiten zu bewahren und im Kampf gegen den Krebs zu unterstützen. Lassen Sie uns einige dieser Grünpflanzen und ihre Inhaltsstoffe näher betrachten, um die antikanzerogene Wirkung von GREENS PLUS zu verdeutlichen.

● *Glycyrrhizinsäure;* kommt in der Süßholzwurzel vor, schützt den Verdauungstrakt und verstärkt den Zell- und Antioxidantienschutz.

● *Catechinpolyphenole;* kommen in japanischem grünen Tee vor und wirken krankheitsvorbeugend. Man fand heraus, daß eine Antikrebskomponente, das sogenannte EGCG, die Zahl der Lungentumoren, die durch Nitrosamine und Tabak hervorgerufen worden waren, um 38 % reduzierte.

Die einflußreichen Antioxidantien verhindern, daß das Cholesterin im Blut durch Sauerstoff geschädigt wird; dadurch werden die Arterienwände geschützt. Im Magen wirken sie antikarzinogen.

● *Alpha- und Betakarotin* aus Spirulina und Gerstensaft normalisieren Zellen im Vorkrebsstadium.

● *Ballaststoffe* aus ungeschältem Reis absorbieren Gallenflüssigkeit und krebserzeugende Substanzen.

● *Triterpenoide* aus der Süßholzwurzel verlangsamen den Teilungsprozeß von Krebszellen und deaktivieren Östrogen, das sich meist an den Zellen in der Brust anlagert; dadurch wird dem Brustkrebs vorgebeugt.

● Das *Vitamin E* in ungeschältem Reis verhindert die Entstehung von Tumoren und das Oxidieren von HDL (Lipoproteine von hoher Dichte).

GREENS PLUS ist ein wirkungsvolles, schnellverdauliches Nahrungsmittel, das schnell absorbiert wird und jeden wichtigen Nährstoff beinhaltet, der für die Gesundheit notwendig ist. Ich

hoffe, daß GREENS PLUS die Kraft und den Schwung verleiht, um Ihr Leben in vollen Zügen zu genießen.
Ich wünsche Ihnen eine dauerhafte Gesundheit.

Sam Graci

Seit ich GREENS PLUS benutze, kann ich meinen Appetit besser zügeln, esse ich nicht mehr soviel oder so oft wie früher, bin geistig wacher, schlafe besser, verfüge rund um die Uhr über mehr Energie und fühle ich mich einfach hervorragend. Ich persönlich nehme es am liebsten in Apfelsaft aufgelöst zu mir, da der Geschmack des Saftes und der von GREENS PLUS einfach unglaublich gut zusammenpassen. Es ist eine perfekte Nahrungsergänzung, ob man nun eine Mono-Diät macht oder nicht. Ich finde, es vereinfacht eine solche Diät erheblich und unterstützt zudem noch deren Wirkung. Da es alle Nährstoffe enthält, die der Körper benötigt, haben Sie bei einer Mono-Diät nicht mehr ein solches Verlangen nach anderen Nahrungsmitteln. Es ist, als wäre dieses Produkt eigens zur Unterstützung von Mono-Diäten gemacht worden.
Weiterführende Informationen zu GREENS PLUS erhalten Sie in Deutschland unter folgender Adresse: GREENS PLUS Handelsgesellschaft mbH, Krähenweg 28b, 22459 Hamburg, Tel. 040/5 52 05 03, Fax 040/55 20 54 04.

Prime 1™

Bei einem anderen Produkt des 21. Jahrhunderts, das ich Ihnen nicht vorenthalten will, handelt es sich um eine höchst bemerkenswerte Zusammenstellung verschiedener Heilkräuter – Prime 1™. Es wurde von sowjetischen Wissenschaftlern entwickelt und ist ein erstaunliches Produkt, das gegen Streß hilft und aus sieben sorgfältig ausgesuchten »*adaptogenen*« Kräutern aus den unberührten sibirischen Wäldern besteht. Prime 1™

liegt in flüssiger Form – als eine Art Sirup – vor, von dem man täglich zwei Eßlöffel einnehmen sollte. Sie mögen nun fragen: »Okay, also Heilkräuter. Aber was bewirken sie, wer hat sie entdeckt? Was bedeutet ›adaptogen‹? Und was haben sie mit unserer Gesundheit oder mit der Vorbeugung gegen Krebs zu tun?«

Von Dr. Ben Tabachnik, dem Vizepräsidenten der Forschungs- und Entwicklungsabteilung von »PrimeQuest International«, erhielt ich zu diesen Fragen einen Stapel Berichte und Übersichten. Dr. Tabachnik war von 1977 bis 1990 Leiter der Forschungsabteilung für Leichtathletik des sowjetischen »Nationalen Forschungsinstitutes für Sport« in Moskau. Er hat über 150 Artikel und Bücher über die Möglichkeiten zur Verbesserung sportlicher Leistungen verfaßt und gilt weltweit als Autorität auf dem Gebiet des Hochleistungssports.

Die Entstehungsgeschichte von Prime 1™

Doch lassen Sie mich zuerst noch etwas über den Mann erzählen, der Prime 1™ entwickelt hat, und darüber, warum seine Entdeckungen so bemerkenswert sind.

Israel Itskovich Brekhman wurde als Sohn eines Schneiders in Rußland geboren. Nach dem Abschluß der Schule gewann er eines der begehrten Stipendien der russischen Marineakademie für Medizin in Leningrad, wo er sich auf Pharmakologie spezialisierte. 1945 schloß er sein Medizinstudium mit dem Doktor ab und bekam eine Stelle im fernen Osten Rußlands, in Primorje – einer Region, in der uralte Wälder, Urwald und Berge vorherrschen. Der Pflanzenreichtum dort war so überwältigend und vielfältig, daß Brekhman Primorje »das größte Labor der Welt« nannte – was sein Interesse an pflanzlichen Wirkstoffen widerspiegelt.

Da er sowohl Arzt als auch Forscher war, entwickelte er ein besonderes Interesse an den Zusammenhängen zwischen Ernährung und Gesundheit. In seinen frühen Schriften heißt es: »Die

Ernährung stellt den engsten und dauerhaftesten Kontakt zwischen Mensch und Natur her. Die chemischen Bestandteile in der Nahrung bilden das Band, das den Menschen mit seiner Umgebung verbindet.«[279] Brekhman war an den unter höchster Geheimhaltung vorgenommenen Forschungen beteiligt, deren Ziel es war, Substanzen zu entwickeln, die den Astronauten, dem Militär und den Olympiaathleten der Sowjetunion zu herausragenden Leistungen verhelfen sollten. Seine Forschungen als junger Wissenschaftler an der »Russischen Akademie der Wissenschaften« in Wladiwostok waren ausschlaggebend für den frühen Erfolg des sowjetischen Raumfahrtprogramms. Bei seiner Arbeit konzentrierte er sich auf pflanzliche Stoffe, die für Menschen von besonderem Nutzen sein konnten. In den späten 40er Jahren begann er, ein traditionell in China verwendetes Arzneimittel – Panax Ginseng – zu untersuchen. Dann gelang Brekhman eine bahnbrechende Entdeckung, die ihm unter den sowjetischen Forschern höchsten Ruhm und Anerkennung einbrachte. Er fand heraus, daß *Eleutherococcus senticosus*, eine andere Wurzelknolle, eine hervorragende Energielieferantin mit stoffwechselregulierenden Eigenschaften war, die sogar die der legendären Panax Ginseng übertrafen.

Die von Dr. Brekhman entwickelten Ernährungskonzepte, die auf diesen Pflanzenextrakten beruhten, erwiesen sich zum Beispiel für Astronauten als äußerst nützlich, da sie sie vor den durch Bewegung, Schwindelgefühle, Schwerelosigkeit und die Gravitationskräfte hervorgerufenen Belastungen schützten. Die Wirkung war so erstaunlich, daß die sowjetischen Astronauten sowie die Elite der Olympiaathleten Dr. Brekhmans Ernährungsprogramm übernahmen.

Im Sport glich Brekhmans Arbeit der Erfüllung der Träume eines Sportlers. Kraft und Ausdauer wurden drastisch erhöht, und die sowjetischen Athleten begannen, Goldmedaillen einzuheimsen wie nie zuvor.

Im Laufe der Jahre übernahm dann auch eine andere sowjetische Elite Brekhmans Wunderprogramm: die militärischen Spezialeinheiten. Schachgroßmeistern verhalf es genauso zu mehr Energie und Konzentrationskraft wie den Stars des Bolschoij-Balletts. Auch berühmte sowjetische Pianisten und Violinisten nahmen Brekhmans Zusatznahrung zu sich, hochrangige Regierungsbeamte ebenfalls. 1981 wurde Dr. Brekhman der Leninorden, die höchste sowjetische Auszeichnung, verliehen. Er ist Inhaber von fast 40 Patenten, davon 21 internationale, und hat Hunderte von wissenschaftlichen Artikeln, Monographien und Büchern veröffentlicht.

Nun nimmt die Geschichte einige interessante Wendungen. In den späten 80er Jahren löste sich, wie wir wissen, die Sowjetunion als Staat langsam auf. Die sozialistischen Republiken brachen wirtschaftlich zusammen, und in der allgemeinen Auflösungsphase schlüpften immer mehr sowjetische Staatsgeheimnisse durch die Kontrollmaschen des KGB. Dr. Ben Tabachnik war Anfang der 90er Jahre in die USA ausgewandert. Er hatte das Buch »Soviet Training and Recovery Methods« geschrieben, das die Aufmerksamkeit der berühmten amerikanischen Unternehmerfamilie Feathers (»Eileen Feather Fitness Studio«, »Cambridge-Diät« und so weiter) weckte. Die Feathers erkannten die Bedeutung von Brekhmans Entdeckungen und des sowjetischen Ernährungsprogramms für Athleten sofort.

Sie nahmen Kontakt mit ihm auf und trafen sich mehrmals mit ihm. Anschließend wurde ein Treffen zwischen den Feathers und Dr. Israel Brekhman in die Wege geleitet. Brekhman lud die Feathers nach Rußland ein, führte sie durch das russische Raumfahrttrainingszentrum und erzählte ihnen von seinen ernährungsrelevanten Forschungsergebnissen bei Pflanzen.

Einige Jahre zuvor hatten die Feathers die erste wissenschaftlich abgesicherte, hochwertige, nährstoffreiche Ersatznahrung auf den Markt gebracht (eben die »Cambridge-Diät«, die an der Universität von Cambridge entwickelt worden war). Da sie sich auf dem Gebiet der Gesundheitskost und Naturprodukte bestens auskannten, erkannten sie die Tragweite von Brekhmans Arbeit und schlossen mit ihm einen Vertrag. Brekhman sollte sein Produkt dahingehend weiterentwickeln, daß es auf die gesundheitlichen Bedürfnisse aller Menschen abgestimmt war und man es zu einem für alle erschwinglichen Preis anbieten konnte. 1992 gründeten sie gemeinsam eine Firma, »Prime-Quest International«, die sich der Aufgabe verschrieb, »die Welt zu erforschen und allen Menschen die Entdeckungen aus Wissenschaft und Natur, die den größten Beitrag zu Gesundheit und Wohlergehen der Menschheit leisten können, zugänglich zu machen«.

Das schließlich patentierte Produkt von Dr. Brekhman besteht aus sieben sibirischen Heilpflanzen, deren wichtigste das *Eleutherococcus* (der sibirische Ginseng) ist. In der klinischen Erprobung fand man heraus, daß diese phänomenale Kräutermischung überraschende synergetische Qualitäten aufwies und die Mischung wesentlich wirkungsvoller war als die einzelnen Kräuter. In Tausenden von Forschungsarbeiten wurden die Kräuter in dieser erstaunlichen Rezeptur immer wieder getestet. Die russische Seite gab mehr als 500 Millionen Dollar für die Erforschung dieses Produktes aus. So wurde es zu einem der besterforschten, wissenschaftlich am meisten abgesicherten Nahrungsergänzungsmittel auf dem Markt der Naturprodukte.

Worin bestehen nun die Vorteile von Prime 1™, und wie wirkt es?

Beginnen wir mit einem Zitat von Dr. Brekhman: »Es war immer mein Traum, ein Produkt zu entwickeln, das den Menschen helfen sollte, gesünder, widerstandsfähiger, glücklicher und streßunempfindlicher zu werden. Mein ganzes Leben lang habe ich auf dieses Ziel hingearbeitet – und schließlich den Durchbruch erzielt. Bei Prime 1™ handelt es sich um eine komplizierte Verarbeitung von natürlichen Pflanzenextrakten, die die besten und wirkungsvollsten Bestandteile beinhalten, welche ich im Laufe meiner Forschungstätigkeit untersucht habe... Bestandteile, die durch ihre Zusammensetzung, als Mischung, noch wirkungsvoller sind.«

Wie heißen diese sieben Kräuter nun, und wie wirken sie? Die in Prime 1™ enthaltenen Kräuter sind:

- *Eleutherococcus senticosus,*
- *Schizandra chinensis,*
- *Raponticum carthamoides,*
- *Rhodiola rosea,*
- *Aralia mandschurica,*
- *Glycyrrhiza uralensis* und
- *Rosa majalis.*

Diese Kräuter werden, in sorgfältig bemessenen Dosen, mit einem patentierten Pflanzenträgerstoff aus bioaktivierenden Substanzen gemischt.

Die meisten Kräuter sind seit Jahrhunderten bekannt und werden schon immer als »Wunder der Natur« gepriesen, doch hat erstmals Israel Brekhman in wissenschaftlichen Studien nachgewiesen, daß adaptogene Kräuter* den Menschen vor den verschiedensten schädlichen und giftigen Einflüssen schützen können. Die Kräuter mußten, um in seine Formel aufgenommen zu werden, folgende Kriterien erfüllen:

- Sie mußten in ihrer Wirkung völlig zuverlässig und ungiftig sein, selbst bei längerer Anwendung;
- sie mußten die Widerstandskräfte des Menschen gegen viele äußere und innere Streßfaktoren stärken;
- sie mußten eine regenerierende, normalisierende Wirkung auf die Stoffwechselprozesse des Körpers haben.[280]

Dr. Brekhmans Vermächtnis an die Welt und die Menschheit ist dieses Produkt, Prime 1™. Jahrelange Testreihen mit Menschen und Tieren zeigten, daß diese Kräutermischung sowohl eine allgemeine, stoffwechselregulierende und anregende Wirkung

---

* Anm. d. Übers.: Es handelt sich dabei um anpassungsfähige Kräuter, deren Erbmaterial sich im Laufe der Zeit an die äußeren Begebenheiten angepaßt hat.

hat – was in dem Begriff »adaptogen« steckt – als auch eine spezifische krankheitsvorbeugende und gesundheitserhaltende. Das Wort »Adaptogene«, das wohl den meisten Lesern neu ist, bezeichnet natürliche Substanzen, die es dem Menschen ermöglichen, sich an eine breite Palette von Streßfaktoren »anzupassen« (zu »adaptieren«). Die moderne Zivilisation hat eine unnatürliche, aufreibende Umgebung für den Menschen geschaffen, die hohe Ansprüche an unsere physischen und psychischen Fähigkeiten stellt.

Innerhalb von 100 Jahren hat die menschliche Spezies einzigartige neue Streßfaktoren geschaffen, die sich auf physischer, intellektueller, emotionaler und geistiger Ebene auswirken: die Erfindung des Autos, des Fernsehers, des Flugzeugs, des Computers; dazu kommen Wasserverschmutzung, Luftverschmutzung, Zigaretten und Tausende von künstlich hergestellten Zusätzen, die Lebensmitteln und Getränken beigemischt, auf unsere Haut aufgetragen oder gegen alle möglichen Krankheiten geschluckt werden. Unser Körper und unser Geist sind heute massiven Angriffen ausgesetzt.

Von morgens bis abends konsumieren wir Nahrungsmittel, die »verarbeitet«, entvitaminisiert, denaturiert und gebleicht (beispielsweise weißes Mehl und weißer Zucker), dann chemisch »haltbar« gemacht worden sind – und nur allzuoft giftig sind. Ob es sich nun um Quecksilberfüllungen (extrem giftig für alle lebenden Organismen) in den Zähnen, um »konservierte« Wurst oder Würstchen in unseren Lunchpaketen oder um die unablässig auf uns einhämmernde Gewalt im Fernsehen – hier ist der Angriff real – handelt: Für Körper, Geist und Gehirn ist dies tödlich. Alvin & Heidi Toffler decken das in ihrem Buch »Future Shock« auf; Tausende von Bestsellern wollen uns lehren, damit umzugehen, uns daran zu gewöhnen oder abzuschalten.

Wir sind von zahlreichen Streßfaktoren umgeben, die in dieser Menge Körper und Geist zerstören und für das weitverbreitete

Phänomen des physischen oder psychischen Breakdowns verantwortlich sind. Psychologen haben herausgefunden, daß nicht das Gefühl der Zufriedenheit überwiegt, sondern die Depressivität. Energie und Freude sind durch chronische Müdigkeit, Angstgefühle und Schlaflosigkeit ersetzt worden.

Nicht schlanke, athletische Körper prägen das Straßenbild von heute, sondern Fettleibigkeit – und zwar nicht nur bei über 50jährigen, bequemen Menschen. Nein, Fettleibigkeit kann man schon bei vielen Schulkindern beobachten. Viele Soziologen weisen darauf hin, daß bei Schulkindern nicht die Freude am Lernen vorherrscht, sondern die Angst vor Gewalt von seiten ihrer Schulkameraden. Während Politiker und Soziologen noch darüber streiten, was schiefgegangen ist, sind wir Überlebenden die Opfer.

Doch die wichtigste Frage für jeden einzelnen von uns, der sich über seine Gesundheit Gedanken macht, ist, ob *wir* einen Weg finden können, um die schädlichen Auswirkungen dieser Streßfaktoren zu reduzieren, aufzuheben oder abzublocken. Genau das leisten Adaptogene. Israel Brekhman und seine Kollegen testeten diese Pflanzenextrakte an einer großen Versuchsgruppe von Menschen, die unter körperlichem oder seelischem Streß standen (Lastwagenfahrer, russische Astronauten, Computerprogrammierer), und stellten eine drastische Verbesserung ihrer Leistungen fest (geringere Fehlerhäufigkeit, weniger Krankheiten, weniger Unfälle und ausgeglicheneres Verhalten).[281]

Tausende von Forschungsberichten aus den Labors der ganzen Welt zeigten auf, daß Eleutherococcus eine breite Vielfalt von Eigenschaften besitzt: Es stärkt den Körper, beruhigt bei nervösen Zuständen, wirkt sich positiv auf die Hirnfunktion aus und stärkt das Immunsystem. Andere Studien belegen, daß Eleutherococcus eine antidepressive, herzstärkende, das Zentralnervensystem stimulierende und der Müdigkeit vorbeugende Wirkung hat. Doch was für die Krebsvorbeugung, um die es in diesem Buch ja geht, am wichtigsten ist: Wissenschaftliche Studien mit Eleutherococcus und anderen Bestandteilen von Prime 1™ bewiesen durch beeindruckende Ergebnisse, daß diese Kräuter bei Tieren gegen eine ganze Reihe von Krebsarten vorbeugend wirken. Es gibt zu viele und zu umfangreiche Studien, um sie alle aufzuzählen oder auf sie einzugehen.[282] Festzuhalten ist: Bei Brustkrebs, Gebärmutterhalskrebs, Leukämie, Drüsenkrebs, Sarkomen (Hautkrebs), Lungenkrebs und vielen anderen Krebsarten verminderte die regelmäßige Einnahme dieser Adaptogene das Risiko der Entstehung von Krebs deutlich. Streßfaktoren wie Gifte, Schadstoffe, Oxidantien, Chemikalien in behandelten Nahrungsmitteln, Bestrahlung, Depressionen und Müdigkeit werden heute als Ursache für Mutationen in der DNS angesehen, die schließlich zu Krebs führen. Adaptogene sind die fehlenden, natürlichen Nährstoffe, die uns vor solchen Streßfaktoren schützen können.[284]

Besonders interessant sind auch die Ergebnisse der Arbeiten von Dementjena und Ogrek vom »Thomsky-Institut«.[284] Sie untersuchten die krebsvorbeugende Wirkung von Rhodiola rosea, dem Blühenden Rosenwurz (eines der Adaptogene in Prime 1™), bei Mäusen, die aufgrund erblicher Vorbelastung ein stark erhöhtes Risiko, Brustkrebs zu bekommen, aufwiesen. Die Häufigkeit lag bei den Tieren, die Adaptogene bekamen, 3,3mal niedriger als bei den Kontrolltieren, denen keine Adaptogene verabreicht wurden. Ähnlich interessant sind die Ergebnisse von Gramichaa und seinen Mitarbeitern, die herausfanden, daß bei einer Langzeitbehandlung von Brustkrebspatientinnen die Kombination eines Eleutherococcus-Extraktes mit Chemotherapie mehr Wirkung zeigte als die Chemotherapie allein.[285]

Andere Untersuchungen über Adaptogene zeigten eine verbesserte Aktivität des Immunsystems durch den Anstieg von T-Helfer-Lymphozyten und eine erhöhte zytotoxische (zellschädigende) T-Zellen-Aktivität gegen Krebszellen. Adaptogene wirkten außerdem positiv auf die Mutationsbereitschaft und die

Selbstreparaturfähigkeit der DNS – beides grundlegend für die Vorbeugung gegen Brustkrebs.[286]

Und bedenken Sie: Alle diese krebsverhütenden, gesundheitserhaltenden Stoffe haben keine bekannte toxische Wirkung oder Nebenwirkungen – im Gegensatz zu der langen Liste synthetischer Medikamente, die von der pharmazeutischen Industrie hergestellt werden. PrimeQuest vertreibt dieses ausschließlich auf pflanzlicher Basis hergestellte Produkt übrigens nur als Zusatznahrung und behauptet nicht, man könne damit Krankheiten heilen oder behandeln. Dennoch besitzt es definitiv gesundheitsverbessernde Eigenschaften, wie Brekhman und Dutzende von anderen Wissenschaftlern in mehr als 2000 wissenschaftlichen Studien nachgewiesen haben.

Zusammenfassend läßt sich also sagen, daß Prime 1™ eine Mischung aus sorgfältig getesteten, natürlichen Pflanzenadaptogenen ist, die die Widerstandskräfte des Menschen gegen eine breite Palette physischer, emotionaler, den Stoffwechsel betreffender und umweltbedingter Streßfaktoren erhöhen. Die natürlichen Pflanzenextrakte in Prime 1™ enthalten außerdem Spurenelemente, Koenzyme, Metaboliten, Antioxidantien und Vitamine, die in so ausgewogener Form in Vitamin-Mineralstoff-Tabletten höchstwahrscheinlich nicht enthalten sind.

Prime 1™ ist mit Sicherheit das Elixier par excellence des 21. Jahrhunderts und die Krönung der Arbeit eines der größten Wissenschaftler des 20. Jahrhunderts. Im Gegensatz zu den meisten Wissenschaftlern des 19. und 20. Jahrhunderts, deren Hauptaugenmerk sich auf die Natur und die Behandlung von Krankheiten des Menschen richtete, blieb Dr. Brekhman ein Visionär, dessen Traum von der Verbesserung der menschlichen Gesundheit und der Vorbeugung gegen Krankheiten sich an eine neue Generation wendet.

Sein Bestreben war es, von der Konzentration auf die Krankheit wegzukommen und eine stabile Gesundheit zu erreichen, mit der gegen Krankheiten vorbeugt werden kann. Israel I. Brekhman ist der »Vater der Adaptogene«, und die Bedeutung seiner Entdeckungen wird im nächsten Jahrhundert weiter wachsen, wenn nämlich die Veränderungen noch schneller vonstatten gehen und der Streß noch größer wird. Die 45 Jahre, die er in den ursprünglichen Wäldern von Ostrußland verbrachte, haben ihn mit Ehrfurcht vor dem Leben und dem verborgenen Reichtum der Natur erfüllt.

Prime 1™ setzt ihm ein Denkmal, weil es eine Quelle der Gesundheit für alle darstellt. (Dr. Israel Brekhman verstarb im Juli 1994 friedlich in seiner Wohnung in Wladiwostok.)

Mehr Informationen über Prime 1™ erhalten Sie in den USA unter der Telefonnummer 001*/408/646-9098.

---

* Anm. d. Übers.: 001 ist die Vorwahl für die USA und Kanada von Deutschland, Österreich und der Schweiz aus.

Adressen

USA/Kanada (Auswahl)

American Natural Hygiene Society
P.O. Box 30630
USA-Tampa, FL 33630
Tel. 001*/813/855-6608

GREENS PLUS
Orange Peel Enterprises, Inc.
2183 Ponce de Leon Circle
USA-Vero Beach, FL 32960
Tel. 001*/561/562-2766 (USA)
Tel. 001*/250/537-0831 (Kanada)

Fit for Life
Health Resort and Spa
1460 S. Ocean Boulevard
USA-Pompano Beach, FL 33062
Tel. 001*/954/941-6688

Life Science Institute, Inc.
2929 W. Anderson Lane
USA-Austin, TX 78757
Tel. 001*/512/467-6746

---

* Anm. d. Übers.: 001 ist die Vorwahl für die USA und Kanada von Deutschland, Österreich und der Schweiz aus.

National Institute of Fitness
202 N. Snow Canyon Road
P.O. Box 380938
USA-Ivins, UT 84738
Tel. 001*/801/673-4905

PrimeQuest (Prime 1™)
2354 Garden Road
USA-Monterey, CA 93940
Tel. 001*/408/646-9098

Es würde mich außerordentlich freuen, wenn Sie mir über Ihre Erfahrungen mit den drei CARE-Grundsätzen berichten würden. Haben Sie Lust? Dann schreiben Sie mir bitte:
Harvey Diamond
5221 Ocean Blvd.
Suite Nr. 271
USA-Sarasota, FL 34242
Bitte geben Sie dieses Buch auch an Ihre Freunde und Verwandten weiter.

Deutschland (Auswahl)

Deutsche Gesellschaft für Ernährung e.V.
Im Vogelsgesang 40
60488 Frankfurt am Main
Tel. 069/9 76 80 30

Gesellschaft für Biologische Krebsabwehr e.V.
Postfach 10 25 49
69015 Heidelberg
Tel. 0 62 21/16 15 25

GREENS PLUS Handelsgesellschaft mbH
Krähenweg 28b
22459 Hamburg
Tel. 040/5 52 05 03

---

* Anm. d. Übers.: 001 ist die Vorwahl für die USA und Kanada von Deutschland, Österreich und der Schweiz aus.

Lebenskunde e.V.
Stendorferstr. 3
27718 Ritterhude
Tel. 0 42 92/81 63 90

NOWO BALANCE® Klinik Bruneck GmbH
Gräfin-Schlippenbach-Weg 16
83708 Kreuth/Tegernsee
Tel. 0 80 29/8-0

UGB-Akademie
Verein für Unabhängige Gesundheitsberatung e.V.
Keplerstr. 1
35390 Gießen
Tel. 06 41/7 77 85

Zentralverband der Ärzte für Naturheilverfahren e.V.
Alfredstr. 21
72250 Freudenstadt
Tel. 0 74 41/21 51

Bezugsquelle für Minitrampoline:
BIONIKA-Gesundheitsprodukte
Stendorferstr. 3
27718 Ritterhude
Tel. 0 42 92/81 63 10

Anmerkungen

[1] Angier, Natalie, »Vexing Pursuit of Breast Cancer Gene«, New York Times, 12. Juli 1994.
»Health Week«, CNN, 14. März 1992.
»No Breasts, No Cancer«, »Maury Povich Show«, 18. Juni 1992.
»Preventive Mastectomy, Part I & Part II«, »Health Talk«, 10./11. März 1993.
»Siblings Opt for Preventive Mastectomies«, »All Things Considered«, National Public Radio, 8. August 1993.

[2] »Surviving Breast Cancer«, »Health Works«, »CNN News«, 12. März 1994.

[3] Raloff, Janet, »EcoCancers«, Science News, Bd. 144, Nr. 1, 3. Juli 1993.

[4] »The Breast Care Test«, PBS-TV, 18. Oktober 1993.

[5] ebda.

[6] Quillin, Patrick, »Beating Cancer With Nutrition«, NTP Press, Tulsa, Oktober 1994.

[7] Ellerbee, Linda, »The Other Epidemic – What Every Woman Needs to Know About Breast Cancer«, ABC-TV, 14. September 1993.

[8] Stephen, Beverly, »Her Most Serious Medical Problem«, Los Angeles Times, 5. Dezember 1982.

[9] ebda.

[10] siehe Anm. 7.

[11] siehe Anm. 7.
»Fighting Cancer – Are We Doing Enough?« »CNN Newsmaker Sunday«, 7. Juli 1991.

[12] »Conflicting Advice in Breast Cancer«, »ABC-Nightline«, 19. März 1993.

[13] New England Journal of Medicine, 24. Oktober 1985.

[14] »Funds Urged for Breast Cancer Study«, Sarasota Herald-Tribune, 28. Oktober 1993.

[15] siehe Anm. 7.

[16] Kolata, Gina, »Weighing Spending on Breast Cancer Research«, New York Times, 20. Oktober 1993.

[17] siehe Anm. 12.

[18] siehe Anm. 3.
[19] siehe Anm. 12.
[20] siehe Anm. 4.
[21] Kolata, Gina, »Mammograms Before 50? A Hung Jury,« New York Times, 24. November 1993.
[22] siehe Anm. 11 (»CNN Newsmaker Sunday«).
[23] Kolata, Gina, »Avoiding Mammogram Guidelines«, New York Times, 5. Dezember 1993.
[24] »NBC Nightly News«, 3. Oktober 1994.
[25] ebda.
[26] siehe Anm. 4.
[27] »It Could Happen to You«, »ABC News«, 27. August 1993.
[28] siehe Anm. 1 (Angier, Natalie).
[29] Angier, Natalie: »Move Abroad Can Change Breast Cancer Risk«, New York Times, 2. August 1995.
[30] McDougall, John, »McDougall's Medicine: A Challenging Second Opinion«, Piscataway, New Jersey, 1985.
[31] Angier, Natalie, »Chemists Learn Why Vegetables Are Good for You«, New York Times, 13. April 1993.
[32] Elizabeth Berg, Autorin von »Talk Before Sleep«, in der »Oprah Winfrey-Show«, 1. August 1994.
[33] siehe Anm. 11 (»CNN Newsmaker Sunday«).
[34] »Breast Cancer Defenses Sought«, Sarasota Herald-Tribune, 15. Dezember 1993.
[35] siehe Anm. 12.
[36] siehe Anm. 4.
[37] siehe Anm. 21.
[38] siehe Anm. 23.
[39] siehe Anm. 21.
[40] Kolata, Gina, »Value of Mammograms Before 50 Debated Anew«, New York Times, 16. Dezember 1992.
[41] ebda.
[42] ebda.
[43] ebda.
[44] »Ten Facts About Breast Cancer That May Surprise You«, The Breast Cancer Fund, San Francisco.
[45] siehe Anm. 44.
[46] »Mammography: Investigation«, »ABC News Primetime Live«, 17. Februar 1992.
[47] »Medical Malpractice Law«, »Good Morning America«, 29. August 1991.
[48] »Woman Wins $ 2.7 Million for Mistaken Mastectomy«, Sarasota Herald-Tribune, 20. April 1994.
[49] siehe Anm. 4.

[50] siehe Anm. 46.

[51] siehe Anm. 46.

[52] siehe Anm. 30.

[53] ebda.

[54] »Mammogram Interpretations are Questioned in a Report«, New York Times, 2. Dezember 1994.

[55] Taylor, Paul, »Mammogram Study Sparks Controversy«, The Toronto Globe and Mail, 14. November 1992.

[56] siehe Anm. 30.

[57] McDougall, John, McDougall, Mary, »The McDougall Plan«, Piscataway, New Jersey 1983.

[58] Kolata, Gina, »New Ability to Find Earliest Cancers: A Mixed Blessing?« New York Times, 8. November 1994.

[59] »Oprah Winfrey-Show«, 1. August 1994.

[60] siehe Anm. 16.

[61] Darnton, John, »Church of England Ordains 32 Women to Join Priesthood«, New York Times, 13. März 1994.

[62] ebda.

[63] Gonzalez, David, »Endorsing Growing Practice, Vatican Approves Altar Girls«, New York Times, 15. April 1994.

[64] Goldfarb, Herbert A., »The No-Hysterectomy Option«, New York 1990.

[65] O'Neill, Molly, »A Surgeon's War on Breast Cancer«, New York Times, 29. Juni 1994.

[66] West, Stanley, »The Hysterectomy Hoax«, New York 1994.

[67] siehe Anm. 64.

[68] ebda.

[69] siehe Anm. 66.

[70] ebda.

[71] ebda.

[72] ebda.

[73] Dolnick, Edward, »Super Women«, In Health, Juli/August 1991.

[74] United States Department of Commerce, Bureau of Census, »Statistical Abstract of the U.S.«, 1982–1983.

[75] National Institute on Drug Abuse, Publ. Nr. 89–1636, 1989.

[76] ebda.

[77] ebda.

[78] United States Department of Agriculture Nutritionist, Dolly Castro, persönliche Unterhaltung, Juli 1991.

[79] ebda.

[80] Wall Street Journal, 9. Juli 1991.

[81] siehe Anm. 78.

[82] ebda.

[83] siehe Anm. 74.

84 ebda. (1990).
85 ebda.
86 ebda.
87 ebda.
88 ebda.
89 ebda.
90 Montagu, Ashley, »The Natural Superiority of Women«, New York 1992.
91 siehe Anm. 66.
92 siehe Anm. 90.
93 ebda.
94 ebda.
95 ebda.
96 siehe Anm. 74 (1990).
97 Ich bin seit langem ein Fan von sarkastischen Vergleichen. Das hat mir ge-
    legentlich auch Ärger eingebracht, deshalb halte ich mich inzwischen sehr
    zurück. Hier allerdings konnte ich nicht widerstehen. Ich hoffe, Sie sehen
    es mir nach.
98 siehe Anm. 4.
99 Brody, Jane, »Personal Health«, New York Times, 17. Mai 1995.
100 siehe Anm. 12.
101 siehe Anm. 27.
102 Passwater, Richard A., »Cancer Prevention and Nutritional Therapies«,
    New Canaan, Connecticut 1993.
103 American Cancer Society, »Cancer Facts and Figures«.
104 ebda.
105 ebda.
106 Bailor, John, et. al., »Cancer: Are We Losing the War?«, New England Jour-
    nal of Medicine, Nr. 314, 8. Mai 1986.
107 siehe Anm. 11 (»CNN Newsmaker«).
108 »Cancer War Has Stalled«, New York Times, 30. Oktober 1994.
109 Seely, Rod; Stephens, Trent; Tate, Philip, »Anatomy & Physiology«,
    St. Louis 1992.
110 »Breast Cancer – Speaking Out«, PBS-TV, 13. Oktober 1993.
111 Ich glaube nicht, daß ich den Gesichtsausdruck meiner Mutter, als sie die
    Butterschale herausnahm, jemals vergessen werde. Sie warf mir einen
    Blick zu, der Verärgerung und Widerwillen ausdrückte und mit dem man
    normalerweise jemanden bedenkt, der sich die Nase am Ärmel abwischt.
112 Walker, N. W., »Become Younger«, Phoenix 1979.
113 Guyton, A. C., »Medical Physiology«, New York 1962.
114 siehe Anm. 109.
115 ebda.
116 »Tonsils Bargain«, The London Observer, 21. Februar 1988.
117 siehe Anm. 4.

[118] siehe Anm. 109.

[119] Janofsky, Michael, »Results of Biopsy Show Simpson to be Cancer-Free, Doctor Says«, New York Times, 16. August 1994.

[120] »Workers Told of Risks in Handling Cancer Drugs«, Los Angeles Times, 13. September 1983.

[121] Friend, Tim, »Lymphoma's Progression Was Swift«, USA Today, 20. Mai 1994.

[122] Altman, Lawrence K., »Doctors Told Mrs. Onassis There Was Nothing More They Could Do«, New York Times, 20. Mai 1994.

[123] ebda.

[124] ebda.

[125] ebda.

[126] ebda.

[127] Altman, Lawrence K., »Lymphomas Are on the Rise in U.S., and No One Knows Why«, New York Times, 24. Mai 1994.

[128] The Surgeon General's »Report on Nutrition and Health«, U.S. Department of Health and Human Services, 1988.

[129] Benfante, R., »Is Elevated Serum Cholesterol Level a Risk Factor for Coronary Heart Disease in the Elderly?« Journal of the American Medical Association, Nr. 269, 1990.

Blankenhorn, D. H., et. al., »Dietary Fat Influences Human Coronary Lesion Formation«, Circulation, Nr. 78, 1988.

Brown, E. G., et. al., »Arteriographic Assessment of Coronary Atherosclerosis. Review of Current Methods, Their Limitations, and Clinical Applications«, Arteriosclerosis, Nr. 2, 1982.

Castelli, W., »Epidemiology of Coronary Heart Disease: The Framingham Study«, American Journal of Medicine, Nr. 76, 1984.

Cohn, P., »Serum Lipid Levels in Angiographically Defined Coronary Disease«, Annals of Internal Medicine, Nr. 84, 1976.

Connor, W., »Serum Lipids in Men Receiving High Cholesterol and Cholesterol-Free Diets«, Journal of Clinical Investigation, Nr. 40, 1961.

Connor, W., »The Key Role of Nutritional Factors in the Prevention of Coronary Heart Disease«, Preventive Medicine, Nr. 1, 1972.

Gould, K. L., et. al., »Improvement of Stenosis Geometry by Quantitative Coronary Arteriography After Adequate Cholesterol Lowering in Man«, Circulation, Nr. 80, 1989.

Imai, H., »Angiotoxicity of Oxygenated Sterols and Possible Precursors«, Science, Nr. 207, 1980.

Insull, W., »Cholesterol, Triglyceride and Phospholipid Content of Intima, Media and Atherosclerotic Fatty Streaks in Human Thoracic Aorta«, Journal of Clinical Investigation, Nr. 45, 1966.

Jenkins, P., »Severity of Coronary Atherosclerosis Related to Lipoprotein Concentration«, British Medical Journal, Nr. 2, 1978.

Kannel, W., »Cholesterol in the Prediction of Atherosclerotic Disease: New Perspectives Based on the Framingham Study«, Annals of Internal Medicine, Nr. 90, 1979.

Katz, S., »Physical Chemistry of the Lipids of Human Atherosclerotic Lesions: Demonstration of a Lesion Intermediate Between Fatty Streaks and Advanced Plaques«, Journal of Clinical Investigation, Nr. 58, 1976.

Keys, A., »Lessons From Serum Cholesterol Studies in Japan, Hawaii and Los Angeles«, Annals of Internal Medicine, Nr. 48, 1958.

Leaf, A., »Management of Hypercholesterolemia«, New England Journal of Medicine, Nr. 321, 1989.

Levy, R. I., »Declining Mortality in Coronary Heart Disease«, Arteriosclerosis, Nr. 1, September/Oktober 1981.

McDougall, J., »McDougall's Medicine, A Challenging Second Opinion«, New Jersey 1985.

Ornish, D., »Dr. Dean Ornish's Program for Reversing Heart Disease«, New York 1990.

Page, I., »Prediction of Coronary Heart Disease Based on Clinical Suspicion, Age, Total Cholesterol and Triglycerides«, Circulation, Nr. 42, 1970.

Pekkanen, J., »Risk Factors and 25-year Risk of Coronary Heart Disease: The Finnish Cohorts of Seven Country Study«, British Medical Journal, Nr. 299, 1989.

Pocock, S., »Concentrations of High-Density Lipoprotein Cholesterol, Triglycerides and Total Cholesterol in Ischemic Heart Disease«, British Medical Journal, Nr. 298, 1989.

Pritikin, N., »The Pritikin Program for Diet and Exercise«, New York 1979.

Proudfit, W., »Selective Cine Coronary Arteriography: Correlation With Clinical Findings in 1000 Patients«, Circulation, Nr. 33, 1966.

Rosengren, A., »Impact of Cardiovascular Risk Factors on Coronary Heart Disease and Mortality Among Middle-Aged Diabetic Men, A General Population Study«, British Medical Journal, Nr. 299, 1989.

Samuel, P., »Further Validation of the Plasma Isotope Ratio Method for Measurement of Cholesterol Absorption in Man«, Journal of Lipid Research, Nr. 23, 1982.

Shekelle, R. B., »Diet, Serum Cholesterol and Death From Coronary Heart Disease«, New England Journal of Medicine, Nr. 304, 1981.

Shekelle, R. B., »Dietary Cholesterol and Ischemic Heart Disease«, Lancet, Nr. 1 (8648), 1989.

Stamler, J., »Is the Relationship Between Serum Cholesterol and Risk of Premature Death From Coronary Heart Disease Continuous and Graded?«, Journal of the American Medical Association, Nr. 256, 1986.

Welch, C., »Cinocoronary Arteriography in Young Men«, Circulation, Nr. 42, 1970.

Whitiker, J., »Reversing Heart Disease«, New York 1985.

Wissler, R. W., »Studies of Progression of Advanced Atherosclerosis in Experimental Animals and Man«, Annals of New York Acadamy of Science, Nr. 275, 1976.

Zampogna, A., »Relationship Between Lipids and Occlusive Coronary Artery Disease«, Archives of Internal Medicine, Nr. 140, 1980.

130 Sorenson, Marc, »Mega-Health«, Utah 1993.

131 Whitiker, J., »Reversing Health Risks«, New York, 1988.

132 Glick, D., »New Age Meets Hippocrates«, Newsweek, 13. Juli 1992.

133 »Second Opinions for Bypass Surgery«, Health & Healing, Bd. 2, Nr. 1, Januar 1992.

134 siehe Anm. 130.

135 Cragg, Juli, »No Fault of Their Own«, Sarasota Herald-Tribune, 5. Dezember 1993.

136 »Smokers Have a Higher Breast Cancer Death Risk«, New York Times, 25. Mai 1994.

137 Whittemore, A. S., et. al., »Diet, Physical Activity and Colorectal Cancer Among Chinese in North America And China«, Journal of the National Cancer Institute, Nr. 82, 1990.

Willit, W. C., et. al., »Relation of Meat, Fat and Fiber Intake to the Risk of Colon Cancer in a Prospective Study Among Women«, New England Journal of Medicine, Nr. 323, 1990.

138 Kolata, G., »Animal Fat Is Tied to Colon Cancer«, New York Times, 13. Dezember 1990.

139 Katsuoyanni, K., »Diet and Breast Cancer: A Case-Control Study in Greece«, International Journal of Cancer, Nr. 38, 1986.

140 »Council Urges Major Changes for U.S. Diet«, Los Angeles Times, 2. März 1989.

141 McMurray, M., »The Absorption of Cholesterol and the Sterol Balance in the Tarahumara Indians of Mexico Fed Cholesterol-Free and High Cholesterol Diets«, American Journal of Clinical Nutrition, Nr. 41, 1985.

Wells, V., »Egg Yolk and Serum Cholesterol Levels: The Importance of Dietary Cholesterol Intake«, British Medical Journal, Nr. 1, 1963.

142 Connor, W., »The Interrelated Effects of Dietary Cholesterol and Fat Upon Human Serum Lipid Levels«, Journal of Clinical Investigation, Nr. 43, 1964.

143 siehe Anm. 30.

144 ebda.

145 Armstrong, B., »Environmental Factors and Cancer Incidence and Mortality in Different Countries With Special Reverence to Dietary Practices«, International Journal of Cancer, Nr. 15, 1975.

Berrino, F., »Mediterranean Diet and Cancer«, European Journal of Clinical Nutrition, Nr. 43, 1989.

Brisson, J., »Diet, Mammographic Features of Breast Tissue, and Breast Cancer Risk«, American Journal of Epidemiology, Nr. 130, 1989.

Caroll, K., »Experimental Evidence of Dietary Factors and Hormone-Dependent Cancers«, Cancer Research, Nr. 35, 1975.

Drasar, B., »Environmental Factors and Cancer of the Colon and Breast«, British Journal of Cancer, Nr. 27, 1973.

Gray, G., »Breast Cancer Incidence and Mortality Rates in Different Countries in Relation to Known Factors and Dietary Practices«, British Journal of Cancer, Nr. 39, 1979.

Hems, G., »The Contributions of Diet and Childbearing to Breast Cancer«, British Journal of Cancer, Nr. 37, 1978.

Henderson, M., »Cancer Incidence in Seattle Women's Health Trial Participants by Group and Time Since Randomization«, Journal of the National Cancer Institute, Nr. 83, 1991.

Hiryama, T., »Epidemiology of Breast Cancer With Special Reverence to the Role of Diet«, Preventive Medicine, Nr. 7, 1978.

Howe, G., »A Cohort Study of Fat Intake and Risk of Breast Cancer«, Journal of the National Cancer Institute, Nr. 83, 1991.

Howe, G., »Dietary Factors and Risk of Breast Cancer: Combined Analysis of 12 Case-Controlled Studies«, Journal of the National Cancer Institute, Nr. 82, 1990.

Knox, E., »Foods and Diseases«, British Journal Coc. Preventive Medicine, Nr. 31, 1977.

Lea, A., »Dietary Factors Associated With Death Rates From Certain Neoplasms in Man«, Lancet, Nr. 2, 1966.

Toniolo, P., »Calorie-Providing Nutrients and Risk of Breast Cancer«, Journal of the National Cancer Institute, Nr. 81, 1989.

Van't Veer, P., »Dietary Fat and Risk of Breast Cancer«, International Journal of Epidemiology, Nr. 19, 1990.

Willett, W., »The Search for the Causes of Breast and Colon Cancer«, Nature, Nr. 338, 1989.

Yu, S., »A Case-Controlled Study of Dietary and Non-Dietary Risk Factors for Breast Cancer in Shanghai«, Cancer Research, Nr. 50, 1990.

[146] siehe Anm. 3.

[147] Goldin, B., »The Relationship Between Estrogen Levels and Diets of Caucasian-American and Oriental-Immigrant Women«, American Journal of Clinical Nutrition, Nr. 44, 1986.

[148] Schultz, T., »Nutrient Intake and Hormonal Status of Premenopausal Vegetarian Seventh-day Adventist and Premenopausal Non-Vegetarians«, Nutrition and Cancer, Nr. 4, 1983.

[149] Bennet, F., »Diet and Sex-Hormone Concentrations: An Intervention Study for the Type of Fat Consumed«, American Journal of Clinical Nutrition, Nr. 52, 1990.

Gorbach, S., »Estrogens, Breast Cancer and Intestinal Flora«, Review of Infectious Diseases, Nr. 6, 1984.

Rose, D., »Effect of a Low-Fat Diet on Hormone Levels in Women With Cystic Breast Disease«, Journal of the National Cancer Institute, Nr. 78, 1987.

Rose, D., »Effect of a Low-Fat Diet on Hormone Levels in Women With Cystic Breast Disease, II. Serum Radioimmunoassayable Prolactin and Growth Hormone and Bioactive Lactogenic Hormones«, Journal of the National Cancer Institute, Nr. 78, 1987.

Woods, M., »Low-Fat, High-Fiber Diet and Serum Estrone Sulfate in Pre-menopausal Women«, American Journal of Clinical Nutrition, Nr. 49, 1989.

[150] siehe Anm. 3.

Armstrong, B., »Diet and Reproductive Hormones, A Study of Vegetarian and Non-Vegetarian Postmenopausal Women«, Journal of the National Cancer Institute, Nr. 67, 1981.

Frommer, D., »Changing Age of Menopause«, British Medical Journal, Nr. 2, 1964.

Hill, P., »Environmental Factors of Breast and Prostatic Cancer«, Cancer Research, Nr. 41, 1981.

Trichopoulos, D., »Menopause and Breast Cancer Risk«, Journal of the National Cancer Institute, Nr. 48, 1972.

[151] »Breast Cancer – Complacency Is the Enemy of Cure«, FDA Consumer, Juli/August 1991.

[152] siehe Anm. 145 (Hiryama, T.).

Buell, P., »Changing Incidence of Breast Cancer in Japanese-American Women«, Journal of the National Cancer Institute, Nr. 51, 1973.

Haenzel, W., »Studies of Japanese Migrants, I. Mortality From Cancer and Other Diseases Among Japanese in the U.S.«, Journal of the National Cancer Institute, Nr. 40, 1968.

Kagawa, Y., »Impact of Westernization on the Nutrition of the Japanese: Changes in Physique, Cancer, Longevity and Centenarians«, Preventive Medicine, Nr. 7, 1978.

Kolonel, L., »Nutrient Intakes in Relation to Cancer Incidence in Hawaii«, British Journal of Cancer, Nr. 44, 1981.

Wynder, E., »Strategies Toward the Primary Prevention of Cancer«, Archives of Surgery, Nr. 125, 1990.

[153] Powell, Bill; Myers, Patrick, »Death by Fried Chicken«, Newsweek, 24. September 1990.

[154] »Fat Poses Dual Threat of Breast Cancer«, Science News, Bd. 138, Nr. 19, 10. November 1990.

[155] ebda.

[156] siehe Anm. 33.

[157] ebda.

[158] Recer, Paul, »Broccoli Extract Shown to Block Breast Cancer«, Sarasota Herald-Tribune, 12. April 1994.
[159] Block, Gladys, »Epidemiologic Evidence Regarding Vitamin C and Cancer«, American Journal of Clinical Nutrition, Nr. 54, 1991.
[160] Carper, Jean, »Food – Your Miracle Medicine«, New York, 1993.
[161] ebda.
[162] Kritchevsky, David, »Nutrition and Breast Cancer«, Cancer, Nr. 66 (6), 15. September 1990.
[163] Howe, Geoffrey, et. al., »Dietary Factors and Risk of Breast Cancer: Combined Analysis of 12 Case-Controlled Studies«, Journal of the National Cancer Institute, Nr. 82, 1990.
[164] McKeown, L. A., »Diet High in Fruits and Vegetables Linked to Lower Breast Cancer Risk«, Medical Tribune, 9. Juli 1992.
[165] »Strong Views on Origins of Cancer«, New York Times, 5. Juli 1994.
[166] ebda.
[167] ebda.
[168] »Low-fat Diet Slows a Cancer in Mice, Study Says«, New York Times, 4. Oktober 1995.
[169] Power, Lawrence, »Lowering the Risk of Breast Cancer«, Los Angeles Times, 4. Dezember 1984.
[170] »Personal Health«, New York Times, 16. Februar 1994.
[171] siehe Anm. 12.
[172] siehe Anm. 11 (»CNN Newsmaker Sunday«).
[173] Holland, Jimmie, »Cancer Do's – Cancer Don'ts«, Health Confidential, Bd. 7, Nr. 12, Dezember 1993.
[174] »New Risks for Meat Eaters«, Science News, Bd. 146, Nr. 3, 16. Juli 1994.
[175] siehe Anm. 12.
[176] Dowling, Claudia, »Fighting Back«, LIFE, Mai 1994.
[177] Campbell, Colin, et. al., »Cornell-Oxford-China Project on Nutrition, Health and Environment, Diet Life-style and Mortality in China: A Study of the Characteristics of 65 Counties«, Oxford University Press, The China People's Medical Publishing House, 1990.
[178] »Huge Study of Diet Indicts Fat and Meat«, New York Times, 8. Mai 1990.
[179] Mead, Nathaniel, »The Champion Diet«, East-West-Journal, Bd. 20, Nr. 9, September 1990.
[180] ebda.
[181] Regan, Tom, »But for the Sake of Some Little Mouthful of Flesh«, The Animals Agenda, Bd. 2, Nr. 1, Februar.
U.S. Department of Agriculture, Agricultural Statistics, 1988.
[182] Hellmich, Nanci, »In Healthful Living, East Beats West«, USA Today, 6. Juni 1990.
[183] Sherman, H., »Calcium Requirements of Maintenance in Man«, Journal of Biological Chemistry, Nr. 44, 1920.

[184] Breslau, N., »Relationships of Animal Protein-Rich Diet to Kidney Stone Formation and Calcium Metabolism«, Journal of Clinical Endocrinology and Metabolism, Nr. 66, 1988.

Zemel, M., »Calcium Utilization: Effect of Varying Leveland Source of Dietary Protein«, American Journal of Clinical Nutrition, Nr. 48, 1988.

[185] Lewinnek, G. E., »The Significance and a Comparative Analysis of the Epidemiology of Hip Fractures«, Clinical Orthopedics and Related Research, Bd. 152, Oktober 1980.

Solomon, L., »Osteoporosis and Fracture of the Femoral Neck in the South African Bantu«, Journal of Bone and Joint Surgery, Bd. 50B, Februar 1968.

United Nations Food and Agriculture Organization, FAO Production Yearbook, Bd. 37, 1984, and Food Balance Sheets, 1979–1981 Average.

Walker, A., »Osteoporosis and Calcium Deficiency«, American Journal of Clinical Nutrition, Bd. 16, März 1965.

Walker, A., »The Human Requirement of Calcium: Should Low Intakes Be Supplemented?«, American Journal of Clinical Nutrition, Bd. 25, Mai 1972.

[186] »Consensus Conference: Osteoporosis«, Journal of the American Medical Association, Nr. 252, 1984.

[187] siehe Anm. 177 u. 179.

[188] siehe Anm. 177 u. 178.

[189] Abdulla, M., »Nutrient Intake and Health Status of Vegans. Chemical Analysis of Diets Using the Duplicate Portion Sampling Technique«, American Journal of Clinical Nutrition, Nr. 34, 1981.

Anderson, B., »The Iron and Zinc Status of Long-Term Vegetarian Women«, American Journal of Clinical Nutrition, Nr. 34, 1981.

Ellis, F., »Veganism, Clinical Findings and Investigations«, American Journal of Clinical Nutrition, Nr. 23, 1970.

Sanders, T., »Hematological Studies on Vegans«, British Medical Journal, Nr. 40, 1978.

[190] siehe Anm. 130.

[191] siehe Anm. 177 u. 178.

[192] ebda.

[193] siehe Anm. 177 u. 179.

[194] Chalmers, Irena, »The Great Food Almanac – A Feast of Facts From A to Z«, San Francisco, 1994.

[195] siehe Anm. 182.

[196] ebda.

[197] siehe Anm. 179.

[198] siehe Anm. 176.

[199] »Position Paper of the American Dietetic Association: Vegetarian Diets –

Technical Support Paper«, Journal of the American Dietetic Association, Bd. 88, Nr. 3, März 1988.

[200] wie in der Vegetarian Times, Februar 1991, zitiert.

[201] siehe Anm. 109.

[202] Blair, S. N., et. al., »Physical Fitness and All Cause Mortality. A Prospective Study of Healthy Men and Women«, Journal of the American Medical Association, Bd. 262, Nr. 17, 3. November 1989.

[203] siehe Anm. 109.

[204] siehe Anm. 202.

[205] Koplan, J. P., et. al., »Physical Activity, Physical Fitness, and Health: Time to Act«, Journal of the American Medical Association, Bd. 262, Nr. 17, 3. November 1989.

[206] Unterhaltung mit Dan Kaser von der National Sporting Goods Association, 12. November 1991.

[207] Rippe, J. M., »Dr. James M. Rippe's Complete Book of Fitness Walking«, New York 1989.

[208] ebda.

[209] ebda.

[210] ebda.

[211] »Progress Toward Achieving the 1990 National Objectives for Physical Fitness and Exercise«, »Centers for Disease Control«, MMWR Nr. 38, 1989.

[212] Leon, »Leisure-Time Physical Activity Levels and Risk of Coronary Heart Disease and Death«, Journal of the American Medical Association, Nr. 258, 1987.

[213] ebda.

[214] Wiley, C., »Walk This Way«, Vergetarian Times, Januar 1992.

[215] ebda.

[216] siehe Anm. 205.

[217] Gavin, J., »The Exercise Habit«, Illinois, 1992, zitiert in Bottom Lines, Bd. 13, Nr. 14, 30. Juli 1992.

[218] »Study Links Exercise to Drop in Breast Cancer«, New York Times, 21. September 1994.

[219] Bazell, Robert, »NBC Network News«, 20. September 1994.

[220] »A. M. Exercisers Stay With It«, Aviation Medical Bulletin, Dezember 1990.

[221] Vor einigen Jahren starb Leonard Bernstein, der nur 62 Jahre alt wurde. Er war ein starker Raucher, und sein Tod ist auf seinen enormen Zigarettenkonsum zurückzuführen.

[222] siehe Anm. 207.

[223] ebda.

[224] ebda.

[225] ebda.

226 ebda.

227 ebda.

228 ebda.

229 Hottinger, B., »Walking Your Way To Fitness«, Vegetarian Voice, Bd. 18, Nr. 4.

230 Studie des medizinischen Zentrums für Veteranen, Salt Lake City, berichtet in Bottom Line, Bd. 12, Nr. 19, 15. Oktober 1991.

231 Studie von David Nieman, einem Bewegungstherapeuten, berichtet in Bottom Line, Bd. 12, Nr. 21, 15. November 1991.

232 »The Wellness Encyclopedia«, »University of California Berkeley Wellness Letter«, Boston 1991.

233 siehe Anm. 214.

234 Studie unter Leitung von James R. White, Leiter des »Exercise Physiology and Human Performance Lab« an der Universität von Kalifornien, San Diego, berichtet in Bottom Line, Bd. 12, Nr. 12, 30. Juni 1991.

235 Daten von Betty Kamen aus »Let's Live«, berichtet in Bottom Line, Bd. 13, Nr. 1, 15. Januar 1992.

236 siehe Anm. 207, 214 u. 229.

237 siehe Anm. 214.

238 ebda.

239 Carter, Albert E., »The Miracles of Rebound Exercise«, National Institute of Reboundology & Health, Edmonds, Washington 1979.

240 Das Thema Fasten ist viel zu komplex und würde zuviel Raum einnehmen, um hier ausführlicher behandelt zu werden. Es genügt zu sagen, daß keine Methode wirkungsvoller und vorteilhafter ist als eine richtig durchgeführte Fastenkur. Kein anderer Behandlungsbereich wurde mehr vernachlässigt und mißverstanden sowie unfairer behandelt als dieser. Menschen, die Fasten mit Hungern gleichsetzen, machen sich der unverzeihlichsten Ignoranz der Physiologie des menschlichen Körpers schuldig. Es ist, als würde man Schwimmen mit Ertrinken gleichsetzen.

241 Leahy, M., »Can This Man Help You Live To 140?«, Los Angeles Magazine, April, 1983.

242 Trichopoulou, Antonia, »Consumption of Olive Oil and Specific Food Groups in Relation to Breast Cancer Risk in Greece«, Journal of the National Cancer Institute, Nr. 87 (2), 18. Januar 1995.

243 Eine ausführlichere Erläuterung der circadianen Rhythmen und der Vorteile, die der Verzehr von ausschließlich Früchten bis nachmittags bringt, sowie der Theorie, die dahintersteht, finden Sie in »Fit for Life«.

244 Osborn, T., »Amino Acids in Nutrition and Growth«, Journal of Biological Chemistry, Nr. 17, 1914.

245 Clinton, S., »The Vegetarian Perspective – An Examination of Nutrition

Education and the American Diet«, Vegetarian Journal, Bd. 9, Nr. 3, Mai/Juni 1990.

[246] ebda.

[247] ebda.

[248] ebda.

[249] »U.S.D.A. Cancels Nutrition Chart: Who's Being Served?« New York Times, 8. Mai 1991.
»U.S.D.A. Wilts Under Pressure, Kills New Food Group Pyramid«, Washington Post, 27. April 1991.

[250] siehe Anm. 249 (Washington Post).

[251] siehe Anm. 249 (New York Times).

[252] Nesmith, J., »Pyramid's Something to Chew on«, Sarasota Herald-Tribune, 29. April 1992.

[253] siehe Anm. 242.

[254] »Fear of Fat«, CBS, »48-Hours«, 9. Oktober 1994.

[255] Cousins, N., »Anatomy of an Illness«, New York 1979.

[256] Talan, J., »Good Thoughts – Good Health«, Sarasota Herald-Tribune, 12. Juni 1991.

[257] ebda.

[258] Chopra, D., »Die heilende Kraft«, Bergisch Gladbach 1990.

[259] Frank, J. O., »Persuasion and Healing: A Comparative Study of Psychotherapy«, Johns Hopkins University Press, Baltimore 1973.

[260] siehe Anm. 258.

[261] Cushing, H., »The Life of Sir William Osler«, Oxford University Press, New York 1940.

[262] Shelton, Herbert M., »Natural Hygiene: Man's Pristine Way of Life«, Texas 1968.

[263] Anderson, R. A., »Dr. Robert A. Anderson's Comprehensive Guide to Wellness Medicine«, New Canaan, Connecticut 1987.
Benson, H., »The Placebo Effect«, Journal of the American Medical Association, Nr. 232 (12), 23. Juni 1975.
Booth, G., »Psychobiological Aspects of Spontaneous Regressions of Cancer«, Journal of the American Academy of Psychoanalysis, Nr. 1 (3), 1973.
Everson, T. C., et. al., »Spontaneous Regression of Cancer«, Philadelphia 1966.
Simonton, O. C., »Wieder gesund werden. Eine Anleitung zur Aktivierung der Selbstheilungskräfte für Krebspatienten und ihre Angehörigen«, Reinbek b. Hamburg 1982.

[264] »Seventh-day Adventist Mortality Study«, 1958–1965, School of Health, Loma Linda University, California.
Vaux, K., »Religion and Health«, Preventive Medicine, Nr. 5 (4), Dezember 1976.

265 Oberleder, M., »Avoid The Aging Trap«, Washington, D.C., 1982.

266 Beecher, H. K., »Surgery As Placebo«, Journal of the American Medical Association, Nr. 176 (13), 1. Juli 1961.

267 Klopfer, B., »Psychological Variables in Human Cancer«, Journal of Projective Techniques, Nr. 21 (4), Dezember 1957.

268 Beecher, H. K., »The Powerful Placebo«, Journal of the American Medical Association, Nr. 159 (17), 29. Dezember 1955.
Pogge, R., »The Toxic Placebo: Side and Toxic Effects Reported During Administration of Placebo Medicine«, Medical Times, Nr. 91, August 1963.
Wolf, S., »The Pharmacology of Placebos«, Pharmacology Review, Nr. 11 (4), Dezember 1959.

269 Brown, S., »Side Reactions to Pyribenzamine Medication«, Proceedings of the Society for Experimental Biology and Medicine, Nr. 67 (3), März 1948.

270 Goleman, Daniel, »Placebo Effect Is Shown To Be Twice As Powerful As Expected«, New York Times, 17. August 1993.

271 ebda.

272 Chopra, D., »Die unendliche Kraft in uns: Energien jenseits der persönlichen Grenzen aktivieren«, München 1994.

273 siehe Anm. 127.

274 Wright, K., »Going By The Numbers«, New York Times Magazine, 15. Dezember 1991.

275 ebda.

276 Becnel, T., »Looking To The Future«, Sarasota Herald-Tribune, 18. Dezember 1991.

277 Anmerkung des Übersetzers zu GREENS PLUS und Prime 1™: Sie erhalten GREENS PLUS in Deutschland über die GREENS PLUS Handelsgesellschaft mbH (siehe Adreßteil für Deutschland) und in allen Apotheken. Prime 1™ wurde bislang noch nicht importiert, kann aber über alle internationalen Apotheken oder direkt bei der amerikanischen Firma PrimeQuest (siehe Adreßteil für USA/Kanada) bestellt werden.

278 siehe Anm. 159.

279 Brekhman, I. I., »Man and Biologically Active Substances«, Oxford 1980.

280 Brekhman, I. I., »Eleutherococcus«, Leningrad 1968.

281 siehe Anm. 280.
Fulder, Stephen, »The Tao of Medicine«, Healing Arts Press, 1990.
Williams, Moira. »Eleutherococcus Senticosus: Bridging the Gap Between Alternative and Orthodox«, Journal of Alternative and Complementary Medicine, April 1992.

282 Wagner, H.; Hiroshi Hikiko; Farnsworth, Norman, »Economic and Medicinal Plant Research«, Academic Press, London 1985.

Wikman, G., »The Use of Russian Root in Preventive Medicine in Industry«, Swedish Herbal Institute, Göteborg 1981.

Yaremenko, K. V., »Adaptogens as Means of Prophylactic Medicine«, Universität Tomsk, 1990.

283 siehe Anm. 281 (Fulder, Stephen).

284 nach Yaremenko, K. V., siehe Anm. 282.

285 siehe Anm. 282 (Yaremenko, K. V.).

286 siehe Anm. 280, 282 (alle).

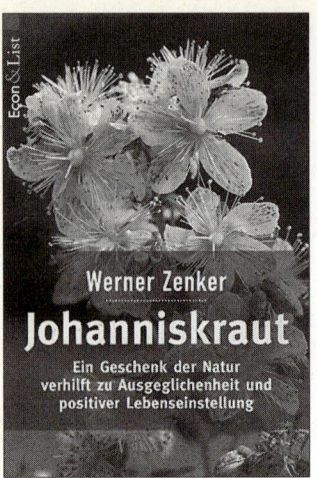

Werner Zenker

Johanniskraut

Ein Geschenk der
Natur verhilft zu Aus-
geglichenheit und positiver
Lebenseinstellung

160 Seiten

TB 20590-0

Streßsituationen und erhöhte psychische Belastung
führen immer öfter zu
schwerwiegenden körper-
lichen Beschwerden. Meist
ist die chemische Keule kein
sinnvoller Weg aus der
Krise.
Johanniskraut ist ein natürliches Heilmittel, dessen
Wirkkraft auf Stärkung und
Aufbau der geistigen und
körperlichen Gesundheit
zielt – ohne unangenehme
Nebenwirkungen. Dieses
Buch erläutert Ihnen einerseits, welche möglichen
Ursachen Depressionen und
psychovegetativen Störun-
gen zugrunde liegen.
Außerdem zeigt es die
unterschiedlichen Möglichkeiten auf, mit Johannis-
kraut-Präparaten zu
Lebensmut, Tatkraft und
Leistungsfähigkeit zurück-
zufinden, die eine erste Voraussetzung für den Weg aus
der Krise sind. Ein Ratgeber
für jeden, der die natürlichen
Kräfte von Johanniskraut zur
Bewältigung schwieriger
Lebenslagen nutzen möchte.

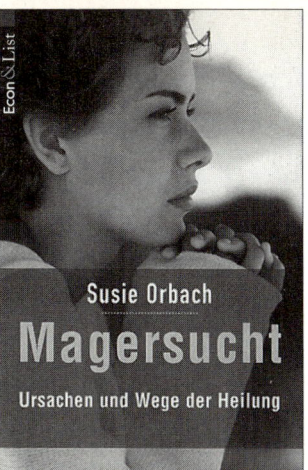

Econ & List

Susie Orbach
Magersucht
Ursachen und Wege der Heilung

Susie Orbach

Magersucht

Ursachen und
Wege der Heilung

272 Seiten

TB 20596-X

Magersucht ist eine Krankheit mit vielfältigen Ursachen. Häufig verkannt und verheimlicht ist sie ein Problem vieler Menschen, durchaus nicht nur junger Frauen. Obwohl das Problem seit Jahren bekannt ist, steigt die Zahl der Menschen, die an Eßstörungen leiden, immer noch an. Susie Orbach, weltweit anerkannte Psychotherapeutin, untersucht in diesem Buch das Krankheitsbild aus medizinischer Sicht. Neben ihrer fundierten Analyse, woher die Krankheit rühren kann, bietet sie neue Ansätze zur Heilung und zeigt, daß Magersucht nicht unbesiegbar ist.